W0254490

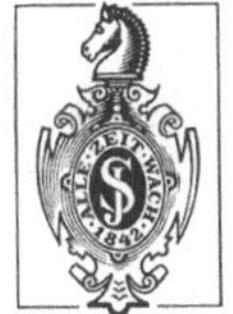
ALLE ZEIT WACH
1842

A. Lüdtke-Handjery

Gefäßchirurgische Notfälle

Mit 59 Abbildungen und 19 Tabellen

Springer-Verlag
Berlin Heidelberg New York 1981

Dr. Andreas Lüdtke-Handjery
Oberarzt, Städtisches Krankenhaus Neukölln,
Chirurgische Abteilung, Rudower Straße 56
1000 Berlin 47

CIP-Kurztitelaufnahme der Deutschen Bibliothek
Lüdtke-Handjery, Andreas:
Gefäßchirurgische Notfälle / Lüdtke-Handjery. – Berlin; Heidelberg; New York: Springer, 1981.
(Kliniktaschenbücher)
ISBN-13: 978-3-540-10471-1 e-ISBN-13: 978-3-642-67910-0
DOI:10.1007/ 978-3-642-67910-0
NE: GT

Satz- und Bindearbeiten: G. Appl, Wemding. Druck: aprinta, Wemding
2119/3140-543210

Danksagung

Mit Verständnis, Geduld und Nachsicht hat meine Frau die Voraussetzung dafür geschaffen, die nach dem Klinikalltag noch verbleibende Freizeit unter Benachteiligung der Familie dem vorliegenden Büchlein zu widmen: nur so war die Erstellung des Manuskriptes möglich. Dafür möchte ich meiner Frau nochmals an dieser Stelle von Herzen danken.
Dank gebührt darüberhinaus der Zentralen Foto-Film-Grafik-Abteilung (ZFFG) im Klinikum Charlottenburg der FU Berlin, die in beispielhafter Kooperation zum Gelingen der Abbildungen beigetragen hat. Hervorgehoben seien zudem das graphische Können und die kritisch-produktive Zusammenarbeit mit den Herren P. Lagerstein (Zeichnungen) und J. Kauer (Tabellen, Schemata).
Für die Überlassung einiger Röntgenaufnahmen, die in dem Buch wiedergegeben werden durften, wird der Röntgenabteilung im Städtischen Krankenhaus Berlin-Neukölln (Chefarzt Prof. Dr. P. Schäfer) gedankt.

Berlin, Februar 1981 ANDREAS LÜDTKE-HANDJERY

Vorwort

Die Chirurgie der peripheren Gefäße ist der letzten Verzweigung am Baum der Allgemeinchirurgie gleichzusetzen. Dennoch ist das Basiswissen über gefäßchirurgische Techniken keineswegs neu. Bereits um die Jahrhundertwende oder kurz darauf standen die Techniken der Gefäßanastomosen, des Gefäßersatzes sowie der Embolektomie fest. Ungeachtet dessen verging eine bemerkenswert lange Zeit bis dieses Wissen – von einzelnen Chirurgen an ein paar ausgewählten Patienten demonstriert – derart Allgemeingut wurde, daß es für die chirurgische Routine brauchbar wurde. Sogar noch während des zweiten Weltkrieges wurden Gefäßverletzungen in der überwiegenden Zahl der Fälle mittels Ligatur und nicht durch rekonstruktive Maßnahmen versorgt. Es ist interessant, sich Gedanken über die Gründe für die zeitliche Verzögerung von fast fünfzig Jahren zwischen dem Beweis für die Durchführbarkeit einer Technik und ihrer Anwendung im chirurgischen Alltag zu machen. Für diese Verzögerung gibt es wahrscheinlich mehrere Erklärungen: 1. Es war eine verfeinerte chirurgische Technik erforderlich, die ihrerseits ein langwährendes Training mit vorzugsweise tierexperimentellen Untersuchungen voraussetzte. 2. Es mußten feine und zuverlässige Materialien (Instrumente, Nahtmaterial, Gefäßersatz) zur Verfügung stehen. 3. Es mußten Kenntnisse über die Kreislauf-Physiologie sowie die biochemischen und patho-physiologischen Abläufe während und nach einer Ischämie vorhanden sein. 4. Schließlich war das Wissen über Hämostase und Gerinnung von Bedeutung und in engem Zusammenhang damit die Entwicklung des Heparin. Die Entwicklung der Chirurgie an den peripheren Gefäßen spielte sich aus diesen Gründen besonders in den vergangenen 25 Jahren ab. Die Erfahrung im Umgang mit gefäßchirurgischen Notfällen, insbesondere im Vietnamkrieg, war von großem Wert; dieses Training der jungen Chirurgen in Vietnam brachte die Gefäßchirurgie in den Vereinigten Staaten vorwärts. Europa ist demgegenüber einige Jahre im Rückstand, holt jedoch jetzt schnell auf.

Die Arbeitsleistung durch die Gefäßchirurgie wächst nunmehr schnell. Dies hängt wahrscheinlich einerseits mit der zunehmenden Häufung gefäßchirurgischer Krankheitsbilder, dem zunehmenden Alter der Bevölkerung und den verbesserten Ergebnissen der Gefäßchirurgie, andererseits mit dem zunehmenden Bewußtsein bei Kollegen und Laien über die gefäßchirurgischen Möglichkeiten zusammen. In Malmö werden z. Zt. 1500 arterielle Eingriffe jährlich pro 1 Million Einwohner durchgeführt, d. h. fünfmal soviel als zu Beginn der 70er Jahre. Die gefäßchirurgischen Operationen stellen – und dies vielleicht in höherem Maße als bei anderen Richtungen der Allgemeinchirurgie – eine Kombination aus Wahl- und Not-Eingriffen dar. Der gefäßchirurgische Notfall verlangt auf der Stelle sofortige Entscheidungen, sei es in der Behandlung der akuten Blutung auf dem Boden eines rupturierten Aneurysmas oder eines Traumas, sei es in der Behandlung der akuten Ischämie. Diese Probleme können in jedem Krankenhaus auftreten und müssen von jedem Chirurgen beherrscht werden. Nicht selten kommen derartige Fälle bei bereits im Krankenhaus befindlichen Patienten vor und können zuweilen Folge diagnostischer oder therapeutischer Maßnahmen (Angiografie, transvenöse oder -arterielle Kathetertechnik, chirurgische Eingriffe) sein. Wie immer in der Chirurgie hat der Chirurg, der den Patienten als Erster sieht, die einmalige Gelegenheit, eine optimale Behandlung einzuleiten. Trifft er die richtige Entscheidung, sind die Chancen für einen Erfolg ausgezeichnet. Versäumt er diese Gelegenheit, bedeutet dies für den Patienten eine wesentlich schlechtere Ausgangsposition für seine künftige Behandlung.

Das vorliegende Buch ist als Hilfe für den nicht auf die Gefäßchirurgie spezialisierten Chirurgen geschrieben, damit er die verschiedenen gefäßchirurgischen Notfälle, denen er begegnen kann, zu meistern versteht. Es ist dies weder ein Buch für den Spezialisten, noch ist es Zweck des Buches, diesen zu ersetzen. Die Anzahl gefäßchirurgischer Notfälle, die – zumindest anfänglich – von Nicht-Spezialisten behandelt werden müssen, ist jedoch groß und wird es sicherlich auch bleiben. Von daher ist das Bedürfnis nach einem Buch dieser Art offensichtlich. Wir sind überzeugt, daß es eine Lücke in der chirurgischen Literatur ausfüllen wird.

S.-E. Bergentz
M. Allgöwer

Malmö u. Zürich, Februar 1981

Inhaltsverzeichnis

Verzeichnis der Abkürzungen

ADP	= Adenosindiphosphat (energieärmere Verbindung, durch Dephosphorylierung aus ATP entstanden; siehe Kohlenhydratstoffwechsel)
AN	= Allgemeinnarkose
AO	= Arbeitsgemeinschaft für Osteosynthesefragen
A.il.com.	= Arteria iliaca communis
A.il.ext.	= Arteria iliaca externa
A.il.int.	= Arteria iliaca interna
A.fem.com.	= Arteria femoralis communis
A.fem.sup.	= Arteria femoralis superficialis
A.prof.fem.	= Arteria profunda femoris
A.tib.ant.	= Arteria tibialis anterior
A.tib.post.	= Arteria tibialis posterior
$AVDO_2$	= Arterio-venöse Sauerstoff Differenz
AV-Fistel	= Arterio-venöse Fistel
BGA	= Blutgasanalyse
Ca^{++}	= Serum-Calcium-Wert
CAG	= Carotis-Angiografie
Chron.art.	= Chronisch arterielle (Verschlußkrankheit)
CVD (ZVD)	= Zentral-venöser Druck
DK	= Dauerkatheter
EKK	= Extrakorporaler Kreislauf
EKZ	= Extrakorporale Zirkulation
HÄS	= Hydroxyäthylstärke (Plasmaexpander)

HMV	= Herzminutenvolumen
HLM	= Herz-Lungen-Maschine
HZV	= Herz-Zeit-Volumen
K^+	= Serum-Kalium-Wert
KG	= Körpergewicht
KM	= Kontrastmittel
LA	= Lokal-Anästhesie
LAE	= Lungenarterien-Embolie(n)
Mall.med.	= Malleolus medialis
Musc.tib.	= Musculus tibialis ...
MVT	= Mesenterialvenenthrombose
Op	= Operation
P1, P2, P3	= Poplitea-Abschnitt 1, 2, 3
PA-Druck	= Pulmonalarterien-Druck
PCO_2	= Kohlensäure-Partialdruck
PEEP	= Positive endexpiratory pressure
Pkt	= Punkt
PO_2	= Sauerstoff-Partialdruck
PTT	= Partielle Thromboplastinzeit
QF	= Querfinger
TAVT	= Tiefe Armvenenthrombose
TE	= Thrombektomie
TEA	= Thrombendarteriektomie
TIA	= Transitorische ischämische Atacke
TVT	= Tiefe Venenthrombose (Bein- und/oder Beckenvenenthrombose)
TZ	= Thrombinzeit
Vci	= Vena cava inferior
Vcs	= Vena cava superior
WS	= Wirbelsäule

Einleitung

Die beständige Zunahme des angiologischen Krankengutes in den vergangenen Jahren, sei es durch breitere Aufklärung in der Bevölkerung, sei es durch eine Intensivierung der Fortbildung für Ärzte auf diesem Sektor, stellt eine ständige Herausforderung sowohl für den konservativ als auch für den chirurgisch tätigen Arzt dar. Geben Diagnostik und Behandlung chronisch-arterieller bzw. -venöser Durchblutungsstörungen z. T. bereits erhebliche Probleme auf, gilt es in Fällen akuter Bedrohung, z. B. der Extremität(en) und/oder des Lebens des Patienten, schnell und sicher zu entscheiden, um größeren Schaden abzuwenden. Dies jedoch setzt die Kenntnis pathophysiologischer Zusammenhänge der akuten angiologischen Krankheitsbilder sowie die Kenntnis der diagnostischen und therapeutischen Möglichkeiten voraus.

Dieses Buch soll all jenen Ärzten eine Hilfe sein, die im klinischen Alltag mit derartigen Fragestellungen konfrontiert werden: Den nicht angiologisch geübten Kollegen ein Wegweiser zur *rechtzeitigen Zuweisung* des Patienten in eine entsprechende Fachklinik, den angiologisch Erfahreneren eine Erinnerung, in Notsituationen *Möglichkeiten und Grenzen* der Gefäßchirurgie vor Augen zu haben. Unter keinen Umständen soll das Buch als eine Sammlung von „Rezepten" verstanden werden; denn die gefäßchirurgische Tätigkeit hinsichtlich Diagnose, Indikation und Therapie erfordert eine lange, geduldige Ausbildung in einer Spezialabteilung. Insofern darf nicht angenommen werden, daß dies Buch den Allgemeinchirurgen in die Lage versetzt, gefäßchirurgische Notfälle allein zu versorgen: Es soll vielmehr helfen, den Chirurgen (unter der Voraussetzung einer gefäßchirurgischen „Grundausbildung" in einer Fachabteilung) in die Lage zu versetzen, einfache Noteingriffe (z. B. Embolektomie bei

akutem Extremitätenarterienverschluß) selbständig auszuführen und die aktuelle Situation am akut gefäßchirurgisch Erkrankten in ihrer Wertigkeit richtig einzuschätzen, um eine evtl. erforderliche Weiterbehandlung durch einen erfahrenen Gefäßchirurgen unverzüglich einleiten zu können (kritische Selbsteinschätzung! Einschätzung der technischen und personellen Möglichkeiten!).
Die Reihenfolge der einzelnen Kapitel ist durch die Häufigkeit des Auftretens der verschiedenen gefäßchirurgischen Notfälle bestimmt; insofern darf an manchen Stellen auf bereits behandelte Probleme verwiesen werden. Zusätzlich wurde aus Gründen der Übersichtlichkeit eine Trennung von arteriellem und venösem Gefäßsystem vorgenommen. Durch entsprechende Hinweise in den einzelnen Kapiteln wird jedoch immer wieder auf die funktionelle Einheit beider Systeme (z. B. tiefe Venenthrombose → Blockade des arteriellen Einstroms) aufmerksam gemacht. – In jedem neuen Abschnitt soll durch die Gleichförmigkeit der Gliederung – Pathophysiologie, Diagnostik, Prognose, Therapie – die Orientierung im Gesamtwerk erleichtert werden. Die Vereinfachung einer Reihe komplexer Abläufe soll die rasche Information im Notfall ermöglichen, ohne den Blick für das Wesentliche zu trüben. Die diagnostischen und therapeutischen Empfehlungen schließlich sind zum Zwecke der leichten Überschaubarkeit und Einprägsamkeit in betont straffer Form dargestellt.

A. Arterielles System

1 Der akute Verschluß von Extremitätenarterien

1.1 Ätiologie

Dem akuten Extremitätenarterienverschluß liegt nach FOGARTY et al. (1971) zumeist eine *arterielle Embolie* (Tabelle 1.1) zugrunde. Verschleppt werden die Gerinnsel aus dem linken Herzen (Vitien, Herzinfarkt/Herzwandaneurysma, Endokarditis) oder aus atheromatös und/oder aneurysmatisch veränderten großen Gefäßen (Aorta, Beckenarterien). Die Embolisation aus einer Lungenvene, etwa bei entzündlicher Lungenerkrankung (HAIMOVICI) ist selten. Manchmal bleibt auch der Embolusstreuherd unklar.

Zweithäufigste Ursache eines akuten Extremitätenarterienverschlusses ist die *arterielle Thrombose* auf dem Boden vorbestehender Wandveränderungen, in aller Regel arteriosklerotisch bedingt: Léri-

Tabelle 1.1. Emboliequellen bei 300 Patienten (nach FOGARTY 1977)

Art der Erkrankung		n
Vorhofflimmern		231
Coronare Herzkrankheit	183	
Rheumat. Herzkrankheit	48	
Herzinfarkt		50
Arteriosklerotischer Streuherd (Aneurysma etc.)		7
ungeklärte Ursache		12

che-Syndrom, einseitiger Beckenarterienverschluß, Verschluß der Ober- und/oder Unterschenkelarterien; Subclavia-, Brachialis- und Unterarmarterienverschluß.

In der Reihenfolge abnehmender Häufigkeit folgen als Ursache eines akuten Extremitätenarterienverschlusses *traumatische* (dislozierte Frakturen mit Spasmus oder Kompression oder Intimazerreißung infolge Überdehnung, Abb. 37) und *aneurysmatische Veränderungen* (Arteriosklerotisch bedingte Aneurysmen, Aneurysma dissecans, Aneurysma nach vorangegangener Operation). Die *Phlegmasia coerulea dolens* wird leider zunehmend beobachtet.

> **Merke:**
> Häufigste Ursache des Extremitätenarterienverschlusses ist die arterielle Embolie (ca. 70%).

1.2 Pathophysiologie in Stichworten

(vgl. Bergan 1969; Bollinger 1976; Trautwein 1972 u. a.)

1. Ruhedurchblutung des Skeletmuskels 2–3 ml/min × 100 ml Gewebe, entsprechend einem O_2-Verbrauch von 0,3 ml/min × 100 ml Gewebe. Umrechnung auf Muskelmasse eines normalgewichtigen Menschen (40% des KG = ca. 30 kg) ergibt ca. 900 ml/min, das sind ca. 15% des HZV.
2. Durchblutung unter maximaler Belastung ca. 15 l/min bei einem HZV von 20 l/min.
3. Die Gefährdung der durchblutungsgestörten Extremität ist abhängig von:

- der ischämischen Toleranzgrenze des Skeletmuskels (bei kompletter Ischämie Stunden),
- der Größenordnung des verschlossenen Gefäßes: je kleiner der Querschnitt, umso geringer die Chance einer Collateralisation; je größer der Querschnitt, um so größer das betroffene Gebiet, um so größer aber auch die Chance einer Collateralisation;
- der Länge des verschlossenen Segmentes,
- der Collateralisation (bei vorgeschädigten Arterien, etwa durch Arteriosklerose, stehen bereits Collateralen zur Verfügung);

- der Blutviscosität und damit den rheologischen Eigenschaften des Blutes,
- dem systemischen Druck. Sinkt nach dem Gesetz von La Place der transmurale Druck (P_{tm}) bei gleichem peripheren Widerstand (R), so muß die Wandspannung (T_w) so gering werden, daß das Gefäß kollabiert: $T_w = P_{tm} \times R$. Damit muß ein Gefäß, in dem der Perfusionsdruck den sog. „kritischen Verschlußdruck" unterschreitet, zugehen!
- der Latenzzeit zwischen dem Beginn der Ischämie und dem Beginn der Therapie.

1.3 Klinisches Bild

Die übereinstimmend von allen Patienten geschilderten, schlagartig einschießenden und anhaltenden Schmerzen in der von der Ischämie betroffenen Gliedmaße, zumeist mit Kältegefühl gekoppelt, sind in aller Regel die ersten und richtungsweisenden Symptome des akuten Verschlusses einer Extremitätenarterie. Die bekannten klinischen Zeichen von PRATT (1954) (**P**ain, **P**ulslessness, **P**aleness, **P**araesthesia, **P**aralysis und **P**rostration, 6 P) sind dagegen inkonstant zu beobachten: So wird z. B. die Haut nicht immer blaß sein; man unterscheidet nicht umsonst die *blasse Ischämie* (Leichenblässe der betroffenen Gliedmaße mit kollabierten Venen) von der *blauen (cyanotischen) Ischämie* (fleckförmige Blaufärbung auf weißem Grundton). Im ersten Fall ist die Prognose günstig: Die Extremität kann Stunden bis Tage überleben und nach erfolgter Beseitigung des Strombahnhindernisses eine restitutio ad integrum erfahren. Liegt eine cyanotische Ischämie vor, so kann bereits angenommen werden, daß der venöse Schenkel der Strombahn mit thrombosiert ist; hier ist die Prognose für das Erhaltenbleiben der Extremität nach der Rekonstruktion ungünstig. Finden sich Sensibilitätsverlust und/oder Muskelrigidität und/oder Spannungsblasen auf der Haut, so ist die Extremität irreversibel geschädigt (Hinweise zur „Überlebenschance" einer akut von der Ischämie bedrohten Extremität s. 1.2).

1.4 Diagnostik

Die Diagnose stützt sich auf:

1. die *Anamnese*
   (peitschenschlagartiger Schmerz, Zeitpunkt des Auftretens, Herzrhythmusstörungen – Vitium, Herzinfarkt, Altersherz –, Claudicatio-intermittens-Anamnese, Aortenaneurysma?)
2. den *klinischen Befund*

– Palpation und Auskultation der Gefäße an den typischen Punkten (Abb. 1.1),

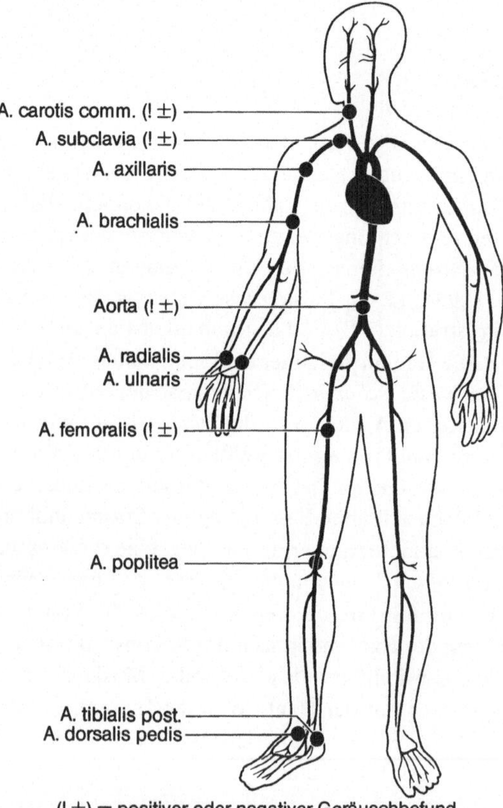

Abb. 1.1. Untersuchungsschema zur Erhebung des „Gefäßstatus“ mittels Palpation und Auskultation

– Feststellung der Temperaturgrenze (manuell = mit dem Handrücken (!) oder mit dem Thermofühler),
– Prüfung der Sensibilität, Motorik (aktive und passive) und des Tonus der Muskulatur.

Diese drei Punkte gestatten nicht nur die Diagnosestellung des akuten arteriellen Verschlusses, sondern auch die Festlegung der ungefähren Höhe des Verschlusses:

Der betroffene Gliedmaßenabschnitt liegt immer distal des verschlossenen Gefäßabschnittes!

– Feststellung, ob nur eine Extremität betroffen ist oder beide.

3. evtl. die *Angiographie*
   eine Notarteriographie ist in dieser Situation meist entbehrlich; es sei denn, es besteht eine länger währende Claudicatio-Anamnese oder aber es sind bereits ein oder mehrere gefäßchirurgische Eingriffe durchgeführt worden. Eine Arteriographie ist also nur dann indiziert, wenn ihr Ergebnis erst zu einem chirurgischen Konzept führt.[1]

Die Entscheidung, ob ein *embolischer* Verschluß der Arterie oder eine *autochtone Thrombose* auf dem Boden einer Arteriosklerose vorliegt, hat für die Diagnosefindung und die sich daraus ergebende Operationsindikation nur untergeordnete Bedeutung; sie darf auf keinen Fall zu einer zeitlichen Verzögerung führen. Spätestens wird sich dies intraoperativ zeigen. Für eine Embolisation sprechen der meist jugendliche Patient, das Bestehen einer Arrhythmie und/oder der anderweitige Nachweis einer Emboliequelle bei fehlender Claudicatio-Anamnese. Dementsprechend ist die Thrombose wahrscheinlicher, wenn es sich um einen älteren Patienten mit Claudicatio-Anamnese und/oder fehlendem Emboliestreuherd handelt.

---

1 Für die Einzelheiten der Röntgendiagnostik sowie ihre Indikationsstellung und Risiken (direkte Femoralisangiographie, indirekte Aortoarteriographie nach SELDINGER (1953), lumbale Aortographie) sei auf die einschlägige Literatur verwiesen.

Zeitverlust bedeutet unmittelbare Gefahr für die Extremität und das Leben des Patienten!

Die Ursache einer *traumatisch* bedingten Ischämie einer Extremität wird dann leicht verkannt werden, wenn bei erhaltener Kontinuität des Gefäßes eine Intimaläsion besteht, die mit hoher Wahrscheinlichkeit zur Thrombose des Gefäßes führt. Deshalb ist bei offenen Verletzungen die sorgfältige Wundrevision unabdingbar und bei geschlossenen Verletzungen (Frakturen) die regelmäßige Kontrolle des Pulsstatus bzw. der Hauttemperatur. Ein *Arteriospasmus* (z. B. durch Trauma oder medikamentös) als Ursache einer Gliedmaßenischämie ist nicht häufig. Meist kommt es zu einer nicht lange währenden Perfusionsminderung. Ursächlich kommen außer den genannten mechanischen (Fraktur, Luxation, Angiographiekatheter) und chemischen (Ergotaminpräparate, Kontrastmittel) Reizen auch noch vegetativ-neurogene Reize (Schmerz!) in Frage. Ein *Aneurysma dissecans* kann zu einer plötzlichen Verlegung der Aorta selbst oder einer der großen Abgänge (supraaortal, thorakal, abdominal) führen. In aller Regel sind Hypertoniker betroffen. Der akuten Symptomatik gehen fast immer thorakale Beschwerden voraus, denen dann mit Zunahme der Dissektion weitere Symptome entsprechend dem betroffenen Versorgungsgebiet folgen.

1.5 Differentialdiagnose

1. Führt eine tiefe Becken-/Bein*venenthrombose* (s. u.) infolge des Ödems und des straffen Fascienmantels zu einer Drucksteigerung in der betroffenen Extremität, so kann sich das Bild einer Phlegmasia coerulea dolens entwickeln. Klinisch imponiert dann die blaue Ischämie bei gefüllten Hautvenen, erheblicher Ödembildung und druckschmerzhaften tiefen Beinvenen. Hinzu kommt häufig eine Schocksymptomatik (Hypovolämie!), hervorgerufen durch die Flüssigkeitsverluste in die Extremität.
2. Eine Becken- und Oberschenkelvenenthrombose kann zu einer schmerzhaften und – reflektorisch – blassen Extremität führen; dies hat jedoch nichts mit einem akuten, arteriellen Verschluß zu

tun: es handelt sich um die *Phlegmasia alba dolens* („Milchbein") die an der Schwellung der Extremität unschwer zu erkennen ist. Sie tritt häufig nach der Entbindung auf.

3. Bei vorbestehendem *postthrombotischen Syndrom* kann ein akuter, arterieller Verschluß fälschlich das Bild einer blauen Ischämie vortäuschen. Hier helfen die genaue Anamneseerhebung und klinische Untersuchung.
4. Die Abgrenzung der blassen Ischämie von einem *WS-Leiden* ist auch ohne die Hilfe eines neurologisch ausgebildeten Kollegen zumeist leicht möglich (Fehlende Pratt-Zeichen, positives Lasègue-Zeichen, röntgenologisch nachweisbare Veränderungen der WS).

1.6 Prognose

Die lange Zeit vertretene Auffassung, daß eine länger bestehende, komplette Ischämie ein Zögern des Chirurgen rechtfertige (Blaisdell, zit. bei Fogarty 1971, 1977) ist sicher nicht mehr zu akzeptieren. Auch in Fällen fortgeschrittener Ischämie zeitigt die sofortige Intervention gute Ergebnisse (Fogarty): hierzu Tabelle 1.2 und Tabelle 1.3.
Mitbestimmend für den Verlauf sind die Vorschädigung (Begleiterkrankungen, Zeitfaktor) des Gesamtorganismus, das Ausmaß des irreversiblen Gewebsschadens und die Vollständigkeit der Revascularisation. Die Dringlichkeit chirurgischen Handelns kann durch eine

Tabelle 1.2. Der fortgeschrittene Gewebeschaden in Abhängigkeit vom Zeitintervall zwischen Auftreten der klinischen Symptome und Operation (nach Fogarty 1977)

Alter der Embolie	Anzahl der embolischen Verschlüsse	Zeichen[a] der fortgeschrittenen Ischämie	Anzahl der Amputationen
1–24 h	193	24 (12,4%)	3 (1,5%)
24–48 h	57	21 (36,8%)	3 (5,2%)
2–90 Tage	80	39 (48,7%)	10 (12,5%)

[a] = Muskelrigidität oder Nekrosen

Tabelle 1.3. Morbidität und Mortalität von 300 Patienten mit embolischen Verschlüssen der unteren Extremitäten (330 Embolektomien) nach FOGARTY (1977)

Überlebensrate		84%
Intakte Extremität		95%
Todesursachen:		
Herzinfarkt	20	6,6%
Linksherzversagen	16	5,3%
übrige Fälle	9	3,0%

aufgrund der Vorgeschichte vielleicht ungünstig erscheinende Prognose nicht negativ beeinfluß werden. Durch zögerndes Handeln oder gar mangelhaftes Ausschöpfen der chirurgischen und intensivmedizinischen Möglichkeiten steigt die Mortalität steil an.

> Die Prognose des akuten Extremitätenarterienverschlusses ist u. a. (Zeitfaktor, AZ) so günstig wie der Ablauf der Therapie (schnelle Indikation, gute Revascularisation und gute intensivmedizinische Betreuung).

1.7 Therapie

1.7.1 Operatives Vorgehen

Die *Indikation* zur Rekonstruktion eines akut aufgetretenen Arterienverschlusses an einer (oder mehreren) Extremität(en) ist absolut. Die Entscheidung, die Dringlichkeit der Operation als relativ anzusehen, sollte (in Ausnahmefällen) dem geübten Gefäßchirurgen überlassen werden. Im übrigen ergibt sich die Indikation aus der Diagnosestellung (s. 1.4) der akut vital bedrohten Extremität(en).
Die *präoperative Vorbereitung* des Patienten soll mit der Diagnostik des peripheren Verschlusses parallel gehen. Es sei nochmals daran erinnert, daß in aller Regel eine Kombination mit anderen Grundleiden vorliegt; diese müssen selbstverständlich – soweit dies möglich – mittherapiert werden: coronare Herzkrankheit, Hypertonus, Dia-

betes mellitus, Leber- und Nierenfunktionsstörungen etc. Als Hilfsschema für den Notfall sollen die folgenden Hinweise verstanden werden:

1. Aufklärung des Patienten (Risiko des Eingriffs in Lokalanästhesie (LA) quoad vitam gering, Erhaltung z. B. des Beines nur durch sofortige Thrombektomie möglich, bei irreversiblem Gewebsschaden mit sekundärer Amputation einverstanden?)
2. Venöser Zugang (möglichst zentralvenös), Laboruntersuchungen (Hb, Hkt, BZ, Elektrolyte, Creatinin, Kreuzblut für 2–4 Konserven)
3. Medikamente: Digitalis, Diureticum, evtl. Aldactone (cave K^+!), evtl. Dopamin
4. Bereitstellung zur Operation: 500 ml Glucose 5% mit 24 E Alt-Insulin, 250 ml Bicarbonatlösung 8,4%
5. Dauerkatheter legen
6. Rasieren: obere Extremität: Achselhöhle, ganzer Arm; untere Extremität: beide Leistenbeugen, Unterbauch bis Nabel, ganzes Bein.

Alle Maßnahmen sollten aus Gründen der Zeitersparnis möglichst simultan ablaufen.

Die *Anästhesieform* (Lokalanästhesie = LA, Allgemeinnarkose = AN) richtet sich nach dem Allgemeinzustand (AZ) und Krankheitszustand (Begleiterkrankungen, Herzinfarkt?) des Patienten. Prinzipiell sollte die Entscheidung, welche Art der Anästhesie für den Patienten am sinnvollsten ist (Größe des Eingriffs, AZ etc.), in Zusammenarbeit des Chirurgen mit dem Anästhesisten getroffen werden.

In *Lokal*anästhesie (1%- oder 2%iges Xylocain, Infiltrationsanästhesie) wird immer dann operiert werden, wenn eine AN vom AZ her kontraindiziert ist; dies ist von der Zusammensetzung des Krankengutes her in aller Regel der Fall: hohes biologisches Alter, Begleiterkrankungen etc. Erweist es sich intraoperativ als notwendig, den Eingriff auszudehnen (Freilegung in Popliteasegment 2 = P2 oder Popliteasegment 3 = P3 etc.), so muß dies in AN geschehen; es sei denn, die AN würde eine vitale Bedrohung für den Patienten darstellen (frischer Herzinfarkt z. B.), so daß notfalls die Extremität „geopfert“ werden muß zugunsten einer Überlebenschance. Ansonsten bleibt die AN Patienten in gutem AZ vorbehalten.

Das *Instrumentarium* eines Gefäßchirurgen unterscheidet sich von dem eines Allgemeinchirurgen vor allem durch eine Reihe feinerer Instrumente, die eine subtile Operationstechnik auch an kleinen und stark veränderten Gefäßen zulassen. Im folgenden sei eine Liste von Instrumenten angeführt, die in einem „Container für den Notfall" vorhanden sein sollten: Abb. 1.2.

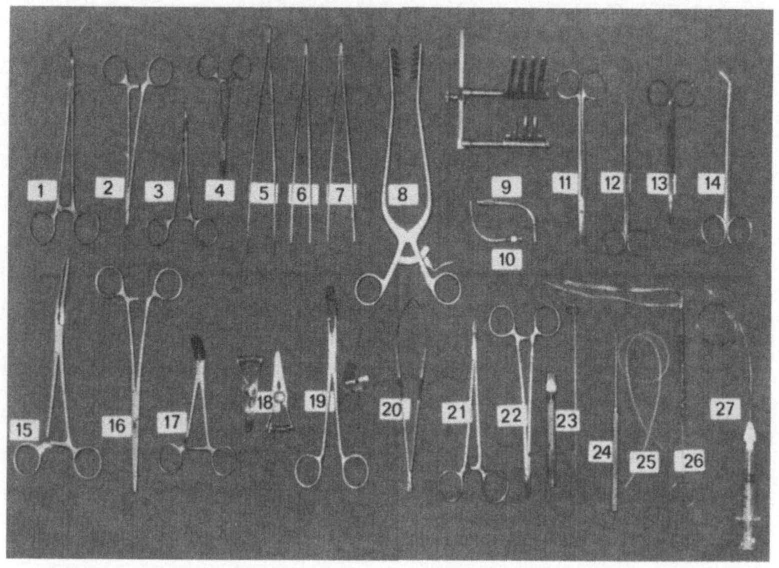

Abb. 1.2. Wichtiges, gefäßchirurgisches Instrumentarium für den Notfall (kleinere Eingriffe) 1. Overholt, nr. 1 (GEISSENDÖRFER); 2. Ligaturklemme (HOLLE); 3. Mosquitoklemme (HALSTEAD), gebogen, 14 cm 4. Mosquitoklemme, 12 cm, gummibewehrt; 5. Pinzette nach WANGENSTEEN; 6. Pinzette nach DEBAKEY; 7. Pinzette, spitz; 8. Wundspreitzer (WEITLAUER), selbsthaltend; 9. Wundspreitzer (CARSTENSEN); 10. Gefäßkanülen nach VOLLMAR; 11. Schere, gebogen (METZENBAUM), 18 cm; 12. Schere, gerade (METZENBAUM), 15 cm; 13. Schere, spitz-spitz (STRELI); 14. Schere nach POTTS-SMITH; 15. Gefäßklemme, abgewinkelt (POTTS); 16. Gefäßklemme, gerade (POTTS); 17. Hydragripklemme; 18. Bulldogklemme (SEELEY), gerade, gebogen; 19. Edwards-Clip mit Anlegezange; 20. Nadelhalter (JACOBSON); 21. Nadelhalter (CODMAN-RYDER); 22. Nadelhalter (DEBAKEY-HEGAR); 23. Ringstripper mit Haltegriff; 24. Dissektor, Gefäßspatel (VOLLMAR); 25. Silastik-Gummizügel; 26. Mersilenehaltebändchen mit Einfädler (als Tourniquet); 27. Ballonkatheter nach FOGARTY, Spritze angesetzt

Zur Embolektomie bzw. Thrombektomie wird seit einigen Jahren der Ballonkatheter nach Fogarty (1963) benutzt. Er zeigt außen eine Zentimeterskala, die es ermöglicht, die ungefähre Lage der Katheterspitze zu erkennen. Das Lumen bzw. der Außendurchmesser ist in verschiedenen Größen erhältlich (Nr. 2–Nr. 6). Der Ballon wird mit 0,9%iger NaCl-Lösung je nach Größe des Gefäßlumens gefüllt. Der Katheter wird bis zur gewünschten Position vorgeschoben; sodann wird der Ballon aufgefüllt und der Katheter unter ständigem schonendem Wandkontakt zurückgezogen. Komplikationen ergeben sich in erster Linie durch brüske Handhabung: Gefäßperforation und Ablösen arteriosklerotischer Plaques.

Operationstechnik: Vor der Schilderung des operativtaktischen und operativtechnischen Vorgehens sei auf wenige *grundsätzliche* Richtlinien hingewiesen:
Patienten mit fortgeschrittener Ischämie (Thrombosierung appositionell nach proximal und distal, wandadhärente Thromben) und/oder bekannter, chronisch-arterieller Verschlußkrankheit stellen den Operateur erfahrungsgemäß vor besondere Probleme: Diese Patientengruppe gehört in die Obhut eines gefäßchirurgisch Erfahrenen.
Der Ungeübte wird vielleicht eher geneigt sein, von z. B. einem „amputationsreifen Bein" zu sprechen als der Erfahrene; es ist oft verblüffend, wie sich Gliedmaßenabschnitte, die bereits als irreversibel geschädigt vermutet wurden, nach der Revascularisation partiell wieder erholen können. Eine primäre Amputation ist nur in Ausnahmefällen (Bettlägerigkeit, Beugekontrakturen der Gelenke, inoperable Kombinationsverschlüsse) und auch dann nur selten unter Notfallbedingungen (weit fortgeschrittene, ausgedehnt infizierte Nekrosen) statthaft.

Die Notoperation soll sich auf den kleinsten vertretbaren Eingriff beschränken.

Der Anästhesist übernimmt während der Operation in LA die psychische Führung des Patienten, eine evtl. erforderliche zentrale Sedierung sowie die Überwachung der wichtigsten Parameter (EKG, Kreislauf, Urinausscheidung, Infusionen etc.). Erweist sich eine Erweiterung der geplanten Thromboembolektomie zu einem rekonstruktiven Eingriff als unumgänglich zur Erhaltung der Gliedmaße, so muß eine AN durchgeführt werden; es sei denn, der Allgemein- und Krankheitszustand des Patienten ist so schlecht, daß zum derzeitigen Zeitpunkt eine Gefäßrekonstruktion den Patienten quoad vitam gefährden würde. Ausnahme: Der akute aorto-iliacale Verschluß, der zu einem „Low-output-Syndrom" mit Kreislaufdepression wegen der Widerstandserhöhung im großen Kreislauf führen kann. Hier kann die bedrohliche Situation nur durch Beseitigung der Ursache gebessert werden.

Armarterienverschluß: Rückenlagerung des Patienten mit Auslagerung der betreffenden Extremität auf einem Beistelltisch; Abwaschen des rasierten Armes (incl. Schulter). Lokalanästhesie in der Ellenbeuge. Geschwungener Hautschnitt (Abb. 1.3a) in der Ellenbeuge, Durchtrennen oder Abschieben der oberflächlichen Venen, möglichst unter Schonung der V. cephalica und V. basilica. Nach Spaltung der Aponeurose des M. biceps brachii liegt die A. brachialis in Begleitung des N. medianus frei. Freilegen der Arterie in einer Ausdehnung von 2 cm und Anschlingen mittels Mersilenehaltebändchen (oder doppeltes Umschlingen mittels Gummibändchen „Spaghetti") proximal und distal der vorgesehenen Incisionsstelle (Abb. 1.3b, 1.3c). Occlusion des Gefäßes durch Andruck der auf die Haltebändchen aufgezogenen Gummimuffen oder durch Anspannen der Gummibändchen („Spaghetti"). Die Strangulation der Arterie darf nicht zu stark sein, da sonst Intimaverletzungen auftreten können! Quere Arteriotomie der vorderen Circumferenz mit der Pottsschere. Meist quillt jetzt schon das Thrombenmaterial hervor. Eingehen mit dem Fogarty-Katheter Nr. 2 (evtl. Nr. 3) nach distal so weit als er sich leicht vorschieben läßt: Es ist sinnvoll, vorher mit der Einteilung des Katheters die Strecke bis zum Handgelenk ungefähr abzuschätzen. Retraktion mit gefülltem Ballon: Dieser muß ständig Wandkontakt haben, ohne sie zu verletzen. Eine Hand reguliert die Ballonspannung, die andere zieht den Katheter zurück. Resultiert eine gute Rückblutung, darf angenommen werden, daß wenigstens eine Unterarmarterie thrombektomiert werden konnte. Beweisend hierfür jedoch ist allein die intraoperative Angiographie (s. u.). Instillation von Heparinkochsalzlösung (ca. 5–10 ml einer Lösung von 2000 E Heparin auf 20 ml NaCl-Lösung) und Occlusion des Gefäßes nach distal. Falls das

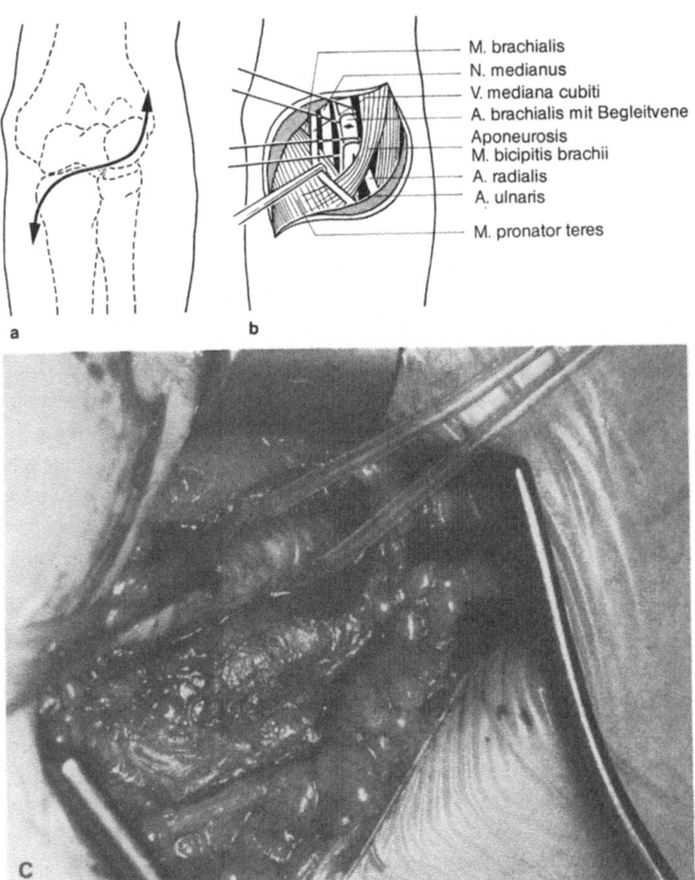

Abb. 1.3a–c. Schematische Skizze der Hautincision **(a)** und des anatomischen Situs **(b)** zur Freilegung der A. brachialis (Gefäß angeschlungen!). **c** Intraoperativer Situs nach Anschlingen der Arterie, querer Arteriotomie und Eingehen mit dem Ballonkatheter (links im Bild)

Thrombenmaterial im zentralen Abschnitt der Arterie nicht schon mit dem Blutschwall herausgeschleudert wurde, wird nunmehr mit dem Fogarty-Katheter Nr. 3 nach retrograd – also zentralwärts – bis zum wieder pulsierenden Gefäßabschnitt eingegangen; die Extraktion des Gerinnselmaterials erfolgt in der oben geschilderten Weise.

Unter Umständen (adhärentes Material) müssen diese Manöver wiederholt werden. Dabei sollte ein größerer Blutverlust (nicht tupfen, sondern meßbar mit dem Sauger aus der Wunde auffangen), der bei mehreren Flushmanövern beträchtlich sein kann, vermieden werden. Ist das Thrombektomieergebnis befriedigend, wird die Arteriotomie mit Einzelknopfnähten (Nahtmaterial atraumatisch, monofil, Stärke 5-0 oder 6-0; Intima mitfassen!) verschlossen. Kurz vor Beendigung der Nahtreihe sollte der Blutstrom von peripher und von zentral kurzfristig freigegeben werden: „Flushmanöver" zur Entfernung von Luft und Gerinnselresten. Die Freigabe des Blutstromes nach Verschluß der Arteriotomie erfolgt zuerst von peripher (Naht dicht?) und dann von zentral. Geringfügige Blutungen kommen mit einer heißen (NaCl-getränkten) Mullplatte nach 1–2 min zum Stehen. Spritzende Blutungen müssen sparsam (cave Einengung!) mit Einzelknopfnähten versorgt werden. Bei bluttrockenem Situs Einlegen einer Redondrainage mit gesonderter Ausleitung außerhalb der Wunde, schichtweiser Wundschluß (Fascie und Subcutangewebe fortlaufend mit resorbierbarem Material). Feine Hautnähte, Technik nach Donati oder Donati-Allgöwer.

Die intraoperative Angiographie sollte bei Noteingriffen an den peripheren Arterien eine Routinemaßnahme darstellen.

Bestehen Zweifel an der Vollständigkeit der Thromboembolektomie (schlechte Rückblutung, kein glattes Vorschieben des Katheters möglich) so *muß* eine intraoperative Angiographie über einen von der Arteriotomie aus eingeführten Katheter (Silastikschlauch, z. B. Säuglingsernährungssonde) angefertigt werden (Kontrastmittel: z. B. Conray 60, Angiografin; 10–15 ml; Belichtung = „Schuß"-Kommando bei den letzten 2–3 ml; Röntgenschürzen für Patient und Operateur!). Ist die Versorgung der Hand über mindestens eine Unterarmarterie – bei jüngeren Patienten besser beide – dokumentiert, kann der Eingriff in der oben geschilderten Weise beendet werden. Anderenfalls müssen beide Unterarmarterien gesondert mit dem Fogarty-Katheter sondiert werden: Hierfür werden sie nach Durchtrennen der Aponeurosis des M. biceps brachii getrennt angeschlungen und dann von der ersten Arteriotomie aus gesondert thrombektomiert. Ist auch dann die Gerinnselentfernung nicht vollständig,

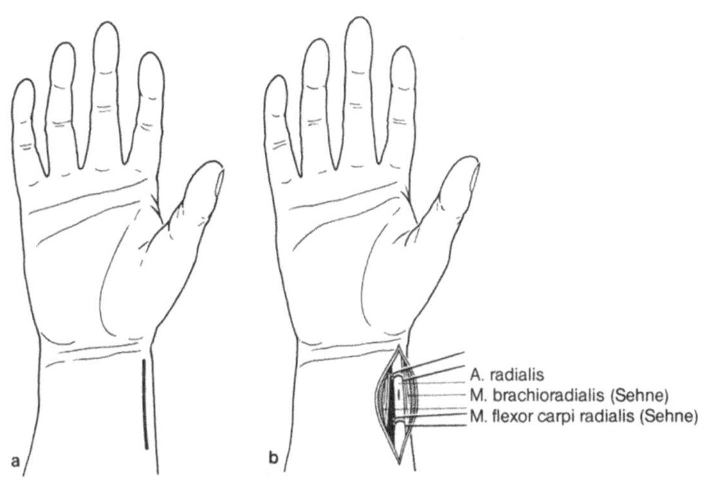

Abb. 1.4a u. b. Hautincision zur Freilegung der A. radialis **(a)** und anatomischer Situs mit angeschlungener A. radialis **(b)**

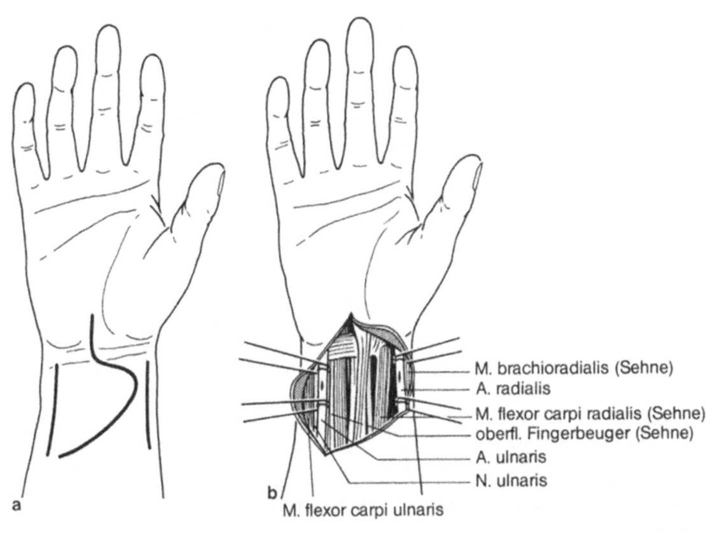

Abb. 1.5a u. b. Hautincisionen zur Freilegung der A. radialis und/oder A. ulnaris **(a)** und anatomischer Situs mit angeschlungener A. radialis und A. ulnaris **(b)**

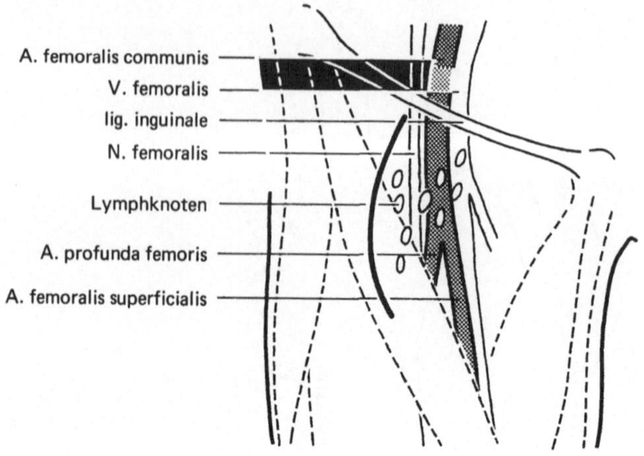

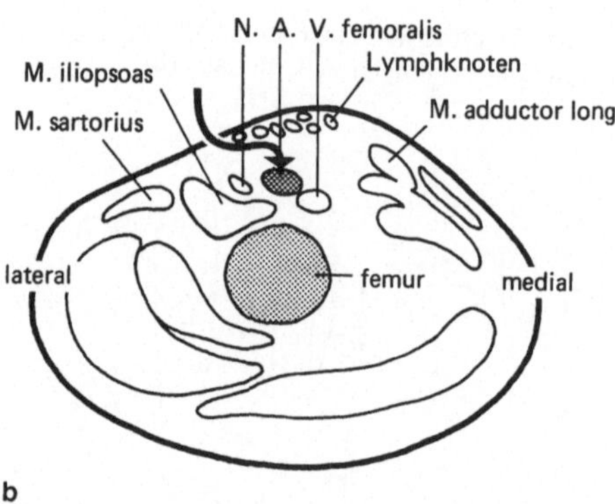

Abb. 1.6a–c. Schematische Darstellung der Hautincisionen in der Aufsicht **(a)** und im Querschnitt **(b)** (––– angedeuteter Muskelverlauf). Hautschnitt in der Leistenbeuge zur Freilegung der Gefäße **(c)**

können die A. radialis und A. ulnaris am Handgelenk (Abb. 1.4a u. b, 1.5a u. b) aufgesucht werden. Kurze Hautincisionen in Längsrichtung ulnar-volar und/oder radial-volar oder Möwenkopfschnitt (Toufick et al. 1977). Durchtrennen der Fascie und des Retinaculum flexorum. Anschlingen, quere Arteriotomie und Thrombektomie etc. wie beschrieben.

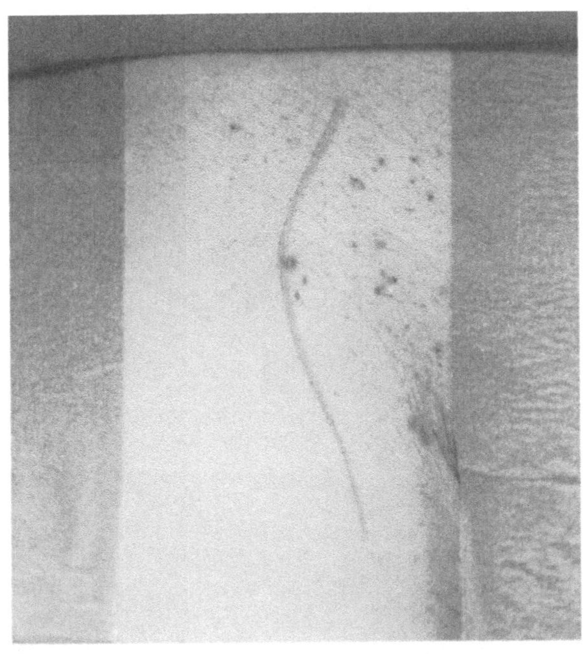

c

Becken-Bein-Arterienverschlüsse: Rückenlagerung (es ist zweckmäßig, den Patienten das Liegen auf dem harten OP-Tisch durch ein Kunststoffell zu erleichtern), Abwaschen der ganzen (rasierten) Extremität(en) sowie des Unterbauches bis zum Nabel. Unterlegen einer Röntgenplatte (20 × 40) von Mitte Oberschenkel bis Mitte Unterschenkel vor dem Abdecken. Infiltrationsanästhesie in der Leistenbeuge (z. B. Xylocain 1%). Leicht lateralkonvexer bogenförmiger Hautschnitt in der Verlaufsrichtung der Gefäße (Abb. 1.6a–c) unterhalb des Leistenbandes. Präparation lateral der Lymphknoten (cave spätere Lymphfistel, gestörter Heilungsverlauf), Längsincision der Fascie und Darstellen der A. femoralis communis durch Präparation *auf* dem Gefäß (Schonung der Seitenäste). Am Kalibersprung zeigt sich in aller Regel die Aufteilung in A. profunda femoris und A. femoralis superficialis. Das Anschlingen der Gefäße mittels Overhold geschieht tunlichst von medial nach lateral, um nicht mit der Spitze des Instrumentes versehentlich die V. femoralis zu verletzen.

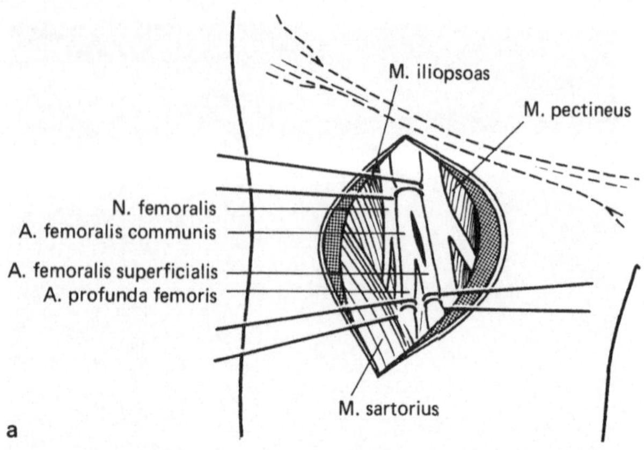

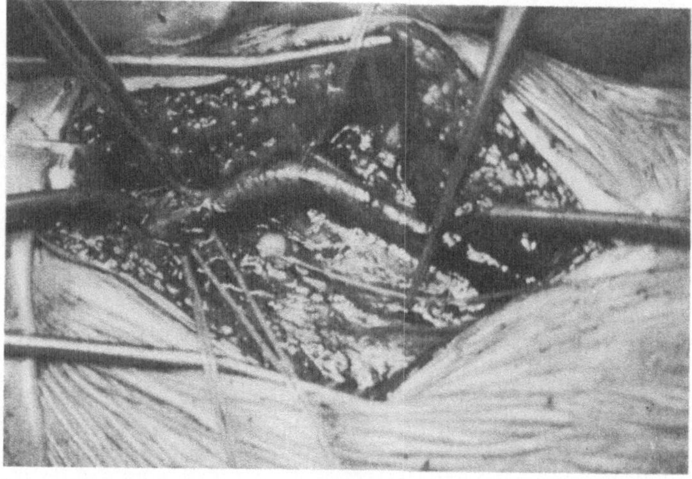

Abb. 1.7. a Anatomischer Situs zur Freilegung der Gefäße in der Leistenbeuge (A. femoralis communis, A. profunda femoris und A. femoralis superficialis). **b** Intraoperativer Situs: Gefäße angeschlungen; der aus der Arteriotomie hervorquellende Thrombus ist mit der Pinzette gefaßt; unten im Bild der Fogarty-Katheter mit gefülltem Ballon. **c** Intraoperatives Angiogramm nach orthograder Thrombektomie von der Leistenbeuge aus: keine verbliebenen Gerinnsel, Abfluß des Kontrastmittels über ein deutlich arteriosklerotisch berändertes Gefäßsystem (siehe Trifurkation!)

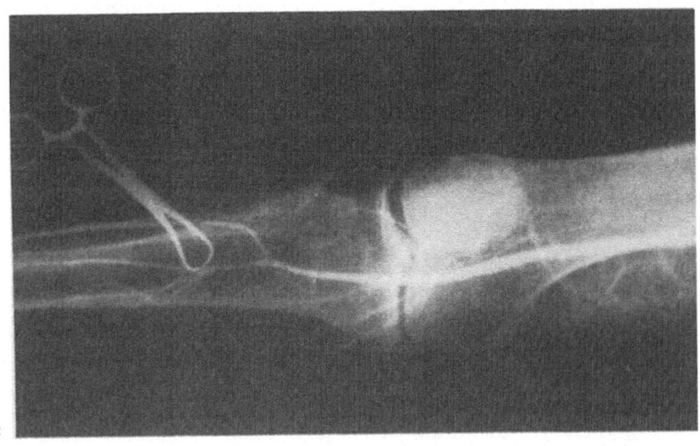
c

(Geschieht dies doch, so hilft nur vorsichtige, manuelle Kompression der Vene, Freipräparation und Naht. Ruhe bewahren! Venenwände zerreißen leicht.) Nach Occlusion aller Gefäße – auch der Collateralen – Längsarteriotomie in einer Ausdehnung von 1–2 cm (Abb. 1.7a u. b). Prüfung der Pulsation bzw. des Flush von zentral: Bei seitendifferenter (schwächerer) Pulsation bzw. nicht dem Systemdruck entsprechendem Flush Thrombektomie mit dem Fogarty-Katheter Nr. 4 oder Nr. 5 der ganzen Beckenetage (ca. 20–25 cm). Vorsichtiges Vorgehen verhütet in Sonderheit bei brüchiger Gefäßwand die Perforationsgefahr. Während der Manipulationen in der Beckenetage müssen Puls und Blutdruck laufend kontrolliert werden. Mit dem Vorschieben des Katheters muß die kontralaterale Seite vom Assistenten komprimiert werden (bei freigelegten Gefäßen mit dem Tourniquet occludiert werden), um eine Gerinnselverschleppung zur anderen Seite zu verhindern. Die Retraktion des in ständigem Wandkontakt befindlichen Ballons fördert in aller Regel in einem kräftigen Blutschwall das Thrombenmaterial zu Tage. Danach orthograde Thrombektomie der A. femoralis superficialis und A. profunda femoris (Fogarty-Katheter Nr. 2/3/4). Wie schon früher beschrieben ist es auch hier hilfreich, sich die Länge in Zentimetern bis etwa zum Kniegelenksspalt am Fogarty-Katheter vor dem Eingehen in die Arterie außen am Bein zu merken: damit läßt sich in etwa abschätzen, wo die Katheterspitze zum jeweiligen Zeitpunkt liegen müßte. Mit diesem einfachen Hilfsmittel ist es dann auch möglich, in Verbindung mit dem intraoperativen Angiogramm (etwa $1^1/_2$fache Vergrößerung berücksichtigen!) die Lage von noch verbliebenem Gerinnselmaterial zu bestimmen. Auch hier muß besonderes Augenmerk auf zarte Handhabung gelegt werden: cave Wandperforation, Abheben arteriosklerotischer Plaques, Läsion der Intima (SCHWEITZER et al. 1976). Die Gewinnung eines glatt begrenzten zusammenhängenden und häufig konisch auslaufenden Gerinnsels sowie ein guter Rückstrom kündigen in den meisten Fällen die Vollständigkeit der Thromboembolektomie an. Dennoch sollte das Ergebnis der Embolektomie, besonders aber das der Thrombektomie durch eine intraoperative Angiographie dokumentiert werden (wichtig für eine evtl. erforderliche Revision!). Auch hierbei wird – wie schon bei der Embolektomie der A. brachialis – ein kleiner Silastikschlauch etwa 3–4 cm weit eingeführt und die Peripherie mit Kontrastmittel dargestellt. Erst an Hand dieser Bilder kann entschieden werden, ob die Gerinnselentfernung komplett war, wie das Abflußgebiet der A. femoralis superficialis bzw. der A. profunda femoris aussieht und ob evtl. eine Freilegung der A. poplitea (Trifurkation) notwendig ist. Es ist immer zu bedenken, daß *die notfallmäßige Gefäßoperation nur den Zustand wieder herstellen soll, der vor dem akuten Ereignis bestanden hatte* (Abb. 1.7c).

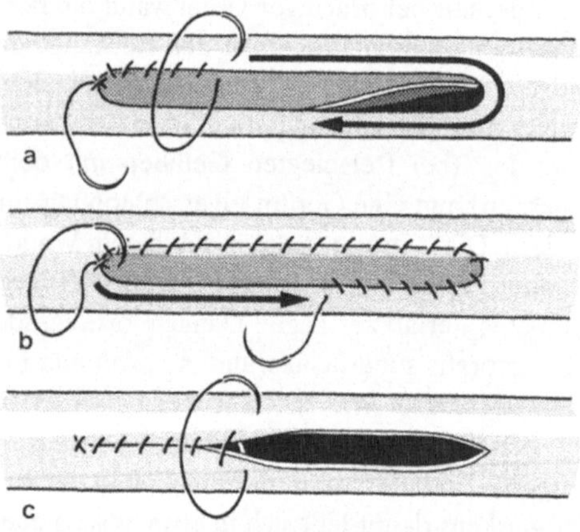

Abb. 1.8a–c. Schematische Darstellung des Einnähens eines Streifentransplantates (**a** u. **b**) und des direkten Verschlusses der Längsarteriotomie (**c**)

Sind Ein- und Ausstrombahn zufriedenstellend, wird die Arteriotomie in aller Regel durch eine fortlaufende Naht mit atraumatischem, monofilem Nahtmaterial (5-0) verschlossen. Bei dünnkalibrigen Gefäßen und/oder bei Vorliegen arteriosklerotischer Plaques in der Femoralisgabel ist es ratsam, einen Venen- oder (**nur** bei Fehlen autologen Venenmaterials!) Dacronveloursflicken (vor dem Einnähen „Baden" in Blut zwecks Abdichtung des Maschennetzes; anderenfalls kann es lange Zeit aus dem Flicken bluten, besonders bei Heparinisierung.) als Ausgleich für die immer (auch bei sparsamem Fassen der Ränder) drohende Stenosierung durch die fortlaufende Naht einzunähen (Technik siehe Abb. 1.8a–c).

An Stellen mit arteriosklerotischen Veränderungen, die sich bei Berührung der Wand (feine anatomische Pinzette!) leicht ablösen, empfiehlt es sich, die Stichrichtung von innen nach außen zu wählen. Kurz vor Beendigung der Nahtreihe werden die üblichen Flushmanöver durchgeführt: kurzfristige Freigabe des Blutstromes von peripher und zentral zwecks „Ausspülen" von Gerinnselresten und Luft. Danach endgültige Freigabe des Blutstromes in bestimmter Reihenfolge: Zuerst Collateralen, dann A. profunda femoris bei durchgängiger A. femoralis superficialis *oder* bei verschlossener A. femoralis superficialis zunächst Freigabe der Collateralen und des proximalen „Blindsackes", dann Freigabe von zentral und zum *Schluß* das *beste* Gefäß (A. femoralis superficialis oder A. profunda femoris). Dies hat den Grund darin, daß das für die Versorgung wesentlichste Gefäß möglichst nicht von Restgerinnseln bei der Freigabe des Blutstromes (trotz durchgeführter Flushmanöver) betroffen wird. Kompression der Naht mit heißen Mullplatten (NaCl-getränkt); bei spritzenden Undichtigkeiten der Nahtreihe (nicht Stichkanal im Kunststoffflicken!) Abdichten mit Einzelknopfnähten (cave Stenosierung). Bei guten Pulsationen und bluttrockenem Situs Einlegen einer Redondrainage mit gesonderter Ausleitung außerhalb der Wunde. Fortlaufende Naht der Fascie und der Subcutis mit resorbierbarem Material, Einzelknopfhautnähte (3-0, monofil), Verband.

Noch während der Operation, spätestens einige Minuten vor der endgültigen Freigabe des Blutstromes (Anästhesisten informieren!), sollten nach länger bestehender Ischämie (mehr als 3 h) $NaHCo_3$ (etwa 100 mVal) und eine Glucose-Alt-Insulin-Lösung infundiert werden, um der Überschwemmung des Organismus mit sauren Stoff-

wechselprodukten und Kalium vorzubeugen. Anderenfalls kann es zu erheblichen – mitunter letalen – cardialen Komplikationen kommen (s. Tabelle 1.4).
Meist ist es sinnvoll, die Patienten zu heparinisieren, um zum einen das Grundleiden anzugehen (Embolie z. B.), zum anderen um den Erfolg der Revascularisation zu sichern. Hier müssen nur die üblichen Kontraindikationen der Anticoagulantientherapie (Ulcusleiden, Colitis, Hypertonus etc.) beachtet werden.
Darüberhinaus sollte alle Stunde die Konsistenz der Wadenmuskulatur geprüft werden, um rechtzeitig durch Fasciotomie (s. u. beim Tourniquet-Syndrom) eine Kompression der Unterschenkelarterien durch das postischämische Ödem unter dem Fascienmantel zu verhindern.

Schwierigkeiten bei der Rekonstruktion

> Nur den vor dem akuten Ereignis bestehenden Zustand wiederherstellen!
> Die über die einfache Thrombembolektomie hinausgehenden Maßnahmen gehören in die Hand des erfahrenen Gefäßchirurgen!

Läßt sich beim ein- oder doppelseitigen akuten Verschluß der **Beckenetage** durch die Thrombektomie mit dem Fogarty-Katheter kein dem Systemdruck entsprechender Einstrom wiederherstellen und sind zudem die Extremitäten vital bedroht, so stehen prinzipiell – in AN – folgende Rekonstruktionsverfahren zur Verfügung:
- die retrograde Thrombektomie oder Thrombendarteriektomie mit dem Ringstripper,
- das anatomische Bypassverfahren (Iliaco-femoral, aorto-bifemoral) und
- die extraanatomischen Umleitungsverfahren. (femoro-femoral, axillo-femoral)

Die *Anwendung des Ringstrippers* erscheint sinnvoll bei der Spätembolektomie oder -thrombektomie, wenn das Gerinnsel bereits wandadhärent ist; eine Thrombendarteriektomie (= TEA = Desobliteration) sollte nur bei unvollständiger Thrombektomie und auch dann möglichst nur im Bereich der A. iliaca externa durchgeführt werden

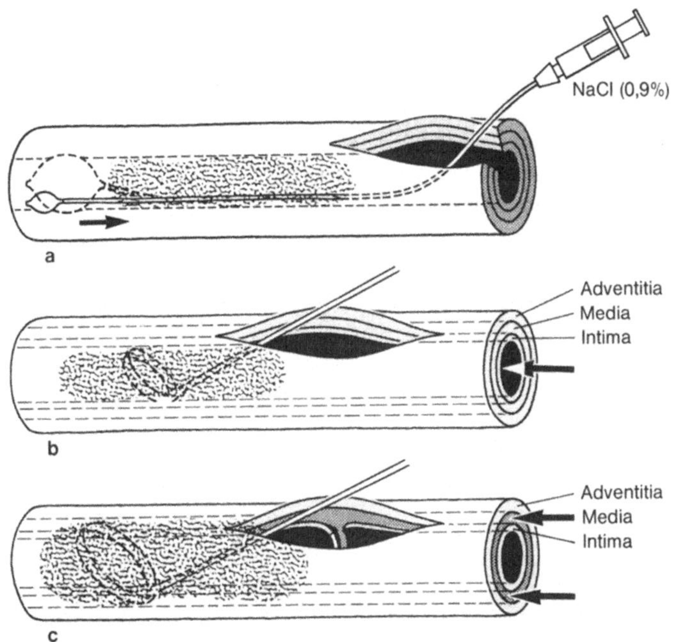

Abb. 1.9a–c. Thrombektomie mittels Ballonkatheter nach Fogarty **(a)**, schematische Darstellung der Thrombektomie **(b)** und der Thrombendarteriektomie **(c)** mittels Ringstripper nach Aufsuchen der „Schicht" mit dem Dissektor oder Overholt

(retroperitoneal gut zugänglich, Umgehung der Laparotomie). Anderenfalls ist die Gefahr der Perforation und damit das Risiko (Notlaparotomie) bei einem ohnehin schon vorgeschädigten Patienten zu groß.–
Je nach dem Vorhaben wird die Größe des Ringmessers gewählt und entweder nur der Thrombus und/oder ein Intima-Media-Zylinder aufgefädelt (Abb. 1.9). Unter leichten Drehbewegungen läßt sich das Instrument bis zum pulsierenden Gefäßabschnitt vorschieben, wobei das zu gewinnende Material gleichzeitig mit einem Overholt in Höhe der Arteriotomie unter leichter Spannung gehalten wird: laufende Überwachung von Blutdruck und Puls (Perforation?), Kompression der kontralateralen Seite! Sodann – nach einigen Drehungen des

Ringstrippers in gleicher Richtung zwecks Abreißen des Zylinders – Extraktion des Materials. Beurteilung des Flush und (bei angezogenem Tourniquet) des Pulses. Weiteres Vorgehen s. o.
Von den *anatomischen Umleitungsverfahren* ist bei akuten Verschlußprozessen wegen des oft schlechten AZ nur der iliaco-femorale bypass von Belang. Der aorto-bifemorale bypass wird notfallmäßig nur im Falle des rupturierten abdominellen Aortenaneurysmas angelegt (s. u.). – Indikation für den iliaco-femoralen Bypass ist der durch Ringdesobliteration nicht zu beseitigende Verschluß der A. iliaca externa. Darstellen der Iliacagabel durch Verlängerung des Leistenbeugenschnittes mit Durchtrennung des Leistenbandes oder durch

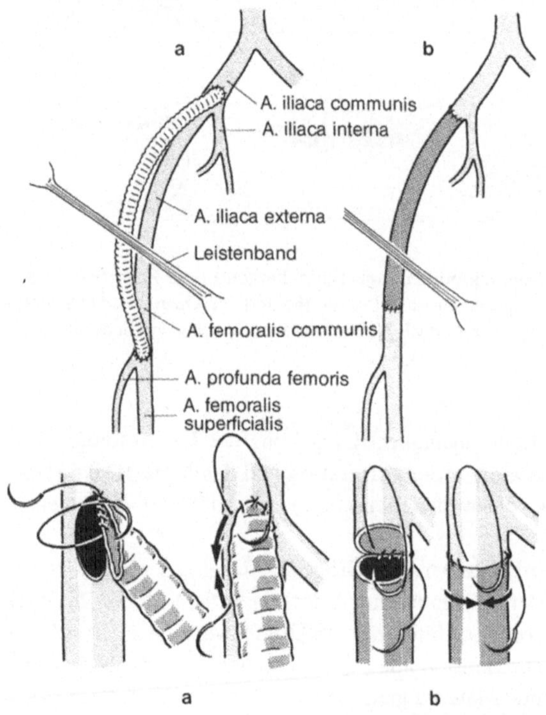

Abb. 1.10 a u. b. Schematische Darstellung des ipsilateralen iliaco-femoralen Bypass mit End-zu-Seit **(a)** bzw. End-zu-End-Anastomose **(b)** im Bereich der Iliacagabel

einen im Unterbauch gelegenen laterocaudalkonvexen bogenförmigen Schnitt mit Abdrängen des Peritonealsackes nach Durchtrennung des Fascie. Anschlingen der Aa. iliaca communis, interna und externa. Ein Stück Veloursprothese wird bis zur Femoralisgabel bemessen (Durchmesser ca. 5 oder 6 mm), in Blut zur Vorgerinnung und Abdichtung „gebadet" und dann End-zu-Seit oder – hämodynamisch günstiger – End-zu-End anastomosiert (Abb. 1.10). Nahtmaterial monofil 5-0; fortlaufende Naht.

Die *extraanatomischen Umleitungsverfahren* (Abb. 1.11) kommen in Betracht, wenn die Aa. iliaca externa und communis vom Verschluß betroffen sind, der AZ für eine Bifurkationsprothese zu schlecht ist (meist!) und/oder die retrograde Thrombektomie bzw. TEA nicht erfolgreich war.

1. Der femoro-femorale *(„cross-over")* bypass (Vetto 1962) von der noch intakten Seite zur verschlossenen. Er setzt also einen kräfti-

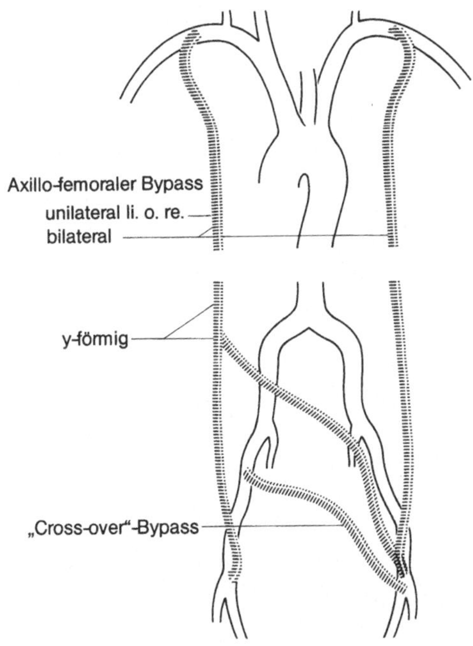

Abb. 1.11. Formen des extraanatomischen Bypass bei Verschlußprozessen in der Beckenetage

gen Leistenbeugenpuls kontralateral voraus. – Technik: Verlängerung des Leistenbeugenschnitts (wenn nicht schon zwecks retroperitonealer Freilegung geschehen) nach cranial, evtl. unter Kerben des Leistenbandes, und Anschlingen der A. iliaca externa. Gleiches Vorgehen auf der gesunden Seite. Abdichten (Vorgerinnung) einer 6 mm Veloursprothese sowie Fertigstellung einer Seit-zu-End-Anastomose zwischen der Spenderarterie (am Übergang der A. iliaca externa zur A. femoralis communis) und der Prothese: Dabei ist darauf zu achten, daß ein hämodynamisch günstiger Abgangswinkel entsteht (Abb. 1.10a). Sodann Freigabe des Blutstromes in das gesunde (Spender-)Bein nach Anlegen einer Hydragripklemme 1–1,5 cm distal der Anastomose an die Prothese. Bei bluttrockener Anastomosenregion Tunnellierung subcutan und suprasymphysär (digital und/oder Kornzange) und Durchziehen der Prothese. Abmessen der Länge – die Prothese soll gestreckt verlaufen, jedoch nicht unter Spannung stehen – Zurechtschneiden einer hämodynamisch günstigen Einmündung und Erstellen einer Seit-zu-End-Anastomose (fortlaufend, 5-0 monofil) zwischen der Prothese (cave Torsion im Tunnel!) und dem Empfängersegment (Femoralisgabel, s. Abb. 2.18, S. 69). Falls erforderlich, wurde die orthograde Thrombektomie und/oder die lokale TEA bereits durchgeführt. Kurz vor Beendigung der Nahtreihe werden die üblichen Flushmanöver durchgeführt und danach der Blutstrom endgültig freigegeben, wobei wiederum das für die Extremität wichtigste Gefäß zuletzt geöffnet wird. Vorsichtig Kompression der Anastomosenregion mit Mullplatten (mit heißem NaCl getränkt) bis der Situs bluttrocken ist: Spritzende Blutungen in der Anastomose – nicht in der Prothese! – werden durch nicht stenosierende Einzelknopfnähte versorgt (Abb. 1.12). Wundschluß in den anatomischen Schichten (cave Kompression des bypass durch Nähte) nach Einlegen von Redondrainagen.

2. Der *axillo-femorale* Bypass (Blaisdell u. Hall 1963[a]); Indikation: ein- oder beidseitige Verschlüsse der Beckenetage, schlechter AZ, Infekt im Bereich einer retroperitonealen Prothese. Tech-

---

[a] Über Ergebnisse siehe: Louw 1961; Mannick 1968/1970; Logerfo et al. 1977; Lüdtke-Handjery et al. 1979.

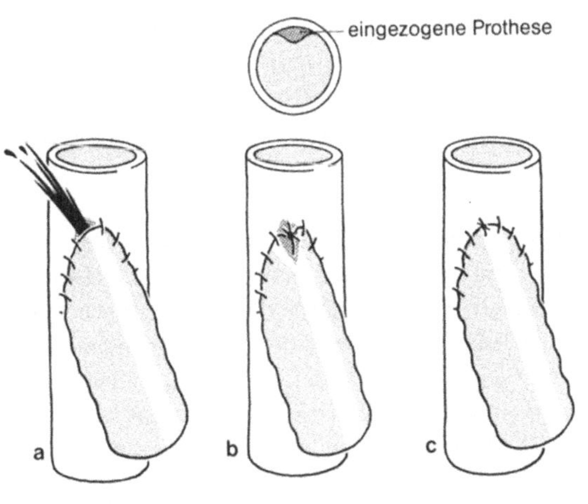

Abb. 1.12 a–c. Versorgung des Anastomosenlecks **(a)** mit Stenosierung **(b)** und ohne Stenosierung **(c)** im Anastomosenwinkel

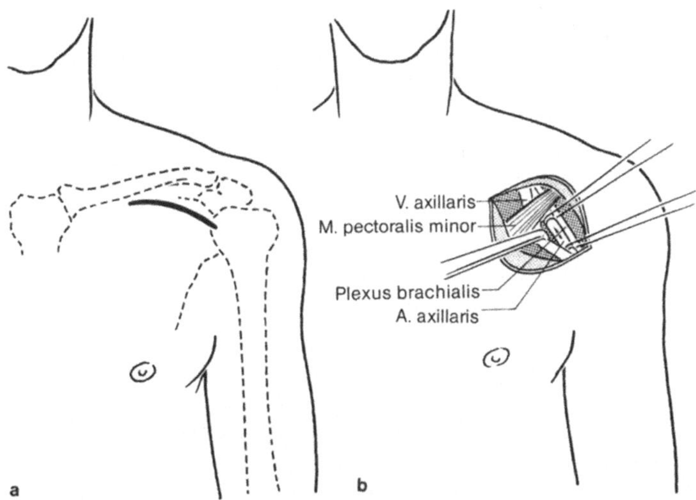

Abb. 1.13 a u. b. Schnittführung **(a)** und Schema des anatomischen Situs **(b)** zur Freilegung der A. axillaris (Gefäß angeschlungen)

nik: Spendergefäß ist die A. axillaris (RR an beiden Armen messen, um nicht ein ohnehin stenosiertes Gefäß anzuzapfen!) in ihrem infraclaviculären Abschnitt. Sie wird über einen leicht nach cranial konvexen Schnitt etwa 1 Querfinger (QF) unterhalb der Clavicula, beginnend an der Lateralseite der Mohrenheim-Grube, auf eine Länge von ca. 2–2,5 cm freigelegt (Abb. 1.13). Als Leitgebilde kann die V. cephalica bis zu ihrer Einmündung dienen. Manchmal muß, um Verletzungen zu vermeiden, die V. axillaris angezügelt werden. Darüberhinaus ist wegen der anatomischen Nachbarschaft des Plexus brachialis besondere Vorsicht geboten. Ferner lehrt die Erfahrung, daß die A. axillaris in aller Regel sehr leicht einreißt und daher sorgsam und zart behandelt werden muß, da Blutungen insbesondere aus dem zentralen Stumpf großen Verdruß bereiten können. Die Femoralisgabel ist bereits freigelegt, denn die Indikationsstellung ergibt sich nach dem oben Gesagten ja erst aus dem Lokalbefund (Verschluß der Beckenetage, frustraner Thrombektomieversuch, vital bedrohte Extremität) zusammen mit dem schlechten AZ des Patienten.

Vorgerinnung einer 6 oder 8 mm Dacronveloursprothese (Blut aus der Femoralisarteriotomie), Zurechtschneiden (45° Winkel) für die proximale Anastomose mit der A. axillaris, die wie üblich fortlaufend mit 5-0 monofilem Nahtmaterial gefertigt wird (End-zu-Seit). Hämodynamisch noch günstiger ist es, einen kleinen Saum aus der Wand der A. axillaris im arteriotomierten Bereich zu schneiden, sodaß die Anastomosenwände sich nicht einander nähern können. Bei der fortlaufenden Naht (doppeltarmierter Faden = 2 Nadeln atraumatisch) wird nach dem Knüpfen des Fadens am medialen Ende der Anastomose (außen) eine Nadel durch die Arterienhinterwand wieder nach innen ins Lumen gestochen (s. Abb. 1.10a) und dann die Hinterwand fortlaufend von innen genäht bis der laterale Pol erreicht ist. Danach Umstechen nach außen; die Vorderwand der Anastomose, an der sich dann beide Fäden begegnen und miteinander verknüpft werden, gibt im allgemeinen keine Probleme auf (Abb. 1.14). Nach Anlegen einer Hydragripklemme ca. 2 cm distal der Anastomose an die Prothese kurzes Flushmanöver, Beendigung der Nahtreihe und Freigabe des Blutstromes in den Arm (Hydragripklemme bleibt in ihrer Position!).

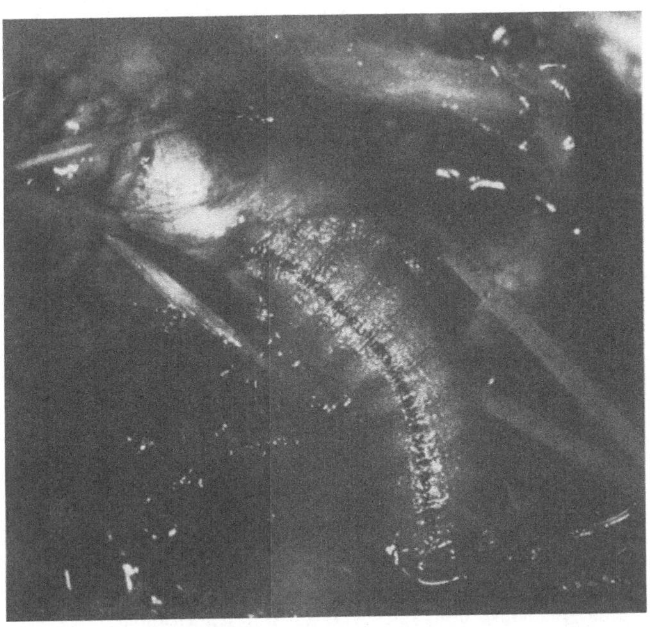

Abb. 1.14. Intraoperativer Situs: proximale Anastomose des axillo-femoralen Bypass fertiggestellt; A. axillaris zentral (links im Bild) und peripher angeschlungen

Über einen eventuellen Hilfsschnitt am Rippenbogenrand wird die Prothese subpectoral mit Hilfe einer Kornzange durchgezogen: Es ist zu beachten, daß der Tunnel weit genug ist und die Prothese nicht torquiert verläuft. Der Tunnel setzt sich subcutan vom Hilfsschnitt bis zur Leistenbeuge fort, sodaß der bypass nach dem vollständigen Einziehen von der Infraclaviculargrube an der lateralen Thoraxwand (vordere Axillarlinie, cave Abknicken über dem Rippenbogen) und lateralen Bauchwand zur Leistenbeuge zieht. Nunmehr wird die Prothese unter gehörige (= nicht zu locker, um nicht abzuknicken und nicht zu straff, um nicht zu eng zu werden und zusätzlich das Spendergefäß hämodynamisch ungünstig zu verziehen = Thrombosegefahr für den Arm!) Spannung gebracht, die Länge bis zur Femoralisgabel (Arteriotomiestelle) bemessen und mit einem Winkel von 45° zurechtgeschnitten. Die Nahtreihe der distalen Anastomose beginnt im proximalen Anastomosenwinkel, verläuft über die Medialseite der Arteriotomie (= Hinterwand) zur Vorderwand, an der sie sich mit der wieder von proximal kommenden Naht trifft (s. Abb. 1.33). Flushmanöver kurz vor Beendigung der Naht, danach Freigabe des Blutstromes in die Extremität: hierbei geduldige Kompression entlang des ganzen Bypass (cave zu großer Blutverlust aus der Prothese), Freigabe des Blutstromes zuletzt in das für die Extremität wichtigste Gefäß. Nach Blutstillung Einlegen von Redondrainagen in alle Wunden und den Tunnel, um die Infektgefahr zu verringern; Wundschluß, der die Prothese an keiner Stelle einengen darf. Sind *beide* Beine vital bedroht, so kann von der Mitte der Prothese eine zweite (6 mm) (s. Abb. 1.11) abgezweigt werden. Da diese Entscheidung vor dem proximalen Anschluß feststeht, ist es zweckmäßig, die Seit-zu-End-Anastomose (es resultiert ein umgedrehtes Y) zwischen den Prothesen als erstes zu fertigen. Für den Anschluß des ersten Beines muß am Abzweig natürlich eine Hydragripklemme angelegt werden. Dann erfolgt der Anschluß des zweiten Beines in analoger Weise über eine End-zu-Seit-Anastomose.

Gelingt bei intakter oder wieder hergestellter Beckenetage die Thrombektomie der **Oberschenkeletage** (Femoralisgabel und/oder A. femoralis superficialis, A. profunda femoris) nicht, so handelt es sich zumeist um einen älteren Thrombembolus oder um eine alte autochtone Thrombose auf dem Boden einer Arteriosklerose mit zusätzlicher appositioneller Thrombose in die noch bis zu dem akuten Ereignis freien Gefäßabschnitte: Collateralabgang, A. profunda femoris. In fast allen Fällen gelingt es, die A. profunda femoris für einen ausreichenden Collateralkreislauf wieder frei zu bekommen. Hier muß besonders behutsam mit dem Fogarty-Katheter umgegangen werden, da es sich um das letzte zur Verfügung stehende Gefäß handelt. Liegt gleichzeitig eine Profundaabgangsstenose vor, so sollte nicht mit einer Profundaplastik gezögert werden: lokale TEA der Femoralisgabel und des Profundahauptstammes und Einnähen eines Patch (autologe Vene oder in Ausnahmefällen Veloursflicken).

Forcierte Versuche, die A. femoralis superficialis zu thrombektomieren, schaden mehr als sie möglicherweise an Gewinn bringen, da leicht der Abgang einer wichtigen Collateralen durch Vorschieben von Gerinnselmaterial mit der Katheterspitze verlegt werden kann. Damit würde dann auch die Wiederherstellung des Profundakreislauf in Frage gestellt werden! Wie schon früher betont, muß in jedem Fall eine intraoperative Angiographie (bei verschlossener A. femoralis superficialis über die A. profunda femoris) die Abflußverhältnisse für einen eventuellen Zweiteingriff dokumentieren.

Gewinnt weder die A. femoralis superficialis noch der Profundakreislauf distal Anschluß an die A. poplitea, sind andererseits die Überlebenschancen für die Extremität gut und darüberhinaus der Patient narkosefähig, so muß die A. poplitea in P2 oder P3[b] freigelegt werden, um von hier aus retrograd oder lokal den Anschluß durch Thrombektomie wiederherstellen zu können. Technik (Abb. 1.15a–c): S-förmiger Schnitt an der Medialseite des Kniegelenks, beginnend am Condylus medialis tibiae und dann nach ventral in einem Abstand von 1 cm von der medialen Tibiakante und parallel zu dieser verlaufend. Beim Durchtrennen der Subcutis sind die V. saphena magna und ihr Begleitnerv zu schonen. Tibianahes Durchtrennen der Fascie, stumpfes Abdrängen des M. soleus und Freilegen des Gefäßnervenbündels. Hier gibt der Carstensen-Sperrer gute Übersicht. Anschlingen der A. poplitea nach Isolierung (cave Brükkenvenen – Zeitverlust bei venöser Blutung). Quere Arteriotomie [Bei Längsarteriotomie *muß* zum Verschluß ein Patch eingenäht werden (6-0, monofil)] und ortho- sowie retrograde Thrombektomie. Resultiert eine gute antegrade bzw. retrograde Blutung, kann Heparin-NaCl-Lösung (2000 E/20 ml NaCl) injiziert werden; in jedem Falle aber wieder Erstellen eines intraoperativen Angiogramms zum Nachweis der Entfernung aller frischen Thromben aus den noch vor dem Notfall offenen Unterschenkelarterien (zusätzliche Maßnahmen s. u.). Fortlaufende Naht oder Einzelknopfnähte (5-0 monofil) der Arteriotomie, Flushmanöver, Freigabe des Blutstromes, Redondrain, Wundschluß in den anatomischen Schichten.

Ist es nicht möglich, von P2 aus durch retrograde Thrombektomie den Anschluß zur Beckenetage herzustellen (Profundakreislauf oder

---

[b] Popliteasegment 1 (P1) reicht vom Austritt des Gefäßes aus dem Adduktorenkanal bis zum Kniegelenksspalt, P2 von dort bis zum Abgang der A. tibialis anterior und P3 von dort bis zur Bifurkation in A. tibialis posterior und A. fibularis.

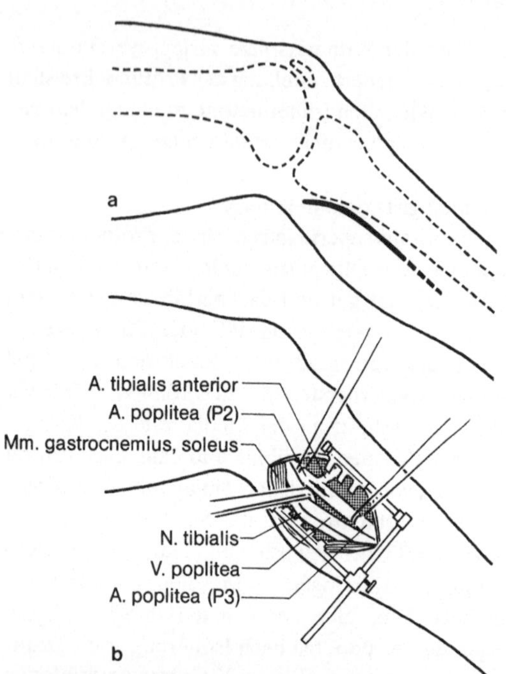
a
A. tibialis anterior
A. poplitea (P2)
Mm. gastrocnemius, soleus
N. tibialis
V. poplitea
A. poplitea (P3)
b

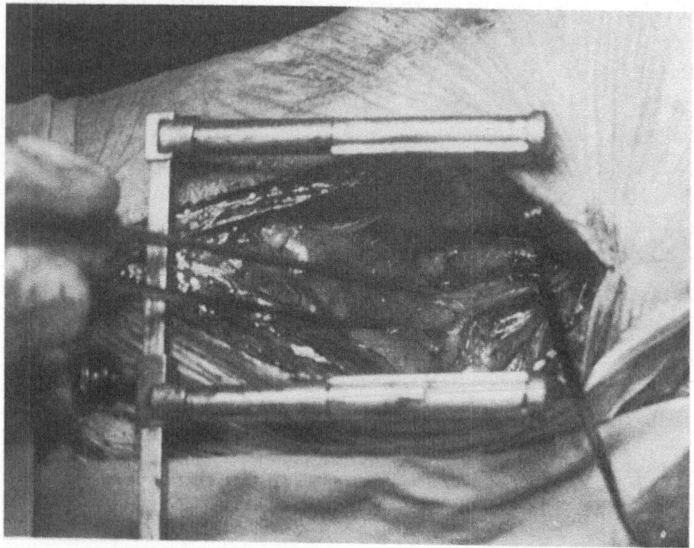
c

A. femoralis superficialis), und ist andererseits der Abfluß am Unterschenkel über mindestens eine Unterschenkelarterie gewährleistet, so bleibt nur die Überbrückung mittels eines femoro-poplitealen bzw. -cruralen bypass aus autologer Vene (vorzugsweise) oder/ und Kunststoff (Dacronvelours + Vene, Dacronvelours + Goretex- + Vene, Vene + Goretex etc.). Der proximale und distale Anschluß entspricht im Prinzip den bereits beschriebenen Seit-zu-End-Anastomosen; im Popliteabereich wird 6-0 Nahtmaterial verwendet. Der bypass wird sinnvoll subfascial verlegt (geringeres Infektrisiko bei Wundheilungsstörungen). Bei Verwendung der autologen Vene muß darauf geachtet werden, daß alle Abgänge mit 5-0 atraumatischen Durchstichligaturen versorgt werden, das gesamte perivenöse Bindegewebe abpräpariert wurde und das Transplantat umgekehrt angeschlossen werden muß = „reversed bypass" (Flußrichtung wird von den Venenklappen bestimmt). Da dieser Eingriff nur selten notfallmäßig ausgeführt werden muß, wurde nicht auf jedes Detail eingegangen. Weitere Einzelheiten siehe Spezialliteratur.

Unterschenkelarterienverschlüsse, die durch orthograde Thrombektomie von P2 oder P3 aus nicht sicher beseitigt werden können, lassen sich oftmals durch retrogrades Vorgehen erfolgreich operieren. Technik: Freilegen der A. tibialis anterior in Höhe des oberen Sprunggelenkes über eine ca. 2 cm lange Hautincision in Längsrichtung lateral der Sehne des M. tibialis anterior. Quere Arterotomie nach Anzügeln (Mersilenehaltebändchen mit Gummimuffe als Tourniquet oder Gummibändchen/„Spaghetti" doppelt geschlungen) proximal und distal der geplanten Incision. Thrombektomie wie üblich, jedoch mit äußerster Vorsicht, da bei dem zarten Gefäß die kleinste Intimaläsion zur Thrombosierung führt. Hin und wieder auch nach vorsichtiger Handhabung auftretende Spasmen können (s. auch Gremmel 1976) – sofern sie sich nicht nach ein paar Minuten von selbst lösen – mit Papaverin intraluminär (z. B. Eupaverin $^{1}/_{2}$ bis 1 Ampulle = 75–150 mg) therapiert werden. Verschluß der Arteriotomie und Wundschluß wie üblich.

◀ **Abb. 1.15 a–c.** Schnittführung **(a)** und Schema des anatomischen Situs **(b)** zur Freilegung der A. poplitea (Gefäß angeschlungen); **c** Intraoperativer Situs nach Freilegung der A. poplitea (Venen und Nerv mit Pinzette bzw. Mersilenehalteband gehalten)

Das Vorgehen ist für die A. tibialis posterior prinzipiell gleich; sie wird über eine 2–3 cm lange, bogenförmige Hautincision hinter und etwas unterhalb des Malleolus medialis freigelegt. Die Arterie ist in aller Regel ohne große Schwierigkeiten dorsal der Sehne des M. tibialis posterior zu finden.

Rezidivverschlüsse

Im Rahmen der breiteren Indikationsstellung gefäßchirurgischer Eingriffe und der damit verbundenen Zunahme von Umgehungsimplantaten ist der plötzliche Verschluß z. B. eines solchen bypass auch in steigendem Maße ein dringliches, gefäßchirurgisches Problem: Da die Collateralen, die vor Anlage des Bypass in mehr oder weniger ausreichender Form bestanden hatten, bei durchgängigem – also funktionstüchtigem – Implantat (Vene, Kunststoff etc.) verkümmern, muß eine Thrombosierung des Bypass (technische Fehler, schlechtere Abflußverhältnisse als zum Zeitpunkt der Erstoperation, Zunahme der Viscosität des Blutes etc.) die abhängigen Partien in höherem Maße bedrohen, als dies vor Anlage des bypass wahrscheinlich der Fall war. Hier tut besondere Eile not! Die Revisionsoperationen sollten nach Möglichkeit in der Klinik der Erstoperation (zumeist gehen die Patienten von selbst wieder dort hin) und von einem erfahrenen Operateur durchgeführt werden. Die Art des Vorgehens richtet sich nach dem Ersteingriff. Im folgenden sollen ein paar kurze Hinweise gegeben werden:

> Der Rezidiveingriff gehört in die Hand des Erfahrenen und ist nur bei vitaler Bedrohung der Extremität als Noteingriff vertretbar.

Zustand nach Desobliteration der Beckenetage: Wiedereröffnen der Leistenbeuge(n) und Versuch der Thrombektomie (Fogarty-Katheter, Ringstripper). Gelingt dies nicht, so wird ein anatomischer bypass (iliaco-femoral, aorto-femoral, aorto-bifemoral) bei gutem AZ, vertretbarem Risiko und bedrohter Extremität als Notoperation notwendig sein, bei schlechtem AZ, höherem Risiko und bedrohter Extremität ein extraanatomisches Bypassverfahren (axillo-femoral, axillo-bifemoral, femoro-femoral).

Zustand nach Anlage eines bypass (femoro-femoral, iliaco-femoral, aorto-femoral). Freilegen der Prothese über eine neue Hautincision etwa in Höhe der Mitte des bypass oder/und der Anastomosenregion in einer (beiden) Leistenbeuge(n). Quere Incision der Prothese und Thrombektomie mit dem Fogarty-Katheter nach peripher und zentral. Hierbei muß behutsam vorgegangen werden, um nicht die entstandene „Neointima" (glatte Auskleidung der Protheseninnenseite durch einsprossende Fibroblasten) zu verletzen: Dies führt in aller Regel auch bei Beseitigung des die jetzige Thrombose verursachenden Hindernisses zu einer frühen Rezidivthrombose. In einem solchen Fall ist es sinnvoll, die Prothese gleich durch eine neue zu ersetzen. Dabei ist es technisch einfacher, jeweils einen kleinen Saum an der proximalen und distalen Anastomose zu belassen und die neue Prothese nach Revision der Anastomosen (Anastomosenenge? Restthromben? Verletzte Neointima?) zu interponieren (End-zu-End-Anastomosen).

> Der bestehende Infekt verbietet die Neu- oder Reimplantation von Kunststoff (Flicken oder Prothese), s. Kap. 3 „Notfälle nach gefäßchirurgischen Eingriffen".

Beim *axillo-femoralen* oder *-bifemoralen* bypass wird prinzipiell in gleicher Weise verfahren; zunächst wird jedoch etwa von der Mitte des bypass aus thrombektomiert (Hautincision in den Spaltlinien, Anzügeln der Prothese, quere Incision nach Occlusion mittels Hydragripklemmen); tunlichst wird der Abstand bis zur proximalen oder distalen Anastomose von außen bemessen. Bestehen Zweifel, müssen die Anastomosen (eine oder evtl. beide) dargestellt und revidiert sowie bei unklaren Abflußverhältnissen eine intraoperative Angiographie nach distal angefertigt werden. Diese muß dann zeigen, ob weitere Konsequenzen (Verbesserung des Abfluß, neue distale Anastomose End-zu-End mit dem Hauptstamm der A. profunda femoris nach ihrem Abgang etc.) ergriffen werden müssen. Nach erfolgreicher Thrombektomie Verschluß der Prothesenincision durch Einzelknopfnähte (5-0, monofil).

Zustand nach Anlage eines *femoro-poplitealen* oder *-cruralen* bypass: Freilegen an einer leicht zugänglichen Stelle in seinem Verlauf (meist kurz oberhalb des Kniegelenkes), Anschlingen und quere Eröffnung. Es ist in jedem Falle besser, sofort die distale Anastomosenregion mit darzustellen (häufige Ursache der Thrombose!), um die indirekte Thrombektomie in diesem Bereich unter Kontrolle des Auges (Verletzung der Anastomose) verfolgen zu können. Nach der Thrombektomie oder nach mehreren frustranen Versuchen Anfertigen eines intraoperativen Angiogramms: Sitz der Restthromben, Abflußverhältnisse, Anastomosenregion. Ist die Gerinnselentfernung vollständig gewesen, die Anastomose(n) revidiert (Einnähen eines Streifentransplantates) und/oder sind die Abflußverhältnisse in Ordnung, wird die Incisionsstelle durch Einzelknopf-6-0-Nähte verschlossen; anderenfalls z. B. Verlängerung des bypass nach distal mit neuer Anastomose.

Tourniquetsyndrom

Bestand die Ischämie der betroffenen Gliedmaße längere Zeit, so kommt es infolge des anaeroben Stoffwechsels in dem O_2-verarmten Gewebe zur Anhäufung von sauren Stoffwechselprodukten (z. B. Lactat) und durch Schädigung der Zellmembran bei Störung des Funktions- oder gar Strukturstoffwechsels der Zellen zum Austritt von Kalium und Myoglobin in den Extrazellulärraum (Tabelle 1.4). Darüberhinaus entsteht als Folge der Störung des ionalen Gleichgewichtes und der Permeabilitätsänderung der Kapillarzellmembranen eine Flüssigkeitsverschiebung in das Interstitium (= Gewebsödem). Wenn nun nach gelungener Gefäßrekonstruktion die Perfusion wieder einsetzt, wird

Tabelle 1.4. Blutgasuntersuchungen (Mittelwerte) an zehn Patienten mit akutem Extremitätenarterienverschluß vor und nach Embolektomie (nach Fogarty 1977)

	pH	pO_2	pCO_2	K^+	CPK
Zentralvenöses Blut (vor d. Embolektomie)	7,38	38,2	36,4	4,3	77,0
Venöses Blut aus der ischämischen Extremität (vor Embolektomie)	7,31	19,3	45,8	4,7	200,0
Venöses Blut aus der ischämischen Extremität (5 min nach der Embolektomie)	**6,80**	34,8	77,3	**7,2**	653,4

- noch mehr Flüssigkeit ins Interstitium abgepreßt (erhöhter Kapillardruck) und
- der Organismus mit sauren Valenzen und Kalium überschwemmt.

Dieser vereinfachte pathophysiologische Mechanismus macht verständlich, daß sich bei zu spät oder gar nicht eingeleiteter entsprechender Therapie lebensbedrohliche Komplikationen von Seiten des Herzens (Rhythmusstörungen) und der Niere („Crushniere") für den zumeist ohnehin stark vorgeschädigten Patienten entwickeln können. Von daher sollten bei länger bestehenden akuten Verschlüssen einer oder mehrerer Extremitätenarterien einige therapeutische Prinzipien beachtet werden:

- Gabe von $NaHCO_3$ oder Trispuffer (schnellere intrazelluläre Konzentration) während der Revascularisation und nach Freigabe des Blutstromes: ca. 100 mVal, danach nach Maßgabe der Blutgasanalyse.
- Gabe von Glucose-Alt-Insulin-Lösung (500 ml Glucose 5% + 24 E Alt-Insulin) während der Revascularisation und nach Freigabe des Blutstromes zwecks Verschiebung des überschüssigen Kaliumanteiles von extra- nach intrazellulär. Kontrollen des Serumkalium!
- Frühzeitge Stimulierung der renalen Ausscheidung mit osmotisch wirksamen Substanzen (z. B. Mannit) oder Furosemid.
- Heparinisierung des Patienten (ca. 30000 E/24 h beim Normalgewichtigen = ca. 140 E/kg Körpergewicht (KG) alle 8 h), wenn keine Kontraindikationen (Hypertonus, florides Ulcus, Sepsis, etc.) bestehen.
- Intensivmedizinische Überwachung (u. a. RR, Puls, ZVD, stündlich Urinmenge, laborchemische Kontrollen, EKG).
- Stündliche Kontrolle der Wadenkonsistenz: Bei Zunahme der Spannung (Kompression der Unterschenkelarterien durch das vom Fascienmantel gehaltene Gewebsödem) muß eine Fascienspaltung (Patman u. Thompson 1970) medial, lateral und dorsal am Unterschenkel erfolgen: Kleine Hautincision in Längsrichtung proximal am Unterschenkel (medial, lateral, dorsal), Aufsuchen der Fascie und Incision mit einer langen Schere „blind" bis zum distalen Unterschenkel wobei zumeist die ödematös veränderte Muskulatur weit vorquillt. Keine adaptierenden Nähte, sondern offene Wundbehandlung (Gaze etc.).

1.7.2 Konservatives Vorgehen

Dies kommt nur dann in Frage, wenn die Extremität durch den akuten Verschluß *nicht vital* bedroht ist. In diesem Fall, insbesondere beim Risikopatienten, ist ein Versuch mit durchblutungsfördernden Maßnahmen statthaft: Bewiesen ist bislang nur die Wirksamkeit des niedermolekularen Dextran (Rheomacrodex 10%) durch Verminderung der Blutviscosität (Cave Anaphylaxie; Promitgabe; Gegenwart des Artzes!). Voraussetzung für diese Therapie ist das Fehlen cardialer Dekompensationszeichen (cave Lungenödem). Kommt es innerhalb der nächsten Stunden nicht zu einer überzeugenden Besserung, muß unverzüglich die weitere Diagnostik und chirurgische Therapie folgen.

Die Thrombolysetherapie findet eine nur sehr begrenzte Anwendung beim akuten Extremitätenarterienverschluß:

- Die Extremität darf nicht vital bedroht sein (s. o.).
- Es dürfen keine Kontraindikationen gegen die Lysetherapie bestehen: Hypertonus, Hepatopathie, Ulcusleiden, Sepsis etc.
- Es sollte genügend Erfahrung im Umgang mit dieser Form der konservativen Therapie bestehen (incl. der erforderlichen Laborkontrollen über 24 h).
- Es ist kein gefäßchirurgisch erfahrener Operateur zur Verfügung.

(Weitere Einzelheiten s. Spezialliteratur, u. a. BOLLINGER 1979; HIEMEYER 1967; KAPPERT 1974)

1.8 Literatur

BERGAN JJ et al. (1969) The blood vessels. In: Preston FW and Beal JM (eds) Basic surgical physiology. Yearbook Medical Publishers, Inc. Chicago, pp 134–151

BLAISDELL FW, HALL AD (1963) Axillofemoral artery bypass for lower extremity ischemia. Surg 54: 563–568

BOLLINGER A (1976) Periphere Zirkulation. In: SIEGENTHALER W (Hrsg) Klinische Pathophysiologie. Thieme, Stuttgart, S 660–694

BOLLINGER A (1979) Funktionelle Angiologie; Lehrbuch und Atlas. Thieme Verlag, Stuttgart S 291–296

DENCK H (1978) Thrombolyse aus chirurgischer Sicht. Vortrag anläßlich des Symposiums „Moderne Aspekte der Fibrinolysetherapie“ in Berlin

ERIKSSON E (1969) Atlas der Lokalanästhesie Bd I. Sørensen, Kopenhagen

FOGARTY TJ et al. (1963) A method for extraction of arterial emboli and thrombi SGO 116, 241–244

FOGARTY TJ (1970) Surgical management of acute Vascular occlusion. Surg Ann 2: 207–221

FOGARTY TJ et al. (1971) Experience with balloon catheter technic for arterial embolectomy. Am J Surg 122: 231–237

FOGARTY TJ (1977) Acute arterial occlusion. In: DAVIS-CHRISTOPHER WB (ed) Textbook of surgery. Saunders, Philadelphia London Toronto 1969–1976

GREMMEL H (1976) Arterieller Spasmus, Ursache für Fehldeutungen bei der Arteriographie. In: ZEITLER E (Hrsg) Aktuelle Probleme in der Angiologie, Bd 34. Huber, Bern Stuttgart Wien, S 116–120

HEHRLEIN FW et al. (1971) Das akute Ischämiesyndrom. Dtsch Med. Wochenschr 96/38: 1489–1494

HEYER V (1967) Thrombolytische Therapie bei akuten Gefäßverschlüssen. Dtsch Med Wochenschr 92/21: 955–959

KAPPERT A (1972) Pathogenese und Klinik des akuten Verschlußsyndromes. Verh Dtsch Ges Inn Med 78: 544–550

KAPPERT A (1976) Lehrbuch und Atlas der Angiologie. Huber, Bern Stuttgart Wien

KUBIENA K (1977) Der akute Gefäßverschluß im Bereich der oberen Extremität. Vasa 6/2: 178–179

LÜDTKE-HANDJERY A, SCHÜMANN L, GREF H, STOCKMANN U, KRÜGER BJ (1979) Der axillofemorale bypass – eine Alternative zum aortofemoralen Bypass beim Risikopatienten? 2. Gemeinsame Jahrestagung der angiologischen Gesellschaften Deutschlands, Österreichs und der Schweiz, Düsseldorf 26.–29. Sept 1979 (im Druck)

LOGERFO FW et al. (1977) A comparison of the late patency rates of axillobilateral femoral and axillounilateral femoral grafts. Surg 81: 33–40

LOUW JW (1961) The treatment of combined aortoiliac and femoropopliteal occlusive disease by splenofemoral and axillofemoral bypass grafts. Surg 55/3: 387–395

MANNICK JA et al. Axillofemoral bypass graft New Engl. J. Med. (1968) 278/9: 461–466

MANNICK JA et al. The late results of axillofemoral graft Surg. (1970) 68/6: 1038–1043

NAJARIAN JS, DELANEY JP (1978) Vascular surgery. Thieme, Stuttgart

PAPASOGLOU O et al. (1974) Surgical treatment of acute arterial obstruction of the extremities. J Cardiovasc Surg (Torino) 15: 560–564

PATMAN RD et al. (1970) Fasciotomy in peripheral vascular surgery. Arch Surg 101: 663–672

PRATT GH (1954) Cardiovascular surgery Kimpton, London

RAITHEL D (1973) Die akute Gliedmaßenischämie. Med Klin 68/22: 749–752

SCHWEITZER DL et al. (1976) Complications, encountered during arterial embolectomy with the Fogarty balloon catheter. Vasc Surg 10/3: 144 bis 156

SELDINGER SJ (1953) Catheter Replacement of the needle in percutaneous arteriography Acta radiol 39: 368–376

Sobotta J, Becher H (1972) Atlas der Anatomie des Menschen. Urban & Schwarzenberg, München Berlin Wien

Toufick N et al. (1977) Atlas orthopädisch-chirurgischer Operationsschnitte und Zugangswege. Urban & Schwarzenberg, München Wien Baltimore

Trautwein W (1972) Herz und Kreislauf, Bd 3. In: Gauer, Kramer, Jung (Hrsg) Physiologie des Menschen. Urban & Schwarzenberg, München Berlin Wien, S. 1ff.

Van Dongen Rjam (1972) Chirurgische Therapie akuter Verschlußprozesse. Verh Dtsch Ges Inn Med 78: 554–561

Vetto RM (1962) The treatment of unilateral iliac artery obstruction with a transabdominal, subcutaneous femorofemoral graft. Surg 52/2: 342–345

Vollmar J (1975) Rekonstruktive Chirurgie der Arterien. Thieme, Stuttgart

Vollmar J et al. (1965) Chirurgische Therapie des akuten Arterienverschlusses. Verh Dtsch Ges Kreislaufforsch 31: 349–354

Vollmar J et al. (1969) Die chirurgische Behandlung des akuten Arterienverschlusses. Dtsch Med Wochenschr 45: 1315–1319

Vollmar J et al. (1970) Gefäßchirurgische Notfälle. Bruns Beiträge Klin Chir 218/4: 295–307

Ziesenhenn K (1976) Klinische Symptomatik und Differentialdiagnose des akuten arteriellen Gefäßverschlusses der Extremitäten. Z Gesamte Inn Med 31/6: 175–178

2 Arterielle Aneurysmen

2.1 Periphere arterielle Aneurysmen

2.1.1 Allgemeines

1. Grundsätzlich lassen sich zwei *Formen* arterieller Aneurysmen unterscheiden: das *echte* (sackförmige, spindelige oder dissezierende; Abb. 2.1 a) Aneurysma als Folge einer Wandschwäche und das *falsche* Aneurysma (Abb. 2.1 b) als Folge eines Wanddefektes (Trauma) mit einem gegen die Umgebung durch eine Kapsel abgegrenzten Hämatom. Treten die Aneurysmen am Stamm auf (z. B. Aorta), so spricht man von zentralen Aneurysmen, an den Gliedmaßen von peripheren Aneurysmen.
2. Als *Ursachen* der Aneurysmenentstehung kommen neben den seltenen angeborenen Formen (am häufigsten im Bereich des Circulus arteriosus Willisi) in Betracht:

– die *Arteriosklerose* (häufigste Ursache); von daher treten diese Aneurysmen erst jenseits des 5. und 6. Dezennium auf und sind mit Vorliebe an der Aorta abdominalis, der A. femoralis und A. poplitea zu finden. Hier sei daran erinnert, daß die arteriosklerotischen Aneurysmen einen möglichen Emboliestreuherd darstellen.

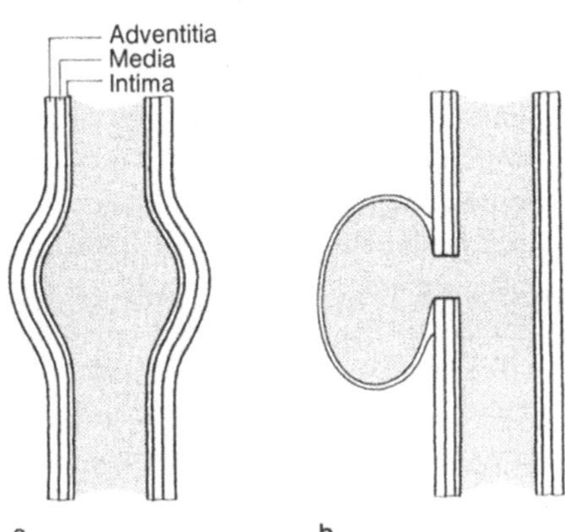

Abb. 2.1. a Echtes, **b** falsches Aneurysma

Rezidivierende arterielle Embolien verlangen die energische Suche nach einem (Aneurysma?-)Streuherd; insbesondere dann, wenn cardiale Ursachen (Arrhythmie) ausgeschlossen sind!

Unabhängig von der erwähnten arteriosklerotisch bedingten Gefäßwandschädigung können sich Aneurysmen auch als Folge arterieller Verschlußprozesse im Laufe der Zeit hinter der Stenose bzw. dem Verschluß ausbilden: Die Verlangsamung der Strömungsgeschwindigkeit des Blutes nach der schnelleren Passage einer Stenose führt (unter Vernachlässigung der Reibung) nach dem Gesetz von BERNOULLI ($P + \frac{1}{2} \varrho v^2$ = konst., d. i. die Summe aus intravasalem Druck und kinetischer Energie des Blutes ist konstant) zu einem Anstieg des intravasalen Drucks und somit häufig zu einer poststenotischen Dilatation. Im Falle der vollständigen Obliteration eines Gefäßabschnittes kann es an der Einmündungsstelle der Hauptcollateralen infolge Turbulenz (und dadurch bedingter Wandschädigung?) zur Auftreibung im Anfangsteil des Empfängersegmentes kommen.

- *Traumen,* die dann zumeist nach einer Gefäßwandläsion zur Ausbildung eines falschen Aneurysma führen. Sie kommen sehr häufig an Gliedmaßenarterien nach Schuß- oder Stichverletzungen und im Bereich der Endstrecke des Aortenbogens (= Isthmusbereich, Ansatz des Ligamentum Botalli) nach Decellerationstraumen vor.
- Übergreifende *Infekte* (z. B. hämatogen im Rahmen einer Septicämie; lymphogen bei Stadium IV einer chronisch arteriellen Verschlußkrankheit): Durch entzündliche Veränderungen der Gefäßwand kommt es in einem bestimmten Bezirk zur Wandschwäche und damit unter dem auf der Wand lastenden Druck zur Aneurysmaentstehung. Als Sonderform sei auf Protheseninfekte verwiesen, die als Folge der zunehmenden Zahl von Implantationen prothetischen Materials (Dacronvelours, Goretex, Solcograft) vermehrt beobachtet werden. (S. auch 3.3 „Der Infekt".)
- Die *syphilitische* Wandschädigung: Im Gegensatz zu früher werden heute kaum noch der Metalues zuzuordnende aortale Wandveränderungen (Prädilektionsstelle: Aortenbogen) beobachtet.

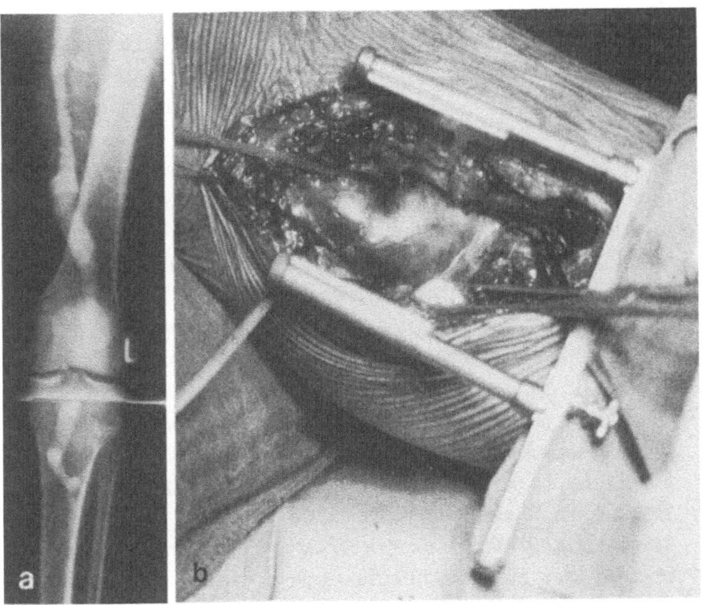

Abb. 2.2a u. b. Arteriosklerotisch bedingtes Aneurysma der A. poplitea mit (embolischem) Verschluß der Unterschenkelarterien; **a** Röntgenbild, **b** intraoperativer Situs: die KM-Säule ist nur gering erweitert, da das Aneurysma wandständig thrombosiert ist

3. Bevorzugte *Lokalisation* der peripheren arteriellen Aneurysmen an den unteren Extremitäten ist an erster Stelle mit 25,8% die A. poplitea (Abb. 2.2) und nachfolgend die A. femoralis mit 16,9% (ABRAHAM 1975, zit. nach BOLLINGER 1979) im Rahmen einer meist dilatierenden Arteriosklerose. An den oberen Gliedmaßen überwiegen die traumatisch bedingten (falschen) Aneurysmen.

2.1.2 Diagnosestellung

Die Diagnose eines peripheren arteriellen Aneurysma stützt sich auf

1. die *Anamnese,* aus der deutlich wird, daß vom Patienten ein Tumor (pulsierend?) an einer Extremität beobachtet wurde. Infolge frühzeitiger Entdeckung, besonders bei schlanken Patienten, ist die Anamnese meist kurz,

2. den *klinischen Befund:*
- Pulsierender Tumor im Verlauf einer Extremitätenarterie.
- In der Regel tastbare periphere Pulse, es sei denn, das Aneurysma ist bereits thrombosiert oder disseziert oder/und die Peripherie etwa durch Embolisation verschlossen.
- In 50% der Fälle (Rob 1978) auskultierbares systolisches Strömungsgeräusch. Ein systolisch-diastolisches (Maschinen-)Geräusch wird dann wahrnehmbar sein, wenn entweder bereits eine arteriovenöse (a. v.) Fistel entstanden ist, oder die komprimierte Nachbarvene ein derartiges Geräusch vortäuscht.
- Kompressionserscheinungen an den benachbarten Venen oder Nerven mit entsprechender Symptomatik: Ödeme, Parästhesie, Algesie, Lähmungserscheinungen.

3. Die *Arteriographie,* die zur Sicherung der Diagnose und Darstellung der Ausdehnung des Aneurysma sowie einer eventuellen a. v. Fistel und der peripheren Abflußverhältnisse unumgänglich ist. – Es ist einleuchtend, daß sie im Notfall (Ruptur: frei oder in die Muskulatur, Volumenmangelschock etc.) zugunsten schnellen chirurgischen Handelns überflüssig ist.
4. *Differentialdiagnostisch* können sich in aller Regel nur dann Schwierigkeiten ergeben, wenn das Aneurysma bereits thrombosiert ist: maligner oder benigner Weichteiltumor?, vergrößerter Lymphknoten?. Hier liefern eine sorgfältig erhobene Anamnese zusammen mit der Lokalisation und der Angiographie entscheidende Hinweise.

2.1.3 Prognose

Sie wird bestimmt von den zu erwartenden *Komplikationen,* die im Bereich der A. poplitea seltener sind als in dem der A. femoralis (im Gegensatz zum Vorkommen der Aneurysmen, s. o.):

1. Die *Thrombosierung* des Aneurysmas führt oft zur Ischämie im nachgeschalteten Versorgungsgebiet und/oder zur Embolisierung in die Peripherie: erhebliche Perfusionsstörungen mit vitaler Bedrohung einzelner Gliedmaßenabschnitte oder gar der ganzen Extremität sind die Folge.
2. Die *Ruptur* des Aneurysmas mit Einblutung in die Umgebung (Muskulatur) oder nach außen und Bedrohung der Extremität

durch Ischämie einerseits und sogar Lebensgefährdung durch Verbluten andererseits. Da der Zeitpunkt der Ruptur kaum absehbar ist, sollte die Beseitigung des Aneurysma im Sinne eines Wahleingriffs immer angestrebt werden.

3. Eine *Dissektion* kommt in aller Regel nicht beim peripheren Aneurysma vor, sondern vor allem beim thorakalen Aortenaneurysma (s. 2.2.3).

2.1.4 Therapie

Die *Indikation* zum chirurgischen Eingreifen ist in Anbetracht der Komplikationen prinzipiell immer gegeben: daher sollte die Operation nach Stellung der Diagnose unverzüglich durchgeführt werden. Dies gilt nicht für kleine verkalkte Aneurysmen, die in der Beobachtungszeit keine Vergrößerungstendenz zu erkennen geben sowie für Patienten mit einer Häufung von Risikofaktoren.

> Das nachgewiesene periphere Aneurysma – und nicht nur dessen Ruptur – erfordert dringliches gefäßchirurgisches Handeln!

Operationsverfahren

(s. auch Cutler u. Darling 1973; Vollmar 1975 etc.)

1. Die *Arterienligatur*, vor ca. 1500 Jahren zum ersten Mal beschrieben und in der Folgezeit nur noch in Einzelmitteilungen aufgeführt, ist heute praktisch ohne Bedeutung, da sie in aller Regel den Gliedmaßenverlust beinhaltet.
2. Die *Aneurysmaresektion:* der entstandene Defekt wird erforderlichenfalls durch ein Transplantat (Abb. 2.3) überbrückt; hierbei sollte darauf geachtet werden, daß nach Möglichkeit autologe Vene verwendet wird und Kunststoff (Dacronvelours, Goretex etc.) nur den Fällen mit ungeeignetem Venenmaterial vorbehalten bleibt; dies trifft im Besonderen für den gelenküberschreitenden Gefäßersatz zu. Für das Veneninterponat sollte nach Möglichkeit ein klappenfreies Stück Vene genommen werden. Steht dies nicht zur Verfügung, so sollten die Klappen vorsichtig reseziert werden oder die Klappen in Flußrichtung liegen. Die Technik der Anasto-

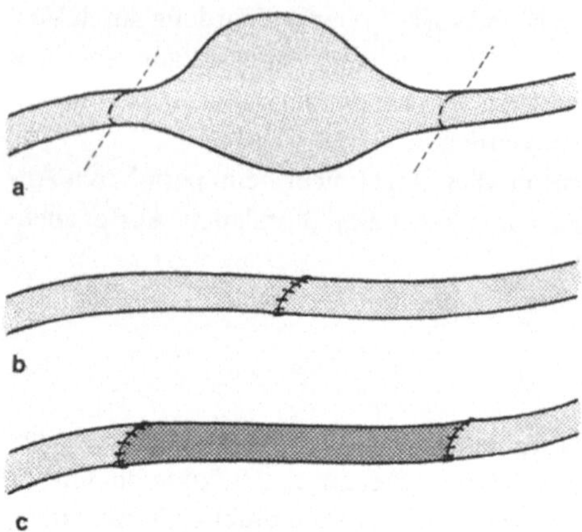

Abb. 2.3a–c. Resektionsverfahren: Aneurysmaresektion **(a)** mit direkter End-zu-End-Vereinigung **(b)** oder Interpostition (Vene, Kunststoff) **(c)**

mosierung entspricht der einer einfachen End-zu-End-Anastomose mit fortlaufender Nahttechnik.

Kleine Aneurysmen in gut collateralisierten Gefäßabschnitten (z. B. Unterarm) können in aller Regel ohne Gefäßrekonstruktion reseziert werden (Angiographie!).

Kritik: das Resektionsverfahren verhindert zwar die mögliche Entstehung eines Infektes im Aneurysma, bedingt jedoch längere Operationszeiten und birgt die Gefahr von Begleitverletzungen (Vene, Nerv) in sich.

3. Die Stärke des *Bypassverfahrens* liegt aber gerade in der kürzeren Operationszeit und dem geringeren Operationsrisiko durch iatrogene Schäden. Das Aneurysma wird (Abb. 2.4) durch Ligatur der Arterie proximal und distal ausgeschaltet und die so unterbrochene Strombahn mittels Bypass (möglichst Vene) wieder hergestellt (jeweils eine End-zu-Seit-Anastomose). Das Aneurysma obliteriert nach Thrombosierung. Diese Technik wird von manchem Autoren (z. B. Rob 1978) wegen der genannten Vorteile bevorzugt.
4. Die *tangentiale* Abtragung ist nur selten möglich, da zum einen das Aneurysma „gestielt“ sein muß, zum anderen die zugehörige Arterie ein entsprechendes Kaliber aufweisen sollte.

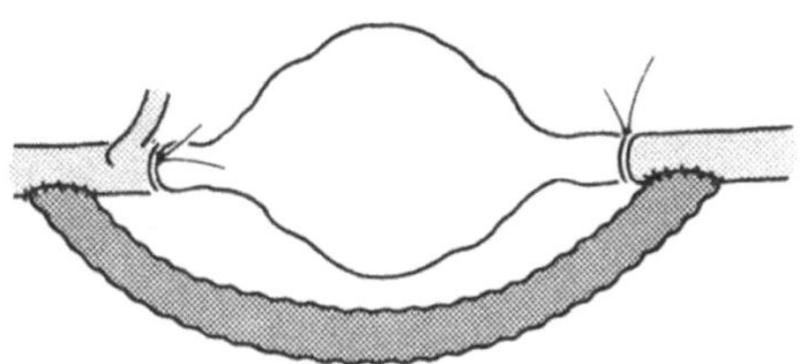

Abb. 2.4. Bypassverfahren: Ausschaltung eines Aneurysmas durch Umgehung mittels Transplantat (Vene, Kunststoff; nach Vollmar)

5. Therapie im Falle der *Ruptur:*
   Das rupturierte periphere Aneurysma erfordert schnelles und entschlossenes Handeln.

a) *Sofortmaßnahmen:*
   - Manuelle Kompression oder pneumatische Blutsperre, die bis zum Anlegen der Gefäßklemmen intraoperativ aufrechterhalten bleibt.
   - Venöser Zugang (möglichst zentral) und ausreichende Volumensubstitution.
   - Kardio-pulmonale Überwachung (RR, Puls, EKG, ZVD, Atemfrequenz).
   - Laboruntersuchungen (Hb, Hkt, Elektrolyte i. S., Kreatinin i. S., Blutformel, Kreuzblut, Gerinnungswerte, Blutgasanalyse).
   - Urinausscheidung (evtl. Dauerkatheter (DK) legen).

   Diese Maßnahmen können parallel ablaufen, sodaß keine zeitliche Verzögerung eintritt, insbesondere der Transport zum Operationssaal unverzüglich stattfinden kann.

b) *Operativtechnisches Vorgehen:*
   - Ausreichender Zugang, Freipräparation und Anschlingen der zu- und abführenden Arterie, Anlegen der Gefäßklemmen.
   - Klärung des weiteren Procedere: sind wichtige Arterienabgänge in das Aneurysma einbezogen? Wie ist die Ausflußbahn beschaffen? (Angiographie!)
   - Bei schlechtem Abfluß: keine Rekonstruktionsmaßnahmen, lediglich Ausschaltung des Aneurysmas zur Blutstillung.
   - Bei hinreichemdem Abfluß (hier genügt z. B. eine der drei Unterschenkelarterien) Rekonstruktionsmaßnahmen! Ausnahme: schlechter AZ, hohes Risiko quoad vitam: Wenn Gliedmaßen

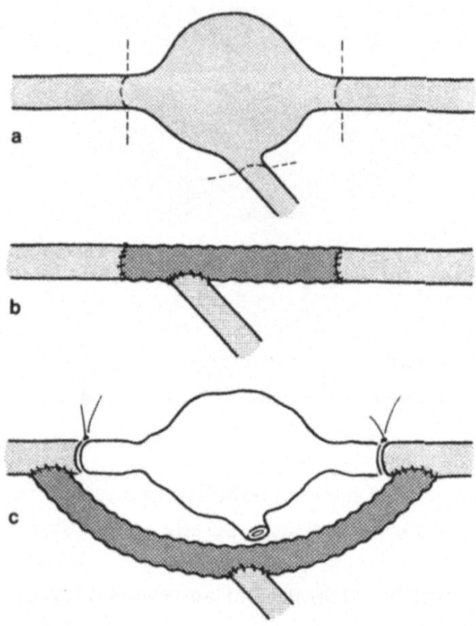

Abb. 2.5 a–c. Neuimplantation wichtiger Arterienabgänge nach Resektion **(a)** und Interpostition **(b)** oder Umgehung **(c)** des Aneurysmas

(-Abschnitt) noch vital, dann in zweiter Sitzung Rekonstruktion, anderenfalls Ablatio.

- Rekonstruktion: Resektion des Aneurysmas, sofern technisch gut möglich, dann End-zu-End-Anastomose oder bei größerem Defekt Überbrückung mittels Interponat (Vene!). Ist die Resektion nicht möglich, Ligatur der zu- und abführenden Arterie und Umgehung des ausgeschalteten Gefäßabschnittes (Vene!).
- Das Aneurysma bezieht wichtige Arterienabgänge mit ein (z. B. die A. femoris profunda): Implantation dieser Abgänge (der Abgang wird mit einem Saum aus der Wand des Aneurysmas geschnitten = leichtere und hämodynamisch günstigere Neuimplantation) in das Interponat resp. den Bypass (Abb. 2.5).
- Hauptarterie ist postaneurysmatisch chronisch occludiert: Ligatur und Abtrennen dieses Gefäßes, End-zu-End-Anastomose zwischen Interponat resp. Bypass und dem Kompensationsge-

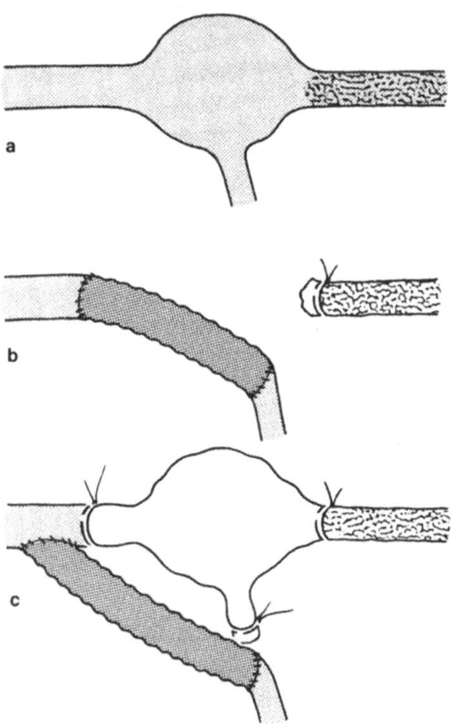

Abb. 2.6a–c. Vorgehen bei chronisch occludierten Hauptarterien **(a)** und Aneurysmaresektion oder -umgehung: End-zu-End-Anastomose zwischen Interponat **(b)** bzw. Bypass **(c)** und dem Kompensationsgefäß

fäß (Beispiel: A. femoris superficicalis ist chronisch occludiert; End-zu-End-Anastomose mit der A. femoris profunda) (Abb. 2.6).

6. Bei *Infekt*bedingten Aneurysmen (per continuitatem, lymphogen, hämatogen) muß zunächst vor der Operation das Grundleiden behandelt werden: Herdsuche, Chemotherapie (Antibiogramm). Dann Elektivoperation.
7. Über *Blutung* aus *infekt*bedingten Aneurysmen (Protheseninfekt, infizierter Patch etc.), s. 3.3 (S. 90).

2.2 Aneurysmen der Aorta

2.2.1 Allgemeines

Seit der ersten Beschreibung eines Aortenaneurysmas durch Fernel (1581) (zit. bei Reemtsma u. Bergman 1978) hat dieses Krankheitsbild zunehmend an Bedeutung gewonnen. Aufgrund besserer technischer Voraussetzungen und erweiterter Kenntnis ist es heute möglich, Aneurysmen dieser Lokalisation eher als früher zu diagnostizieren und unter breiterer chirurgischer Indikationsstellung zu operieren. Auch bei den zentralen Aneurysmen tritt die syphilitische Genese gegenüber der Arteriosklerose weit in den Hintergrund. Die *Häufigkeit* abdomineller Aneurysmen übersteigt deutlich die der thorakalen (2,5:1; Carlsson et al. 1964, zit. nach Vollmar 1975). Von den zu erwartenden *Komplikationen* (Kompression von Nachbarorganen, Thrombose, Embolie, Ruptur) führt die Ruptur zur unmittelbaren Lebensbedrohung: 50–77% der Patienten mit einem Aortenaneurysma verbluten nach Colt (1927), Kampmeier (1936) und Estes (1950), zit. nach Vollmar (1975) innerhalb der ersten zwei Jahre. Für den Zeitpunkt der Ruptur gibt es keine annähernd sichere Aussage: nach Rob u. Vollmar (1959) erfolgt in 20% der Fälle die Ruptur der abdominellen Aortenaneurysmen ohne jegliche Vorzeichen. Darüberhinaus ist bekannt, daß zwischen Durchmesser und Rupturhäufigkeit eine gewisse Relation besteht: je größer das Aneurysma (ab 6–7 cm), um so größer die Rupturgefahr (Meister 1979); nach Bernstein (1978) beträgt die mittlere Rupturrate eines Aneurysmas von 7 (oder mehr) cm Durchmesser 76%. Dabei beträgt die mittlere Wachstumsrate eines Aneurysmas (gemessen mit der Ultraschallmethode an abdominellen Aortenaneurysmen, Bernstein 1978) 0,4 cm pro Jahr ab einem Durchmesser von 3 cm. Dies würde bedeuten, daß ein abdominelles Aortenaneurysma durchschnittlich 7,5 Jahre benötigt, um von seiner „Ausgangsgröße" von 3 cm Durchmesser einen solchen von 6 cm zu ereichen (bei 6 cm beträgt die mittlere Rupturrate ca. 16%).

Die rechtzeitige Diagnose eines Aortenaneurysmas ist lebensrettend!

2.2.2 Das Aneurysma der Aorta thoracica

Zahlenmäßig (2.2.1) dem des abdominellen Aortenabschnitts unterlegen, findet es sich an:

- der *Aorta ascendens:* u. a. Prädilektionsstelle für syphilitische Aortenwandveränderungen sowie für Typ I und II des Aneurysma dissecans,
- der *Aorta descendens* bzw. als thoraco-abdominales Aneurysma arteriosklerotischer Genese bei Übergreifen auf die Aorta abdominalis und
- am häufigsten am *Aortenbogen* bzw. seiner Endstrecke (= Ansatz des Ligamentum Botalli). Ursachen: Trauma, dissezierendes Aneurysma Typ III, Arteriosklerose.

Die Diagnose des thorakalen Aneurysmas ergibt sich aus

- der *Anamnese:* sie spiegelt ein subjektives Beschwerdebild wieder, das durch die Größe des Aneurysmas und seine Beziehung zur Umgebung bestimmt wird: Kompression oder Verdrängung des Ösophagus (→ Dysphagie), der Trachea (→ Dyspnoe), des N. recurrens (→ Heiserkeit), der A. subclavia (→ Durchblutungsstörungen der oberen Extremität(en), der V. subclavia oder V. cava superior (→ Armödem resp. obere Einflußstauung). Ein Dauerschmerz hinter dem Sternum wird häufig geklagt, gelegentlich mit Ausstrahlung in den Rücken (besonders bei Arrosion der Wirbelsäule); an syphilitische Genese denken!
- dem *klinischen Befund:* Objektivierbarkeit der geklagten Beschwerden, Auskultation eines systolischen Strömungsgeräusches (inkonstant), Aufdecken von Blutdruckdifferenzen (inkonstant).
- der *Röntgenuntersuchung:* Thoraxübersichtsaufnahme in 2 Ebenen: verbreitertes Mediastinum; im Verdachtsfalle Aortographie.

Die Prognose wird vor allem von der frühzeitigen Diagnosestellung bestimmt: Die Ruptur eines thorakalen Aortenaneurysmas (Herzbeutel, Pleurahöhle, Hohlvene, Mediastinum) führt in aller Regel so schnell zum Tode, daß jegliche Hilfe zu spät ist.

Die Operation als Wahleingriff ist immer dann als dringlich anzusehen, wenn das Aneurysma rupturgefährdet ist: Als klinische Kriterien sind Verdrängungs- bzw. Kompressionserscheinungen anzusehen. – Für die Beschreibung der chirurgischen Technik (tangentiale Abtragung, Resektionsverfahren mit und ohne extrakorporalem Kreislauf

[EKK]) sei auf die einschlägige Literatur (z. B. Vollmar 1975; De Bakey et al. 1962; Crawford et al. 1978; Heberer 1969) verwiesen, da diese Eingriffe den Rahmen der „Gefäßchirurgischen Notfälle" sprengen (Verblutungstod in wenigen Minuten, s. 2.2.1).

2.2.3 Das dissezierende Aortenaneurysma

Allgemeines: Die ersten Mitteilungen über ein derartiges Krankheitsbild stammen aus dem 18. Jahrhundert (Morgagni 1761, zit. bei Vollmar 1975). Dennoch wurden erst von 1935 an (erste Fensterungsoperation durch Gurin et al. 1935; danach durch De Bakey et al. 1955) Anstrengungen unternommen, ein sinnvolles therapeutisches Konzept zu erarbeiten.

Man teilt die dissezierenden Aortenaneurysmen nach dem Ausgangspunkt der Dissektion und ihrer Ausdehnung (Abb. 2.7) ein:

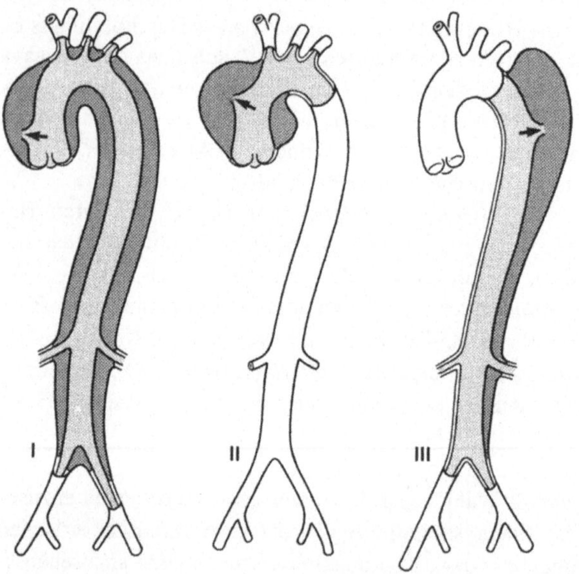

Abb. 2.7. Klassifikation des dissezierenden Aneurysmas der Aorta nach De Bakey (Typ I–III)

Typ I = Beginn der Dissektion in der Aorta ascendens und Ausdehnung bis zur Aorta descendens (evtl. weiter bis zur Beckenetage).
Häufigkeit ca. 60%.

Typ II = Beginn der Dissektion in der Aorta ascendens, kein weiteres Fortschreiten.
Häufigkeit ca. 15%.

Typ III = Beginn der Dissektion jenseits des Abganges der A. subclavia links, Ausdehnung nach distal wie Typ I.
Häufigkeit ca. 25%.

Bevorzugtes Lebensalter sind das 5. und 6. Dezennium mit deutlicher Betonung des männlichen Geschlechts: 3:1 bis 5:1 (Reemtsma u. Bregman 1978).

Die Diagnose dieses nicht seltenen [25% aller Aortenaneurysmen (Zimmermann et al. 1975, zit. nach Bollinger 1979)] und lebensbedrohlichen Krankheitsbildes ergibt sich aus:

- dem subjektiven *Beschwerdebild:* akut auftretender Schmerz (zumeist hinter dem Sternum); bei Fortschreiten der Dissektion Hinabwandern der Schmerzsymptomatik bis zum Becken (je nach Befall wichtiger Arterienabgänge);
- dem *klinischen* Befund: Schocksymptomatik (cave Herzinfarkt!), Pulslosigkeit eines oder beider Arme, Symptomatik wie bei Mesenterialinfarkt (vgl. Mesenterialinfarkt), neurologische Ausfälle bei 40% der Betroffenen (Hemiparese, Paraplegie), Pulslosigkeit der Beine;
- dem *Röntgenbefund:* Thoraxübersicht: verbreitertes Mediastinum und/oder verbreiterter Aortenschatten.

Aortographie: transfemoral oder nach Cooley (1971) translumbal (sofern zeitlich und technisch möglich): auffälliger Verlauf des Kontrastmittles (spiralförmige Säule, nicht dargestellte Abgänge wichtiger Hauptarterien), selten Doppelkonturierung. Die Angiographie ist nur dann sinnvoll, wenn die zeitliche Verzögerung dem Patienten nicht schadet (Liotta et al. 1971).

Die *Prognose* des dissezierenden Aortenaneurysmas ist denkbar schlecht: nach Hurst 1958 (zit. nach Reemtsma u. Bregman 1978) sterben etwa 3% der Patienten sofort, nach 4 Wochen leben noch 20%. Der Tod tritt durch Ruptur (nach außen) oder durch progrediente Herzinsuffizienz ein. Schreitet die Dissektion fort und handelt es sich um einen älteren Patienten mit meist schon eingeschränkter Belastbarkeit des Myokards und/oder manifestem Hypertonus, so sind die Überlebenschancen schlecht. Kommt es distal zum Intimariß (Ruptur nach innen = „Spontanfensterung“) und/oder sind jüngere Patienten betroffen, so sind die Überlebenschancen ungleich besser; ähnliches gilt für Kranke mit dem Typ III.

Das *therapeutische Konzept* hat sich seit seinen Anfängen entscheidend gewandelt: das frühe chirurgische Vorgehen, das von De Bakey (1965) sowohl für die akute wie für die chronische Dissektion wegen der identischen Operationsmortalität gefordert wurde, ist in Anbetracht der hohen Operationssterblichkeit (20–30%) verlassen worden. Heute muß das Behandlungsprinzip, nicht zuletzt wegen der guten Ergebnisse medikamentöser Therapie (Mortalität ca. 10–20%, Wheat u. Palmer 1968) in einer Kombination konservativer und chirurgischer Maßnahmen gesehen werden: das *primäre* Vorgehen ist *konservativ;* Ausnahmen

- bei Ruptur
- bei Bestehen einer Aortenklappeninsuffizienz
- bei neurologischen Komplikationen und
- bei therapieresistentem Hochdruck (oder fehlendem Hochdruck).

Operationsverfahren: Die *Resektion* des dissezierten Aortenabschnitts in ganzer Länge stellt zweifellos die konsequenteste chirurgische Therapie dar, ist jedoch technisch nur bei kurzstreckiger Dissektion sinnvoll. Daher wird in aller Regel nur der Ursprungsort des Zweitkanals (evtl. mit Klappenersatz) reseziert und durch eine Prothese ersetzt. Im distalen Gefäßabschnitt muß zusätzlich der Zweitkanal durch (fortlaufende) Naht verschlossen werden. Sind wichtige Gefäßabgänge mit betroffen, müssen darüberhinaus zusätzliche rekonstruktive Maßnahmen durchgeführt werden (Fensterung, Neuimplantation). Das Resektionsverfahren ist selbstverständlich an die Anwendung der Herz-Lungen-Maschine gebunden. Diese Eingriffe bleiben den großen Zentren vorbehalten. Operativtechnische Details mögen der entsprechenden Literatur (u. a. De Bakey et al. 1955/1965; Liotta et al. 1971) entnommen werden.

Als Palliativmaßnahme kommt für Patienten in schlechtem AZ und/oder langstreckiger Dissektion die *Fensterung* („Reentry“), für die kein EKK benötigt wird, in Betracht: man sollte sich jedoch darüber im Klaren sein, daß dieser Eingriff lediglich zu einer Dekompression führt, den Fortgang des Prozesses jedoch nicht beeinflußt! Die Dissektion schreitet bei einer Reihe von Patienten fort, bei anderen kommt es zur Ruptur. Von daher ist dies Verfahren nur bei strenger Indikationsstellung zu vertreten. – Darüberhinaus hat die Methode der Fensterung ihren Platz als zusätzliche Maßnahme im Sinne einer Rekonstruktion nach vorausgegangener Resektion im Bereich der proximalen Dissektion und Verlegung wichtiger Arterienabgänge (Visceralarterien, Beckenarterien).

Operative Technik (Abb. 2.8): Anschlingen der Aorta nach Freilegung über eine mediane Laparotomie (vgl. auch Ruptur des abdominalen Aortenaneurysmas) mit Eventration des Dünndarmkonvolutes. Occlusion und quere Durchtrennung der Aorta im Bereich der distalen Dissektionsgrenze. Im proximalen Aortenabschnitt wird nunmehr ein ovaläres Stück der dissezierten Intima ausgeschnitten, so daß eine breite Verbindung („Fenster") zwischen dem eigentlichen Aortenlumen und dem Zweitkanal entsteht (= Dekompression des Zweitkanales). Um einen Ventilmechanismus der dissezierten Intima bzw. ein Fortschreiten der Dissektion nach distal zu verhindern, muß im distalen Aortenabschnitt die losgelöste Intima zirkulär fortlaufend transmural (nach Art einer Matratzennaht) fixiert werden. Jetzt können die beiden Aortenstümpfe in üblicher Weise

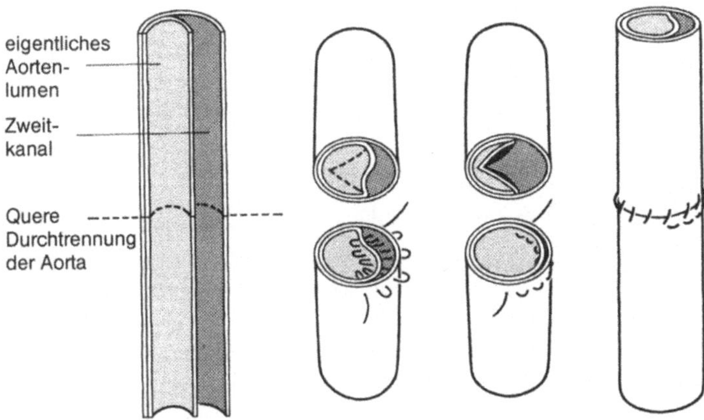

Abb. 2.8. Schematische Darstellung der Technik der Fensterungsoperation

im Sinne einer End-zu-End-Anastomose (fortlaufend) vereinigt werden.

Konservatives Vorgehen: Die medikamentöse Therapie (WHEAT u. PALMER 1968) besteht in einer antihypertensiven Behandlung (z. B. Reserpin bis 1 mg alle 3–4 h intravenös oder Trimethaphan = Arfonat-Tropfinfusion mit 1–2 mg/ml. Eine Alternative, da Arfonat die Urinproduktion beeinträchtigen kann, ist im Na-Nitroprussid (0,5–8 mμ/kg/KG/min) zu sehen.) und gleichzeitiger Verabreichung von *β*-Blockern (Guanethidin = Ismelin oder Propanolol = Dociton). Vordergründiges Ziel ist die Senkung des systolischen Blutdruckes auf Werte um 100–120 mm Hg unter Beibehaltung einer gehörigen Urinproduktion (mindestens 30 ml/h). Der eigentliche Sinn der Maßnahmen ist in einer Verminderung der systolisch-diastolischen Blutdruckdifferenz und damit einer Abflachung der Pulskurve (Eindämmung der Rupturgefahr) zu suchen. Ein Ansprechen der Therapie läßt sich am Nachlassen der Brust- bzw. Rückenschmerzen sowie dem Absinken des Blutdruckes erkennen.
Die medikamentöse Therapie wird mit den oben angegebenen Ausnahmen (Ruptur, Aortenklappeninsuffizienz, neurologische Veränderungen, unbeeinflußbarer Bluthochdruck) heutzutage für die Behandlung der akuten Dissektion allgemein empfohlen. Nach Stabilisierung der Kreislaufverhältnisse und Durchführung einer ausreichenden Diagnostik muß dann entschieden werden, ob weiterhin konservativ verfahren wird (z. B. bei intaktem Pulsstatus, Schmerzlosigkeit, guter Einstellung des Blutdrucks und intakter Aortenklappe) oder aber die Totalkorrektur in einem für derartige Eingriffe personell und apparativ ausgerüsteten Zentrum durchgeführt werden soll.

2.2.4 Das abdominelle Aortenaneurysma

Allgemeines: Dem Aneurysma der Aorta abdominalis kommt wegen seiner ungünstigen Spontanprognose (19,2% 5-Jahres-Überlebensrate gegenüber 80% einer Vergleichspopulation *ohne* Aortenaneurysma dieser Lokalisation nach SZILAGYI et al. (1966), Abb. 2.9; s. auch DE BAKEY et al. 1964) besondere Bedeutung zu; dies umso mehr, als es möglich ist, durch rechtzeitige Diagnostik und elektive Resektion ab einer bestimmten Größe (s. u.) die Überlebensrate dieser Patienten deutlich zu steigern: nach HICKS et al. (1975) lebten

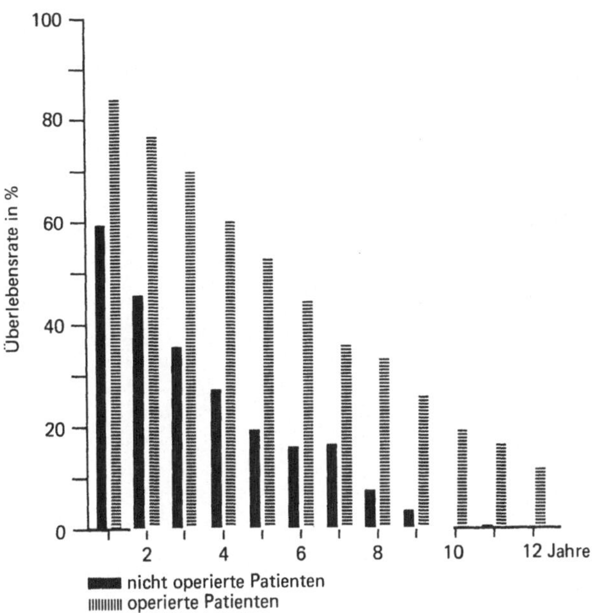

Abb. 2.9. Überlebensrate operierter und nicht operierter Patienten mit Bauchaortenaneurysma (nach SZILAGYI et al. 1966, modifiziert)

1 Jahr nach der Elektivoperation noch 90% der Patienten gegenüber 40% vom Kollektiv, das im Stadium der Ruptur operiert werden mußte.

Ursache der Aneurysmaentstehung: am häufigsten Arteriosklerose

Altersverteilung: 6. und 7. Dezennium

Lokalisation: 95% infrarenal

Ausdehnung: Größenzunahme vorwiegend nach links

Diagnose: Die Verdachtsdiagnose eines Bauchaortenaneurysmas gründet sich bei subjektiver Beschwerdefreiheit zunächst (als Zufallsbefund) auf eine sorgfältige körperliche Untersuchung (pulsierender Tumor bzw. verbreiterte Aorta tastbar) oder von vornherein auf ein entsprechendes Beschwerdebild. Die Diagnosestellung erfolgt durch

- die *anamnestische* Befragung: intermittierend auftretende dumpfe *Schmerzen* im Abdomen, evtl. mit Ausstrahlung in den Rücken;

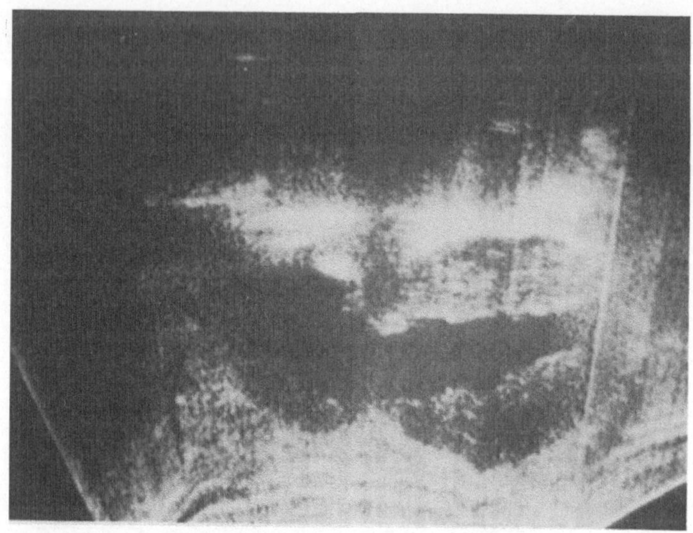

Abb. 2.10. Sonogramm der Aorta abdominalis (seitlich); beachte das sanduhrförmige Aneurysma mit der parietalen Thrombose

haben die Schmerzen kolikartigen Charakter, werden sie leicht mit einer „Nierenkolik" oder einem gastrointestinalen Krankheitsbild (z. B. Pankreatitis) verwechselt. Manche Patienten fühlen die *Pulsationen* im Leib.

- den *klinischen* Befund: tastbarer pulsierender *Tumor* in Nabelhöhe, evtl. nach links ausladend. Bei schlanken Menschen ist eine Verbreiterung der Aorta gut feststellbar; bei adipösen Patienten kann dies auf erhebliche Schwierigkeiten stoßen. – Ein *Strömungsgeräusch* kann, muß aber nicht zu hören sein.
- die *Ultraschall*-Untersuchung des Abdomen: sie erbringt unschwer den Nachweis über Größe und Ausdehnung des Aortenaneurysmas. Differentialdiagnostische Schwierigkeiten können sich durch eine Schlängelung der Aorta auf dem Boden einer dilatierenden Arteriosklerose (Überlagerung) ergeben (Abb. 2.10).[1]

---

1 Für die Überlassung des Sonogramms gebührt der Röntgenabteilung des Städtischen Krankenhauses Berlin-Neukölln (Chefarzt Prof Dr P. Schäfer) Dank.

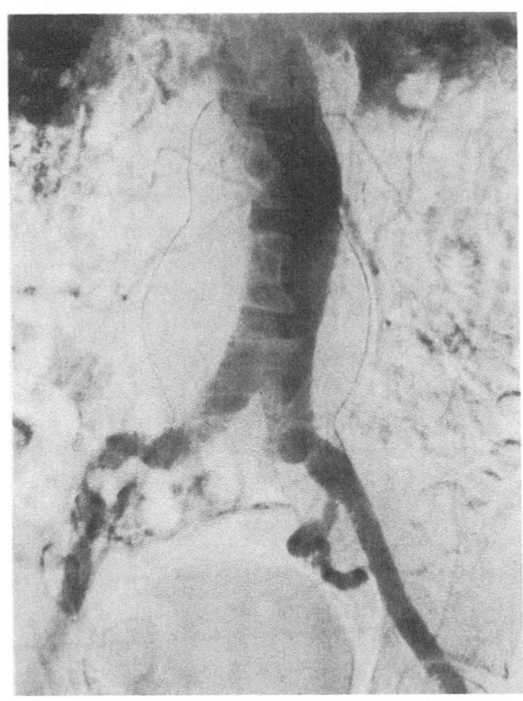

Abb. 2.11. Angiogramm des sonographisch dargestellten (subrenalen) Aortenaneurysmas; die Thrombenauskleidung täuscht eine fast normale Konfiguration der Aorta vor

- die *Röntgen-Darstellung:* Bereits die *Abdomenübersichtsaufnahme* zeigt häufig schalenförmige Verkalkungen: ist deren Abstand größer als 4 cm, so ist die Wahrscheinlichkeit für das Vorliegen eines Aneurysmas sehr groß (ZEITLER 1976).
  Die *Aortoarteriographie* schließlich (transaxillär, translumbal, transfemoral) demonstriert in aller Regel Größe und Ausdehnung (Iliakalarterien mit betroffen?) des Aneurysmas und ist unerläßlich. Ist die Aneurysmawand mit Thromben ausgekleidet, kann die Beurteilung erschwert sein (Abb. 2.11).

Das komplizierte Bauchaortenaneurysma

1. Rezidivierende periphere *Embolien,* deren Häufigkeit in der Literatur u. a. mit 10% (LORD et al. 1973) angegeben wird, sollten immer Anlaß sein, die Existenz eines eventuellen Aortenaneurysmas auszuschließen.
2. Die *Kompression* von Nachbarorganen durch das Wachstum des Aneurysmas: Ureter → Kolik; Duodenum → hoher Dünndarmileus; Austrittsstellen der Spinalnerven → Wurzelkompressionssyndrom je nach Höhenlokalisation.
3. Die *Ruptur* ist die häufigste und zugleich gefährlichste Komplikation, die nach dem Gesetz von LA PLACE zwangsläufig eintreten muß, wenn die Wandspannung zu groß wird (BERGAN 1969): In der Formel $T_w = P_{tm} \times r$ bedeuten T_w die Wandspannung, P_{tm} der transmurale Druck (= Druckdifferenz zwischen intra- und extravasalem Raum) und r der Gefäß- bzw. Aneurysmaradius. Mit zunehmendem Radius des Aneurysmas (Abb. 2.12) muß bei gleichbleibendem, transmuralem Druck die Wandspannung zunehmen: dies muß letztlich zur Ruptur am schwächsten Punkt führen.
   Abdominelle Aortenaneurysmen von 3–6 cm Durchmesser wachsen (Ultraschalluntersuchungen von BERNSTEIN 1978) 0,4 cm pro Jahr; dies bedeutet z. B. daß 7,5 Jahre vergehen bis ein 3 cm im Durchmesser messendes Aneurysma doppelt so groß geworden ist. Aneurysmen dieser Größenordnung haben eine mittlere Rupturrate von 16%, solche mit einem Durchmesser von 7 cm und

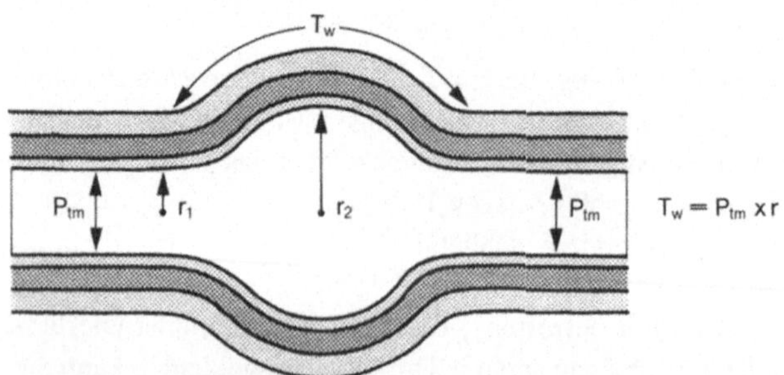

Abb. 2.12. Beziehung zwischen transmuralem Druck, Radius und Wandspannung entsprechend dem La Place-Gesetz; T_w = Wandspannung, P_{tm} = transmuraler Druck, r = Radius

mehr eine von 76%! Nach Rob u. Vollmar (1959) ist in 40% aller Rupturfälle diese Ruptur das erste Zeichen der Existenz eines abdominellen Aortenaneurysmas:

> Die frühzeitige Diagnose und Elektivoperation sind die sicherste Rupturprophylaxe!

Die sog. „*drohende* Ruptur" läßt sich am heftigen Dauerschmerz im Leib und tastbarem pulsierendem Tumor bei noch unauffälligen Kreislaufparametern erkennen; ist die Ruptur *eingetreten,* besteht ebenfalls ein heftiger Dauerschmerz, jedoch nimmt die pulsierende Geschwulst im Leib an Größe zu und die Kreislaufverhältnisse werden instabil (Volumenmangelschock). Die *einzeitige* Ruptur verläuft in der Regel unter dramatischen Umständen; die *zweizeitige* Ruptur kann sich hingegen über Stunden und Tage erstrecken: Dies ist mit der vorübergehenden Tamponade der Rupturstelle durch Nachbarorgane und/oder das retroperitoneale Hämatom (bei noch intaktem Retroperitoneum) zu erklären. – Die häufigste *Rupturrichtung* ist die in den *Retroperitonealraum:* kommt es zur Tamponade (zweizeitige Ruptur), bleibt zwar der Dauerschmerz infolge Peritonealreizung – zumeist in der Flankenregion – erhalten, die Kreislaufverhältnisse stabilisieren sich jedoch wieder. Erst beim Durchbruch vom Retroperitonealraum in die freie Bauchhöhle entwickeln sich (wie bei der einzeitigen Ruptur) die Zeichen des hämorrhagischen Schocks. – Am zweithäufigsten rupturiert das abdominelle Aortenaneurysma ins *Duodenum,* da dieser Darmabschnitt als Folge der fixierten Beziehung zur Aorta dem Aneurysma nicht ausweichen kann. Neben den Zeichen des Volumenmangels imponiert dann die massive gastrointestinale Blutung: hellrotes Blut in Magen und Colon! Diese Diagnose wird in der Regel intraoperativ gestellt werden müssen, da sich nur selten die Kreislaufverhältnisse so stabilisieren, daß diagnostische Maßnahmen zu vertreten sind (Gastroskopie, Aortographie, Cöliacographie). – Der Einbruch des Aneurysmas in die *V. cava inferior* ist sehr selten; hier fehlen die Zeichen des Volumenmangels. Dafür finden sich die Zeichen der Rechtsherzbelastung, ein Anschwellen beider Beine sowie ein systolisch-diastolisches Geräusch über dem Abdomen. Der herznahe Links-Rechts-Shunt führt bei den fast immer vorgeschädigten Herzen in kurzer Zeit zur völligen Dekompensation.

Therapie des abdominellen Aortenaneurysmas

Die Notwendigkeit der operativen Beseitigung eines Bauchaortenaneurysmas nach Diagnosestellung wurde bereits an Hand der zu erwartenden Komplikationen (besonders der Ruptur) betont. Grundsätzlich bieten sich zwei Verfahren an: die Resektion des Aneurysmas in toto oder aber (z. B. bei Verwachsungen) die Vorderwandresektion und Desobliteration des Restaneurysmas. In beiden Fällen wird die Kontinuität durch eine Gefäßprothese (Dacronvelours, Y-förmig, verschiedene Größen 16:8:8, *14:8:8* und 13:6,5:6,5 in Abhängigkeit vom Aortenquerschnitt sowie hämodynamischen Gesichtspunkten) wieder hergestellt.[2]

Technik des Wahleingriffes (Technik bei Ruptur s. u.)

Eröffnung der Bauchhöhle durch eine mediane Laparotomie oder eine cranialkonvexe, bogenförmige, quere Laparotomie (zeitraubender, aber dafür selten Wundrupturen), deren Scheitelpunkt oberhalb des Nabels verläuft (Abb. 2.13). Nach Austastung des Abdomens (Tumor etc.) Abdrängen des Dünndarmconvolutes nach rechtscranial oder – bei genügend langem Mesenterium – Eventeration und Einschlagen in feuchte Bauchtücher (kaum Flüssigkeitsverluste aus dem Darm). Incision des Retroperitoneums direkt auf der Aorta bis zum Duodenum: Hierbei ist darauf zu achten, daß ein genügend breiter Saum am Duodenum verbleibt (Vermeidung einer Läsion; leichterer Verschluß des Retroperitoneums später). Es ist sinnvoll, zu diesem Zeitpunkt die A. mesenterica inferior aufzusuchen und zu occludieren (Gummibändchen); vor der Resektion des Aneurysmas kann dann an Hand der Vitalität der abhängigen Colonabschnitte entschieden werden, ob dieses Gefäß später neu implantiert werden muß oder ligiert und durchtrennt werden kann (Rückblutung aus dem peripheren Stumpf gut). Durch Anheben des Duodenums kommt die linke Nierenvene in Sicht; Anschlingen, wenn dies für die Plazierung der Aortenklemme notwendig ist.

---

2 Nach Longo und Santa (1971) sowie Newman und Bowden (1973) (zit. nach Vollmar 1975) soll der Flächenquotient zwischen den Schenkeln und dem Hauptstamm 0,65–0,7 betragen: geringste Änderung des Flusses.

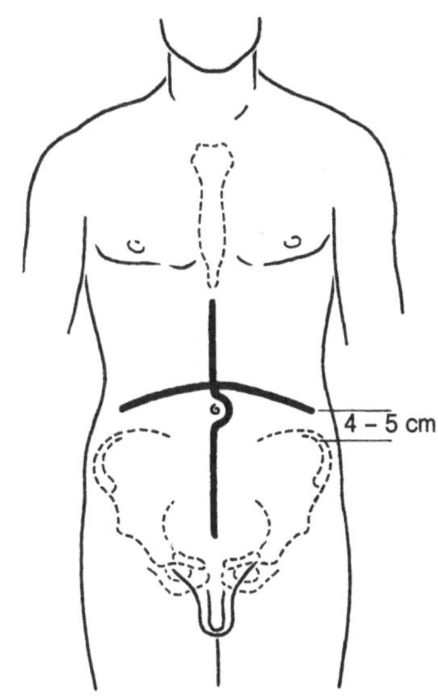

Abb. 2.13. Möglichkeiten der Schnittführung zwecks Freilegung eines abdominellen Aortenaneurysmas

Die Präparation des infrarenalen Aortenabschnittes erfolgt teils stumpf, teils scharf, sodaß die Aorta im Bereich des Aneurysmahalses bzw. oberhalb zirkulär umfahren und angeschlungen werden kann. Präparation und Anschlingen der Iliacalarterien unterhalb des Aneurysmas (!), wobei eine Verletzung der Iliacalvenen, besonders beim Umfahren der Arterien, vermieden werden sollte (Abb. 2.14). Jede weitere Manipulation am Aneurysma darf nur nach Occlusion der Aorta (Gefäßklemme oberhalb des Zügels mit Gummimuffe; Zeitpunkt der Occlusion merken!) und der Iliacalgefäße wegen der Gefahr der Thrombenverschleppung durchgeführt werden. Nunmehr sollte die Entscheidung fallen, welches der beiden angegebenen Verfahren (Resektion oder Ausschälung) angewandt werden soll: Bestehen erhebliche Verwachsungen zwischen dem Aneurysma und seiner Umgebung, ist es günstig, die Vorderwand großzügig zu resezieren, die Innenschicht nach Entfernung der Thrombenmassen auszuschälen *(Thrombendarteriektomie)* und die Lumbalarterienabgänge (Rückblutung manchmal sehr heftig) von innen mit Durchstichligatu-

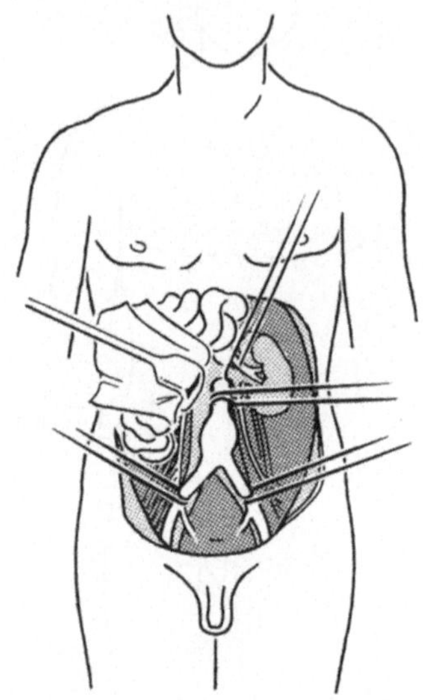

Abb. 2.14. Schematische Darstellung des Operationssitus nach Eventeration des Dünndarms; Darstellen der linken Nierenvene; Anschlingen der Gefäße zentral und peripher des Aneurysmas

ren zu versorgen. Dieses Vorgehen wird sich in der Regel auch beim rupturierten Aneurysma anbieten (s. u.). Bei nur geringfügigen Verwachsungen ist die *Resektion* das Verfahren der Wahl: Durchtrennen der Iliacalgefäße und vorsichtiges Hochklappen des Resektates in cranialer Richtung, sodaß die Lumbalarterien schrittweise durchtrennt werden können. Von der unteren Hohlvene wird der Aneurysmasack vorsichtig teils stumpf, teils scharf abpräpariert.

Das weitere Vorgehen ist in beiden Operationsverfahren identisch: Distal der Aortenklemme wird die Aorta möglichst in einem „gesunden" Bereich (aber unterhalb der Nierenarterienabgänge) derart durchtrennt, daß an der Hinterwand ein breiterer Saum verbleibt als an der Vorderwand (Erleichterung bei der Anastomosennaht). Gleichzeitig erfolgt nach dem Auswählen der Prothesengröße die Vorgerinnung durch „Baden" in Blut, das vor Gabe von Heparinkochsalzlösung (z. B. in die Iliacalstümpfe) entnommen wurde. Zurechtschneiden der Prothese: die Länge des Hauptstammes sollte so

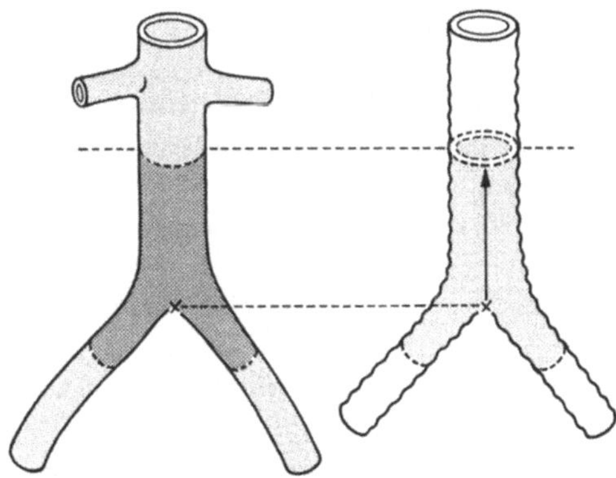

Abb. 2.15. Schematische Darstellung der Prothesenimplantation; Zurechtschneiden der Prothese: Die gestreckte Prothese darf im Hauptstamm keinesfalls länger sein als der distale Aortenstumpf – eher kürzer

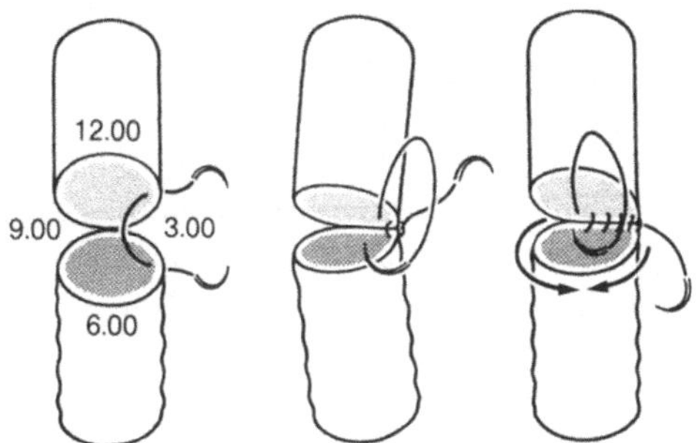

Abb. 2.16. Naht der zentralen Anastomose

angepaßt werden, daß die Aufzweigung (in gedehntem Zustand der Prothese) in die beiden Schenkel in Höhe oder **oberhalb** der ursprünglichen Bifurkation zu liegen kommt (Abb. 2.15). Nahttechnik der zentralen Anastomose (Abb. 2.16): An der linkslateralen Seite (3.00 h) beginnend (Knoten außen!) wird zunächst die Hinterwand fortlaufend bis zur rechtslateralen Seitenwand (9.00 h) mit 3-0 Ethiflex, doppelt armiert, von innen genäht; dazu muß der eine Faden nach dem Knoten durch die Aortenwand nach innen gestochen werden, so daß der Operateur auf sich zu nähen kann. Danach Umstechen

nach außen (bei 9.00 h) und Naht der Vorderwand, an der sich beide Fäden (bei 12.00 h) begegnen und miteinander verknotet werden. Die Markierungsstreifen auf der Prothese verhindern ein Torquieren sowohl bei dieser Naht als auch beim retroperitonealen Durchziehen der beiden Schenkel. Ansetzen einer Hydragripklemme ca. 3 cm distal der Anastomose und – dosierte – Freigabe des Blutstromes aus der Aorta: Dies muß dem Anästhesisten rechtzeitig angekündigt werden, damit er dem Patienten eine Volumenvorgabe zukommen lassen kann und es nicht zu vermeidbaren, volumenmangelbedingten, schweren Hypotonien kommt. Eventuelle Anastomosenleckagen werden durch Einzelknopfnähte versorgt (Prothese hochheben, um die Hinterwand genau beurteilen zu können!). Blutungen aus der Prothese selbst (ungenügende Vorgerinnung) stehen unter Kompression mit heißem NaCl (getränkte Tücher).
Sind die Iliacalgefäße nicht mit verändert und die Femoralisgabel nicht rekonstruktionsbedürftig (= Abfluß über die A. profunda femoris zumindest gut), werden die beiden Schenkel End-zu-End mit den Iliacalstümpfen anastomosiert (fortlaufend 5-0 Prolene): Abb. 2.17. Sind die Beckenarterien mitbetroffen oder eine Freilegung der Gefäße in der Leistenbeuge ohnehin erforderlich (veränderte Femoralisgabe), werden die Prothesenschenkel retroperitoneal zur Femoralisgabel durchgezogen und dort End-zu-Seit oder End-zu-End anastomosiert: Die Tunnellierung erfolgt digital direkt auf den Beckenarterien (cave Verletzung von Ureter und/oder Sigma bzw. Coecum). Durchziehen der Prothesenschenkel mittels Kornzange. Wichtig: Prothesenschenkel nicht zu straff und nicht zu locker, ohne Torsion und ohne Abknickung an ihrem Abgang anastomosieren. Zurechtschneiden in üblicher Weise (= 45°) und Beginn der Nahtreihe (z. B. 5-0 Prolene) am proximalen Winkel (Knoten außen!) und von da fortlaufend die gegenüberliegende Seite (von innen oder von außen) bis zur Vorderwand (Abb. 2.18). Bei chronischem Verschluß der A. femoralis superficialis ist es ratsam, die Arteriotomie von der A. femoralis communis in die A. profunda femoris zu verlängern und hier dann die End-zu-Seit-Anastomose zu machen oder aber eine End-zu-End-Anastomose mit der A. profunda femoris [und Ligatur der übrigen Arterien] anzustreben; letzteres ist hämodynamisch am günstigsten, verhindert jedoch die retrograde Perfusion der Iliacalarterien durch die Prothese.

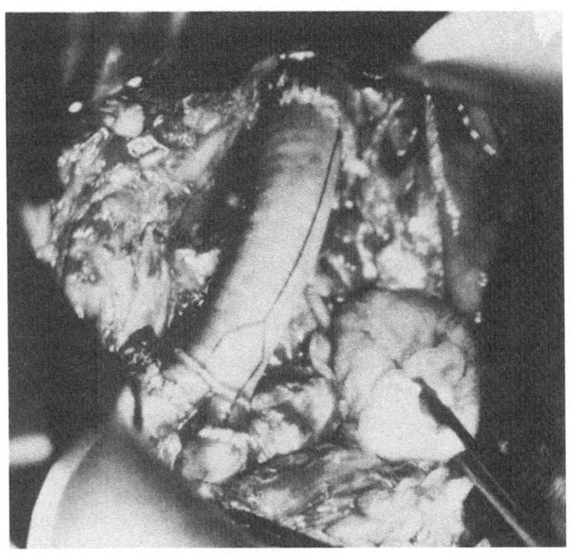

Abb. 2.17. Zustand nach (partieller) Resektion des sonographisch und angiographisch dokumentierten Aortenaneurysmas: Anlage eines aorto-biiliacalen Bypass

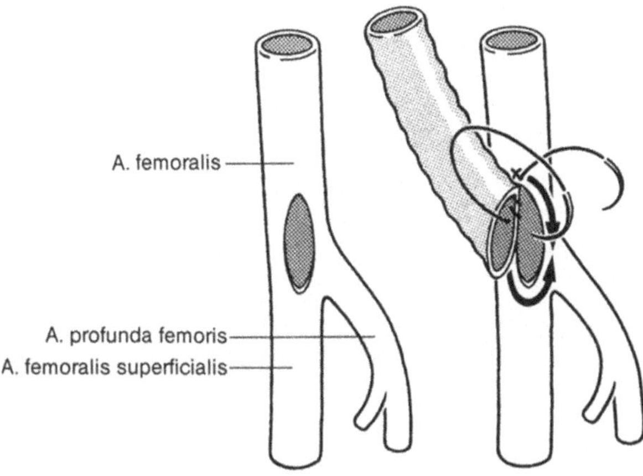

Abb. 2.18. Technik des distalen Transplantatanschlusses beim aorto-bifemoralen Bypass

Flushmanöver zur Beseitigung von Gerinnseln und Luft: Kurz vor Beendigung der Nahtreihe der ersten distalen Anastomose wird der Blutstrom kurzfristig von peripher freigegeben (über eventuelle Thrombektomie vgl. Kap. 1 „Akuter Extremitätenarterienverschluß"). Gleichzeitig Flush von zentral in den „freien" Prothesenschenkel nach Abklemmen des angeschlossenen an seinem Abgang. (Größere Thromben würden nur unsicher aus der Restlücke des angeschlossenen Prothesenschenkels entfernt werden können. Dies entfällt, wenn die zentrale Gefäßklemme oberhalb der Aortenanastomose plaziert wurde. Dann genügt das Flushmanöver über den angeschlossenen Prothesenschenkel bei occludiertem kontralateralen Schenkel.) Eventuell nicht spontan mit dem Blutschwall herausgeschleuderte Thromben können zusätzlich „ausgemolken" werden. Aussaugen des Prothesenschenkels und Abklemmen am Abgang. Danach erst kurzer Flush von zentral in den angeschlossenen Schenkel, völlige Blutstromunterbrechung, Beendigung der Nahtreihe und Freigabe des Blutstromes in das „erste" Bein. Auch hier ist die rechtzeitige Benachrichtigung des Anästhesisten die sicherste Prophylaxe einer Volumenmangelhypotonie. Vor Beendigung der Nahtreihe des zweiten Prothesenschenkels werden wieder Flushmanöver durchgeführt: retrograd aus der Peripherie und dann orthograd von zentral.
Funktioniert das Interponat seitengleich gut (kräftige Pulsationen in der Leistenbeuge) und ist der Situs bluttrocken, kann ein Drain in den Retroperitonealraum und je einer in die Leistenbeugen gelegt werden. Fortlaufende Naht des Retroperitoneum, Rückverlagerung des Dünndarmkonvolutes, schichtweiser Wundschluß. Schichtweiser Wundschluß in den Leistenbeugen (cave Einengung der Prothese!).
Periphere Rekonstruktionen in gleicher Sitzung sollten nur bei vitaler Indikation für die Extremität und/oder nach Absprache mit dem Patienten bei Bestehen eines Stadium III/IV nach FONTAINE erfolgen.

Postoperativ ist wie bei jedem abdominellen Eingriff die orale Ernährung erst langsam bei guter Magendarmmotorik aufzubauen. Überwachung auf einer Intensivstation ist unerläßlich! (s. auch COUCH et al. 1970; MANNICK 1978)

Lediglich 4–5% der abdominellen Aneurysmen betreffen den *suprarenalen* Abschnitt und damit in der Regel die Abgänge der Nierenarterien und/oder Visceralarterien. Die operative Versorgung ist weitaus problematischer: Neuimplantation wichtiger Organarterien, Notwendigkeit kurzer Occlusionszeiten (Ischämietoleranz der Nierenarterien ca. 30–40 min, s. auch PETRITSCH 1979), temporäre Bypassverfahren. Die detaillierte Beschreibung der operativen Methodik (z. B. Zugang durch den linken 7. bzw. 8. Intercostalraum mit Verlängerung nach ventral im Sinne einer pararektalen Incision, Herüberschlagen der Organe des linken Ober- und Mittelbauchs nach rechts, Anzügeln der Aorta im Hiatus aorticus des Diaphragma, Anschlingen der Visceralarterien; Anwendung eines Linksbypass = vom linken Vorhof wird das Blut über eine Rollerpumpe in die A. femoralis umgeleitet oder Durchführung der Bypassresektion nach DE BAKEY) ist in der einschlägigen Literatur[3] nachzulesen. Diese Eingriffe sind großen thoraxchirurgischen und/oder gefäßchirurgischen Zentren vorbehalten, zumal sie in aller Regel als Wahleingriff durchgeführt werden (Überlebenschance im Falle der Ruptur minimal).

Das *rupturierte* infrarenale Aortenaneurysma erfordert rasches und energisches, chirurgisches Handeln. Die Therapie darf nicht durch unnötige diagnostische oder gar formelle Maßnahmen verzögert werden. Trotz der Dramatik der Situation im Falle der einzeitigen Ruptur oder des „2. Aktes“ der zweizeitigen Ruptur ist therapeutischer Pessimismus oder Nihilismus (etwa wie beim thorakalen oder thorakoabdominalen Aneurysma) nicht gerechtfertigt, da die Überlebenschancen im Gegensatz zum schlechter zugänglichen thorakalen oder suprarenalen Aortenaneurysma günstiger sind: GRAHAM et al. (1968) ermittelten einen Zeitraum von 3 h bis zu 30 Tagen (durchschnittlich 4 Tage) vom Beginn des Schmerzes bis zur Operation bei 85 Patienten mit rupturiertem Aortenaneurysma. Nach der – klinischen – Diagnosestellung (akut auftretender und anhaltender Schmerz im Leib mit Ausstrahlung in den Rücken, Volumenmangelschock, an Größe zunehmender pulsierender Tumor im Abdomen bzw. sein „Verschwinden“ = Anschluß des retroperitonealen Hämatoms und der Blutung an die freie Bauchhöhle) sind folgende therapeutische Schritte unverzüglich zu unternehmen:

---

3 DE BAKEY et al. 1965; CRAWFORD et al. 1978; VOLLMAR 1975.

1. Sofortmaßnahmen

- Ausreichender, zentralvenöser Zugang und Volumensubstitution (Plasmaexpander, evtl. ungekreuztes Blut gleicher Gruppe oder Gruppe 0 Rh neg),
- Cardio-pulmonale Überwachung (RR, Puls, EKG, ZVD, Atemfrequenz),
- Laboruntersuchungen (Hb, Hkt, Elektrolyte i. S. Kreatinin i. S., Blutformel, Kreuzblut, Gerinnungswerte, Blutgasanalyse),
- Urinausscheidung (DK, Stundenglas!).

Alle diese Maßnahmen können (und sollen) parallel ablaufen, sodaß der Patient ohne zeitliche Verzögerung sofort operiert werden kann (rechtzeitige Verständigung des OP-Personals veranlassen!).

Merke:
1. Durch die Volumensubstitution soll der Blutdruck nur 60% des für den Patienten üblichen Drucks erreichen (cave Verstärkung der Blutung!).
2. Für die Blutinfusionen möglichst frische Konserven und Mikrofilter (Porengröße 10 μ) verwenden; an Calciumgaben denken (cave Citratintoxikation!).

2. Die Narkose

soll nach Möglichkeit auf dem Operationstisch begonnen werden; zu dieser Zeit kann das Operationsteam bereits mit den Operationsvorbereitungen (Hautdesinfektion, Abdecken mit Tüchern) beginnen.

Es ist falscher Ehrgeiz, zuerst einen Druck aufbauen zu wollen, bevor mit der Narkoseeinleitung begonnen wird; entscheidend ist die schnelle (vorläufige und dann endgültige) Blutstillung.

3. Operativtechnisches Vorgehen

Mediane Laparotomie vom Xiphoid bis zur Symphyse mit linksseitiger Umschneidung des Nabels: nach Möglichkeit alle Schichten der Bauchwand zugleich (Zeitgewinn; die exakte Blutstillung von Haut und Muskelgefäßen erübrigt sich meist bei den schlechten Kreislauf-

verhältnissen). Absaugen des Blutes, Eventeration oder Abdrängen des Dünndarmconvolutes nach rechts-cranial und vorläufige zentrale *Blutungskontrolle:* diese ist möglich durch Kompression der Aorta am Aneurysmahals, im Bereich der Bursa omentalis (also durch das Ligamentum gastrocolicum) oder – besser – im Bereich des Truncus coeliacus (also durch das Omentum minus). In dieser Phase kann der Kreislauf durch Volumensubstitution meist erst richtig stabilisiert werden. Bei der Volumensubstitution muß neben der Citratintoxikation, dem Ausgleich des Säure-Basen-Haushaltes sowie des Serumkalium (Gabe von Glukose-Alt-Insulin etc.) auch an die Erwärmung des Blutes gedacht werden, da sich relativ schnell eine Hypothermie (cave Gerinnungsstörung und Arrhythmie) entwickeln kann.
Incision des Retroperitoneum, Anschlingen der Aorta oberhalb des Aneurysmas und Occlusion mittels Gefäßklemme: somit entfällt die vorläufige (digitale) zentrale Blutungskontrolle. Anschlingen auch der Iliacalarterien, danach Occlusion. Auch in der Notsituation sollte darauf geachtet werden, daß

- am Duodenum ein Peritonealsaum verbleibt,
- die linke V. renalis sauber dargestellt wird, um Verletzungen zu vermeiden (Gleiches gilt für die Einmündung der linken V. ovarica resp. spermatica in die Nierenvene) und
- die Iliacalvenen beim Anschlingen der Arterien nicht lädiert werden.

Nunmehr kann sich der Operateur für die Resektion oder die Ausschälung des Aneurysmas mit partieller Wandresektion entscheiden (s. o. Wahleingriff). In der Regel wird man aus zeitlichen Gründen der partiellen Resektion (es unterbleibt die mitunter aufwendige Präparation der unteren Hohlvene) den Vorzug geben.
Die Versorgung der Lumbalarterien, das Anpassen der Prothese, der iliacale oder femorale Anschluß, die Replantation der A. mesenterica inferior etc. wurde schon ausführlich besprochen (s. o. Wahleingriff).

4. Anmerkung

Während der Operation muß neben der cardiopulmonalen Überwachung die laufende Kontrolle der Urinausscheidung (Gabe von Furosemid und/oder osmotisch wirksamen Diuretika) und einiger Blutwerte (Hkt, K^+, Blutgase, Ca^{++}) sowie deren Korrektur gewährleistet sein.

Da eine Verbrauchscoagulopathie recht häufig beobachtet werden kann, sollten auch die Gerinnungswerte intraoperativ kontrolliert werden.

5. Sonderfälle

Manchmal kann es erforderlich sein, die Aortenklemme vorübergehend *cranial der Nierenarterien* anzulegen: bei ausgedehntem Hämatom ist die Occlusion der Aorta ohne Gefahr für andere Strukturen (Graham 1968) nicht möglich oder aber der Aneurysmahals liegt in Höhe der Nierenarterienabgänge. Hier sei an die Ischämiezeit von 30–40 min erinnert (protektive Maßnahmen: passagere Perfusion der Nieren mit kalter gepufferter Ringerlösung oder Dauerperfusion mittels Bypass von der proximalen Aorta oder A. axillaris). Ist die Hinterwand der Aorta intakt, so kann nach Resektion der Vorderwand (Einblick in die Nierenarterienabgänge möglich) die End-zu-End-Anastomose mit einer „Zunge" an der Vorderwand (nach Art eines Patch) hergestellt werden. – Reicht das Aneurysma weiter nach cranial oder ist die infrarenale Wand für eine Anastomose nicht gut genug, bleibt entweder die subrenale Ligatur und Anlage eines extraanatomischen Bypass (axillo-bifemoral) oder aber – bei entsprechenden Voraussetzungen – die Resektion unter dem Schutz eines atrio-femoralen Linksbypass bzw. die Bypassresektion nach De Bakey et al. (1965 s. auch thorakoabdominelles Aneurysma).

Gelingt aus irgendeinem Grunde die zentrale Blutungskontrolle mittels Gefäßklemme oder digital nicht, so kann transaxillär in das Lumen der Aorta ein Ballonkatheter (Nr. 8/10 oder 8/14 oder 8/22 nach Fogarty) zur Occlusion vorgeschoben werden. Auch hier ist wieder an die ischämische Toleranzzeit der Nieren zu denken.

Die Ruptur des Aneurysmas in die *V. cava inferior* (sehr selten) läßt sich an einem lauten Maschinengeräusch sowie einem fühlbaren „thrill" erkennen. Die Blutungskontrolle ist möglich durch Anzügeln der Hohlvene cranial und caudal der Fistel oder durch Impression der gegenüberliegenden Wand der Hohlvene von außen (Barker 1978). Die endgültige Versorgung erfolgt dann vom Aneurysmasack aus (nach partieller Wandresektion und Ausschälung). Die Gefahr der *Luft-* oder *Thromboembolie* ist bei dieser Komplikation sehr groß!

Eine *periphere Rekonstruktion* ist, wie schon erwähnt, in aller Regel nicht erforderlich. Um einer peripheren Thrombose nach Absetzen des Aneurysmas im Iliacalbereich vorzubeugen, wird Heparinkochsalzlösung in einer Konzentration von 10000 E Heparin/100 ml 0,9%ige NaCl-Lösung (Prothese vorher vorgerinnen lassen!) in die Iliacalstümpfe injiziert.

Die prophylaktische *Antibiotika*gabe für ca. 2–3 Tage muß intraoperativ begonnen werden, da infolge des großen Blutverlustes und der ausgedehnten Einblutungen ins Gewebe die Infektgefahr sehr groß ist.

Die *Operationssterblichkeit* für das rupturierte abdominelle Aortenaneurysma schwankt nach der Literatur zwischen 32% und 85% und liegt im Mittel bei 56% (756 Patienten GRAHAM et al. 1968; 62% BARKER 1978). In Anbetracht der tödlichen Ruptur kann dieses Ergebnis ermutigen.

2.3 Seltene Aneurysmalokalisationen

Zu diesen zählen die *intrakraniellen* Aneurysmen (besonders im Bereich des Circulus arteriosus Willisi), die der *supraaortischen* Äste (meist Traumafolge) sowie die der *Visceralarterien;* von letzteren haben die Aneurysmen des Truncus coeliacus und der A. mesenterica kaum Bedeutung, hingegen die der A. lienalis, A. renalis und A. hepatica wohl.

2.3.1 Aneurysma der A. lienalis

Ätiologie: meist (60%) Arteriosklerose, in 20% Wanddefekte, 20% unklar (hämodynamisch bedingt? VOLLMAR 1975).

Häufigkeit: im Abdomen nach terminaler Aorta und Beckenarterien an 3. Stelle.

Klinik: stumm; Zufallsbefund (Kalkschatten auf der Röntgenabdomenübersichtsaufnahme); Manifestation in der Regel nur durch die intraabdominelle Blutung nach Ruptur.

Therapie: Aneurysmaresektion, Splenektomie.

2.3.2 Aneurysma der A. renalis

Ätiologie: in erster Linie Arteriosklerose.

Häufigkeit: an 4. Stelle der abdominellen Aneurysmen; in ca. 50% doppelseitig.

Klinik: langsame Entwicklung eines Hypertonus (Embolisation ins Nierenparenchym), sonst stumm.

Therapie: nur bei Hypertension als Folge des arteriografisch nachgewiesenen Aneurysmas: Exstirpation des Aneurysmas, evtl. mit partieller oder totaler Organentfernung.

2.3.3 Aneurysma der A. hepatica

Ätiologie: meist Arteriosklerose.

Häufigkeit: an 5. Stelle der abdominellen Aneurysmen.

Klinik:
- Oberbauchschmerzen rechts (wie bei Gallenwegserkrankung),
- Gastrointestinale Blutung (Ruptur des Aneurysmas ins Duodenum oder den Ductus choledochus),
- Ikterus (Kompression des Ductus choledochus von außen oder Blutung in den Ductus).

Therapie: Exstirpation unter Erhaltung der Arterienkontinuität (autologe Vene).

2.4 Literatur

Barker WF (1978) The rupturing aortic aneurysm. In: Najarian JS, Delaney JP (eds) Vascular Surgery. Thieme, Stuttgart, pp 461–475

Bergan JJ et al. (1969) The blood vessels. In: Preston FW, Beal JM (eds) Basic Surgical Physiology. Year Book Medical Publishers, Inc Chikago, p 134–151

Bernstein EF (1978) The natural history of abdominal aortic aneurysms. In: Najarian JS, Delaney JP (eds) Vascular Surgery. Thieme, Stuttgart, pp 441–452

Bollinger A (1976) Periphere Zirkulation. In: Siegenthaler W (Hrsg) Klinische Pathophysiologie. Thieme, Stuttgart, S 660–694

Bollinger A (1979) Funktionelle Angiologie. Thieme, Stuttgart

Couch NP (1970) Management and mortality in resection of abdominal aortic aneurysms. Am J Surg 119/4: 408–416

CRAWFORD EST et al. (1978) Progress in treatment of thoracoabdominal and abdominal aortic aneurysms involving celiac, superior mesenteric and renal arteries. Ann Surg 188/3: 404–422

CUTLER BS, DARLING RC (1973) Surgical management of arteriosclerotic femoral aneurysms, Surg 74/5: 764–773

DE BAKEY ME et al. (1955) Surgical considerations of dissecting aneurysms of the aorta. Ann Surg 142: 586–612

DE BAKEY ME et al. (1962) Aneurysma of the aortic arch: factors influencing operative risk Surg clin North Am 42: 1543–1554

DE BAKEY ME et al. (1964) Aneurysms of abdominal aorta: analysis of results of graft replacement therapy one to eleven years after operation. Ann Surg 160: 622–639

DE BAKEY ME et al. (1965) Surgical Mangement of dissecting aneurysms of the aorta. J Thorac Cardiovasc Surg 49/10: 130–149

DE BAKEY ME et al. (1965) Surgical considerations in the treatment of aneurysms of the thoraco-abdominal aorta. Ann Surg 162/4: 650–662

DE BAKEY ME et al. (1976) Zentrale Aneurysmen (thorakale, abdominale Aorta) in: Arteriovenöse Fisteln – dilatierende Arteriopathien (Aneurysmen), Hrsg. VOLLMAR JF u. NOBBE FP, Thieme Verlag Stuttgart, S 124–133.

GRAHAM AL et al. (1968) Ruptured abdominal aortic aneurysm. Arch Surg 97/6: 1024–1031

HEBERER G (1959) Zur Chirurgie von Aneurysmen der Bauchaorta, der Milz- und Leberarterien Chirurg 30: 193–200

HEBERER G et al (1969) Der Aortenbogenersatz bei luischen Aneursymen. Chirurg 40: 174–179

HICKS GL et al. (1975) Survival improvement following aortic aneurysm resection. Ann Surg 181: 863–869

LIOTTA D et al. (1971) Surgical treatment of acute dissecting aneurysm of the ascending aorta Ann Thorac Surg 12/6: 582–592

LORD JW et al. (1973) Unsuspected abdominal aortic aneurysms as the cause of peripheral arterial occlusive disease. Ann Surg 177: 767–771

MANNICK JA (1978) Abdominal aortic aneurysmectomy – an increasingly safe operative procedure. In: NAJARIAN JS, DELANEY JP (eds) Vascular Surgery. Thieme, Stuttgart, pp 453–460

MEISTER R (1979) Aneurysmen der Bauchaorta. Vortrag Internationales angiolisches und angiografisches Seminar, 14. 3.–18. 3. 1979 Baden-Baden

PETRITSCH PH (1979) Pathophysiologie der Nierenschädigung nach temporärer Ischämie und Maßnahmen zu deren Verhinderung. Fortschr Med 97/3: 117–120

REEMTSMA K, BREGMAN D (1978) Aneurysm of the Thoracic aorta and management of dissecting aneurysms of the thoracic aorta. In: NAJARIAN JS, DELANEY JP (eds) Vascular Surgery. Thieme, Stuttgart, pp 415–420, 431–439

ROB CG (1978) Diagnosis and indications for surgery for femoral and popliteal aneurysms. In: NAJARIAN JS, DELANEY JP (eds) Vascular Surgery. Thieme, Stuttgart, pp 477–501

Rob CG, Vollmar J (1959) Die Chirurgie der Bauchaorta. Ergeb Chir Orthopäd 42: 569–654

Szilagyi DE et al. (1966) Contribution of Abdominal aortic aneurysmectomy to prolongation of life. Ann Surg 164: 678–699

Vollmar JF, Nobbe FP (1976) Arteriovenöse Fisteln – dilatierende Arteriopathien (Aneurysmen) Thieme Verlag, Stuttgart

Vollmar J (1975) Rekonstruktive Chirurgie der Arterien. Thieme, Stuttgart

Wheat MW Jr (1973) Treatment of dissecting aneurysms of the aorta: current status. Prog Cardiovasc Dis 41: 87–101

Wheat MW, Palmer RF (1968) Dissecting aneurysms of the aorta: present status of drug versus surgical therapy. Prog Cardiovasc Dis 11: 198–201

Wheat MW Jr et al. (1969) Acute dissecting aneurysms of the aorta. Treatment and results in 64 patients. J Thorac Cardiovasc Surg 58/3: 349–351

Zeitler E (1976) Röntgenol. Diagnostik der dilatierenden Arteriopathien – Aneurysmen der Aorta und der Gliedmaßenarterien; in Arteriovenöse Fisteln – dil. Arteriopathien (Aneurysmen), Hrsg. Vollmar JF u. Nobbe FP, Thieme Verlag Stuttgart, S 107–124

3 Notfälle nach gefäßchirurgischen Eingriffen

Die aufgrund besserer technischer Möglichkeiten, größerer Erfahrung und somit erweiterter Indikationsstellung zunehmende Zahl gefäßchirurgischer Eingriffe bringt zwangsläufig auch eine Zunahme der möglichen Komplikationen mit sich. Dadurch können sich Situationen ergeben, die die Erhaltung eines Organes oder einer bzw. mehrerer Gliedmaßen ernsthaft gefährden oder sogar das Leben des Patienten unmittelbar bedrohen. Durch frühzeitige Erkennung derartiger Komplikationen (Thrombose, Blutung, Infekt) und durch sofortige Intervention können oftmals – wenn auch nicht immer – Folgeschäden vermieden werden. – Eine Verminderung der Komplikationsrate ist denkbar u. a. durch

- den Einsatz einer begrenzten Zahl erfahrener Operateure,
- eine klare Indikationsstellung,
- die intraoperative Dokumentation des Revascularisationsergebnisses zwecks Vermeidung von Rezidiveingriffen durch sofortiges Erkennen technischer Fehler und
- hochsteriles Arbeiten (vgl. auch 3.3.6).

3.1 Die Thrombose

3.1.1 Ursachen

Tritt in einem rekonstruierten Gefäßabschnitt innerhalb der ersten Tage postoperativ eine Thrombose (innerhalb von 48 h = „Sofortverschluß" nach Vollmar (1975); innerhalb eines Jahres = „Frühverschluß" nach Vollmar (1975), auf, kann in der Regel davon ausgegangen werden, daß ein „Verschulden" des Operateurs vorliegt:

1. *Falsche Indikationsstellung:* z. B. Anlage eines femoro-cruralen bypass auf eine in ihrem distalen Abschnitt veränderte Unterschenkelarterie; die Entscheidung ist vom falschen Ehrgeiz des Operateurs zur Erhaltung der Extremität um jeden Preis („einsame Entscheidung"? keine sachliche Diskussion?) bestimmt und läßt sich nicht von hämodynamischen Gesichtspunkten leiten. Auf diesen Fehler geht dann ein Leidensweg von Revisionsoperatio-

nen zurück, an dessen Ende – so es der Patient erlebt – schließlich doch die Amputation steht.

2. *Technische Fehler* (intraoperativ):
- übersehene distale Stenose (= falsches Empfängersegment),
- Restthrombus,
- verbliebene distale Stufe (nicht transmural fixiert),
- nahtbedingte Stenose,
- kein „overpatch" (d. h. der Patch bzw. die Anastomose überlappt nicht die distale Stufe um einige Millimeter),
- abgeknickte oder torquierte Prothese,
- Intimadissektion durch brüske Handhabung des Instrumentariums (z. B. zirkuläres Quetschen bei zu fester Occlusion mit dem Gummizügel) etc.

3.1.2 Diagnose

Der akute Verschluß eines rekonstruierten Gefäßabschnittes läßt sich unschwer erkennen an:

1. *dem subjektiven Beschwerdebild:* wieder plötzlich einsetzende Schmerzen in der Gliedmaße, Auftreten neurologischer Ausfälle (bei Eingriffen an der Carotisstrombahn) etc.,
2. *den klinischen Zeichen:* Blässe, fehlende Pulsation, Einschränkung von Sensibilität und/oder Motorik und
3. *weiterführenden Untersuchungstechniken:* Doppler-Ultraschall (möglichst flow-gerichtet), Angiographie.

3.1.3 Therapie

1. *Allgemeine Hinweise:* der akute Verschluß nach vorangegangener Rekonstruktion erfordert *prinzipiell sofort* chirurgisches Handeln; dies trifft in besonderem Maße für den Sofortverschluß (s. 3.1.1) zu. Ausnahmen von dieser Regel stellen folgende Situationen dar:
- Der erneute Eingriff gefährdet unmittelbar das Leben des Patienten (z. B. Rethrombose der A. carotis interna mit Bewußtlosigkeit).
- Der Patient ist nicht narkosefähig, die Revisionsoperation nicht in Lokalanästhesie durchführbar (→ schnellstmögliche Revision anstreben, z. B. durch Beheben eines Schockzustandes).

- Eine Revision ist aufgrund der hämodynamischen Verhältnisse bei der Erstoperation (zu weit gestellte Indikation, da der Patient einer primären Amputation nicht zustimmte) nicht sinnvoll: Rücksprache mit dem Erstoperateur!
- Die Extremität ist nicht vital bedroht; die (evtl. schwierige) nächtliche Revision kann solange unterlassen werden bis die äußeren Umstände eine optimale Versorgung (erfahrenes Team etc.) gestatten.

2. *Technik:* Einzelheiten der Revisionseingriffe sind in den betreffenden Kapiteln (Akuter Extremitätenarterienverschluß Kap. 1, die akute cerebrovaskuläre Insuffizienz vom Carotistyp Kap. 6) beschrieben.

3.2 Die Blutung

Grundsätzlich muß zwischen der Blutung in unmittelbarem zeitlichem Zusammenhang mit einer Gefäßoperation und der mit zeitlicher Verzögerung auftretenden Blutung (Anastomosenaneurysma, Infektblutung) unterschieden werden.

3.2.1 Die Blutung in der frühen postoperativen Phase

Sie tritt in der Regel postoperativ im Verlauf weniger Stunden auf.

Ursachen

1. *Technische Fehler:*
- Nahtleckage (Abstände der Einstiche zu weit?),
- Ausfransen des Kunststoffes (Einstich zu dicht am Rand?),
- Abrutschen einer Ligatur (z. B. am Seitenast der autologen Vene bei der Verwendung als femoro-poplitealer Bypass).

2. *Störung der Blutgerinnung:*
- Heparin zu hoch dosiert, intraoperativ („Patch wird nicht dicht“) oder postoperativ; diffuse Blutungsneigung.
  Merke: Thrombinzeit (TZ) verlängert (> 24 sec)
  Therapie (s. u.): Protaminsulfat (5 ml = 5000 E neutralisieren 5000 E Heparin = 1 ml) intravenös.
- Verabreichung alter Blutkonserven in größerer Zahl → Zerstörung der Blutplättchen; Citratintoxikation?

Merke: Thrombocytenzahl erniedrigt, evtl. Faktorenmangel (V, VIII)

Therapie (s. u.): Frischblut, Calzium, Faktorenkonzentrate, Prothrombinkomplex.

– Verbrauchscoagulopathie, z. B. nach hämorrhagischem oder bei septischem Schock; Stimulation der intravasalen Gerinnung durch freiwerdende Gewebsthrombokinase.

Merke: Verlängerung der TPZ (= Quick-Wert = Prothrombinzeit), Verminderung der Thrombozytenzahl, Absinken des Fibrinogen.

Therapie (s. u.): Frischblut,Heparin (15–20000 E pro 24 h) intravenös.

Die *Diagnose* ergibt sich unschwer aus:

1. dem Blutverlust durch die Wunde oder über die liegenden Drainagen,
2. den Laborparametern (Hb, Hkt, Gerinnungswerte) und
3. den intraoperativen Besonderheiten (Beschaffenheit der Gefäßwand, Schwierigkeiten mit der Gefäßnaht, Gerinnungsprobleme etc.); Rücksprache mit dem Operateur!

Die Erkennung einer intraperitonealen oder retroperitonealen Blutung, etwa durch Undichtigkeit der aortalen Anastomose, ist oftmals schwieriger als bei peripheren Leckagen: Die Diagnose stützt sich in erster Linie auf die Zeichen des hämorrhagischen Schocks (und evtl. den Blutverlust über einen retroperitonealen Drain). In Zweifelsfällen sei an die Peritoneallavage erinnert (s. auch Kap. 4 Arterienverletzungen).

Die *Therapie* richtet sich zwangsläufig nach der Blutungsursache; darüber hinaus sollte aus Gründen der Infektprophylaxe (s. u.) ein größeres Hämatom immer ausgeräumt werden.

1. *Operationstechnisch bedingte Blutungen* müssen in der Regel auch chirurgisch gestillt werden: z. B. zusätzliche Einzelnähte zur Abdichtung einer Anastomosenleckage (cave Stenosierung, besonders in den Anastomosenwinkeln, s. Abb. 1.12).
2. Bei Bestehen einer *Gerinnungsstörung* ist diese nach Möglichkeit kausal und gezielt zu behandeln.

   Die Gabe von Heparin zur Blutstillung stößt leider immer noch gelegentlich aus emotionalen Gründen auf Widerstand; ist jedoch die Diagnose einer Verbrauchscoagulopathie gesichert, darf mit der Verabreichung von Heparin nicht länger gezögert werden: 15–20000 E pro 24 h intravenös.

- Heparinüberdosierung: Protaminsulfat (Faustregel: ca $^2/_3$ der verabreichten Heparinmenge nach intraoperativer Vollheparinisierung (z. B. Carotiseingriff)) geben.
  Bei postoperativer Heparinisierung genügt zumeist das Absetzen der Medikation oder eine geringe Menge des Antidot (z. B. 5 ml = 5000 E Protaminsulfat).
- Citratintoxikation (Barker 1978): Calziumchlorid oder -glukonat, Frischblut, evtl. Faktorenkonzentrat.
- Verbrauchscoagulopathie: Heparin intravenös (Infusomat), ca. 15–20000 E pro 24 h.

3.2.2 Die Blutung als Spätkomplikation

In wechselnd langem zeitlichen Abstand von einer Gefäßoperation (Erst- oder Revisionseingriff; Frequenz bei letzteren höher!) kann es zur lebensbedrohenden Blutung im Operationsgebiet kommen. Ursächlich muß in erster Linie an eine Infektblutung oder an eine Blutung aus einem (falschen) Aneurysma gedacht werden.

1. Die Infektblutung

Eine derartige Blutung ist immer dann zu befürchten, wenn ein im Operationsgebiet aufgetretener Infekt sich bis auf die rekonstruierten Gefäße ausgedehnt hat. Szilagyi et al. (1972) bezeichnen diese fortgeschrittene Form des Infektes (s. u.) als drittgradig; sie tritt nach einer Übersicht von Sandmann (1976) über ein (nicht ganz vergleichbares) Krankengut von 8458 Patienten durchschnittlich in 2,7–3,1% der Fälle nach Kunststoffimplantationen auf. Bevorzugte Lokalisation ist in ca. 60% die Leistenbeuge. Es ist verständlich, daß eine von Eiter umgebene Prothese nicht nur als Leitschiene für die Infektausbreitung angesehen werden muß, sondern daß es auch an ihrer Nahtstelle mit dem autologen Gefäß zur Dehiscens mit der möglichen Entwicklung eines falschen Aneurysmas oder zur Ruptur und bedrohlichen Blutung kommen kann.

Die Diagnose ist in der Regel nach Kenntnis der Anamnese und des Lokalbefundes leicht zu stellen, zumal dem Erstbehandelnden der Patient oftmals aus seiner stationären oder ambulanten Betreuung bekannt ist. Von daher ist es generell ratsam, im Hinblick auf evtl. auftretende Komplikationen nach gefäßchirurgischen Eingriffen diese Patienten selbst weiter zu betreuen: tritt dann eine Komplikation ein, ist der Arzt mit der Krankengeschichte bereits vertraut; dies bedeutet eine große Entscheidungshilfe!

Die Prognose der Infektblutung ist ungünstig, da nicht nur die betroffenen Gliedmaße, sondern auch das Leben des Kranken bedroht sind: Die Sterblichkeit liegt bei 30% und steigt im Falle der Einbeziehung einer aortalen Anastomose in den Infekt auf über 70% (TREDE et al. 1977; VOLLMAR 1975) an.

Die Therapie

a) Sofortmaßnahmen:
- Vorläufige Blutstillung durch Kompression oder Anlegen von Gefäßklemmen (im Bett!), Kreislaufüberwachung (zentralvenöser Zugang, Infusionstherapie) und sofortiger Transport in den Operationssaal.

b) Endgültige Blutstillung, Beseitigung des Herdes:
- Freilegung der betroffenen Gefäße im infizierten Bezirk, Ligatur mit resorbierbarem Nahtmaterial (z. B. Dexon, Vikryl),
- Großzügiges Ausräumen des infizierten und nekrotischen Gewebes nach den Prinzipien der septischen Chirurgie,
- Antibiogramm zur gezielten antibiotischen Behandlung (lokal, systemisch); bis dahin unspezifisch bakteriostatisch (lokal).

c) Entfernung des Prothesenmaterials:
- Körperfremdes Material muß immer entfernt werden; die Implantation anderer Kunststoffe in dieser (infizierten) Region ist kontraindiziert!
- Zur Entfernung des Prothesenmaterials ist es sinnvoll, nach der vorläufigen Blutstillung zuerst von einem aseptischen Zugang aus die Prothese nach Durchstichligatur weit proximal zu durchtrennen und den distalen Stumpf zu mobilisieren. Dann kann letzterer nach Verschluß der aseptischen Wunde von der infizierten Region aus extrahiert werden, ohne daß es zu einer ascendierenden Keimverschleppung kommen kann. Beispiel: bei einem drittgradigen Infekt in der Leistenbeuge mit Kunststoffimplantation und Infektblutung wird nach oder während der provisorischen Blutstillung über eine Incision im Unterbauch unter aseptischen Bedingungen

die Prothese weit aortenwärts ligiert und durchtrennt und sodann die Wunde im Unterbauch verschlossen und verbunden. Danach kann dann von der Leistenbeuge aus die nicht infizierte Prothese in die Leistenbeuge zur Entfernung herausgezogen werden. Somit bleibt der Retroperitonealraum vom inguinalen Infekt verschont.

d) Indikation und Kontraindikation zur Revascularisation:

- Im Falle der vitalen Bedrohung der Extremität ist bei schlechtem AZ jeder Revascularisationsversuch kontraindiziert; die sekundäre Amputation ist wahrscheinlich nicht zu umgehen.
- Ist die Lebensfähigkeit der Extremität bedroht und der AZ so, daß dem Patienten ein längerer Eingriff zugemutet werden darf, sollte in gleicher Sitzung ein extraanatomischer Bypass angelegt werden (ein gutes Empfängersegment ist Voraussetzung!).
- Gibt die Durchblutung der betroffenen Gliedmaße nach Ligatur der Gefäße im infizierten Bezirk keinen Anlaß zur Sorge, so sollte auch bei gutem AZ erst nach sicherer Beherrschung des Infektes eine erneute Blutumleitung bei strenger Indikation (z. B. Ruheschmerzen) erwogen werden.

e) Das extraanatomische Bypassverfahren:

- Prinzip: weiträumige Umgehung des Infektbezirkes, abweichend von den anatomischen „Gefäßbetten" mittels autologer Vene (am besten!) oder Kunststoffimplantaten.
- Formen: Tabelle 3.1.

f) Techniken:

- Der axillo-femorale und der femoro-femorale („cross-over") bypass: vgl. Kap. 1 „Der akute Verschluß von Extremitätenarterien".

Tabelle 3.1. Übliche Verfahren zur Blutumleitung bei drittgradigen Infekten

Sitz des Infektes	Art des Umleitungsverfahrens
Aorto-iliacal	Axillo-femoraler bypass (Blaisdell u. Hall 1963; Louw 1961)
Iliacal (einseitig)	Femoro-femoraler bypass („cross-over"; Vetto 1962)
Inguinal	Obturatorbypass (Shaw u. Baue 1963) evtl. axillo-femoraler bypass
Femoral-popliteal	evtl. femoro-cruraler bypass

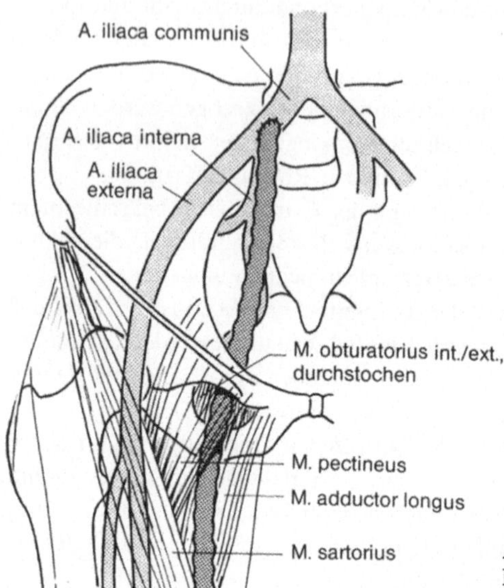

Abb. 3.1. Schematische Darstellung der Anlage eines Obturatorbypasses

– Der Obturatorbypass (Abb. 3.1): Freilegen des Prothesenschenkels oder der A. iliaca communis (bzw. des Prothesenstumpfes bei zweizeitigem Vorgehen mit primärer Durchtrennung der Prothese und Extraktion des distalen Abschnittes zur infizierten Leistenbeuge, s. o.) über eine leicht lateralkonvexe bogenförmige Incision im Unterbauch und Abschieben des Peritonealsackes. Diese Präparation kann bei einem Rezidiveingriff schwierig sein. Erstellen der proximalen End-zu-Seit- oder besser End-zu-End-Anastomose zwischen occludiertem Prothesenstumpf und neuem Implantat (Kunststoff oder autologe Vene) durch fortlaufende Naht (5-0 monofiles Material). Danach Incision an der Medialseite des gleichseitigen Oberschenkels unter Wahrung eines großzügigen Abstandes von der infizierten (und gut abgedeckten) Leistenregion; Darstellen der A. femoralis superficialis oder bei deren Verschluß der A. profunda femoris in ihrem distalen Abschnitt. Nunmehr von retroperitoneal her Aufsuchen des Unterrandes des oberen Schambeinastes, Spalten der Fascie über dem M. obturatorius internus (= innere Auskleidung des Foramen obturatum);

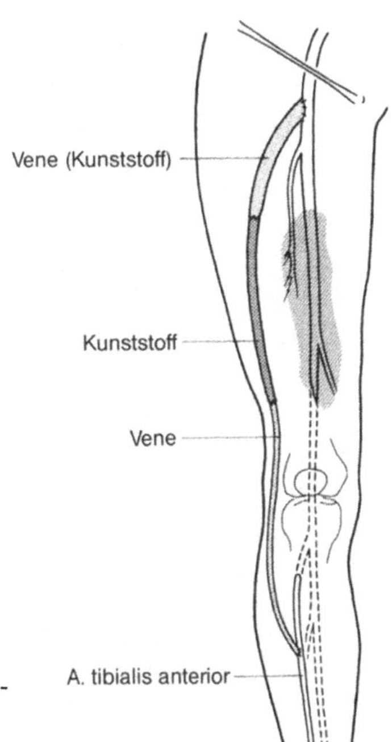

Abb. 3.2. Schematische Darstellung eines femoro-cruralen Kombinationsbypass auf die A. tibialis anterior lateral (schraffiert: infizierte Region)

von kaudal her (auf dem M. adduktor magnus) können mit einer langen Kornzange die Mm. obturatorius externus (= äußere Auskleidung des Foramen) und internus durchbohrt werden, um auf diese Weise das neue Implantat zur Medialseite des Oberschenkels durchzuziehen. Der Bypass wird unter gehörige Spannung gebracht, an seinem distalen Ende zurechtgeschnitten und mit dem Empfängersegment in typischer Weise End-zu-Seit anastomosiert. Sollte kein geeignetes Empfängersegment vorhanden sein, so muß ein Kombinationsbypass weiter distal auf ein Empfängersegment mit ausreichendem Abfluß angelegt werden.

– Der femoro-crurale Bypass (Abb. 3.2): Freilegen der Gefäße in der Leistenbeuge und (möglichst simultan) der betreffenden Unterschenkelarterie (in der Regel A. tibialis anterior oder posterior). Nach Anschlingen der Gefäße wird ein Kombinationsbypass (Kunststoff und Vene) in ausreichender Länge durch End-zu-End-Anastomosen (cave Stenosierung an den Stoßstellen!) hergestellt. Dabei sollte immer autologe Vene zur Gelenküberschreitung Verwendung finden. Die proximale Anastomose im Bereich der Femoralisgabel wird in Form der End-zu-Seit-Anastomose oder in Form der End-zu-End-Anastomose mit Einnähen eines Erweiterungsflicken in die Vorderwand und unter Durchtrennen der A. femoralis superficialis erstellt. Die distale Anastomose entspricht einer End-zu-Seit-Verbindung, die mit feinstem Nahtmaterial (7-0) durchgeführt werden muß. Ablauf der Operation in drei Schritten: inkomplette, distale Anastomose (Lücke an der Vorderwand für die Flushmanöver), Durchzug des Transplantates subfascial (wobei zum Anschluß an die A. tibialis anterior der Wechsel von lateral nach medial am Oberschenkel erfolgt), proximale Anastomose, Flushmanöver durch den Bypass und Vervollständigung der distalen Anastomose.

Hinweis

Das chirurgische Vorgehen im Zustand der Infektblutung hat in erster Linie die Rettung des Lebens und dann die der betroffenen Extremität zum Ziel. Derartige Eingriffe sollten in Anbetracht ihres Schwierigkeitsgrades möglichst nur vom Erfahrenen durchgeführt werden.

2. Die Aneurysmablutung

Allgemeines

Durchschneidende Nähte in einer sehr weichen Gefäßwand, Ausreißen einzelner Fäden aus der Prothese (Rand des Kunststoffes zu knapp gefaßt?) und schleichender Infekt können zur Entwicklung eines falschen Aneurysmas (= extramurales Hämatom, s. Kap. 2 „Arterielle Aneurysmen") führen. Der Zeitraum bis zur vollständigen Ausbildung ist nicht scharf begrenzt: Wochen bis Monate bis Jahre. Am häufigsten tritt diese Komplikation in der Leistenbeuge auf.

Nach Smith und Szilagyi (1961, zit. nach Vollmar 1975) ist bei 20% der Patienten das Aneurysma bereits rupturiert, wenn sie in chirurgische Behandlung kommen. Dies mag zum Teil daran liegen, daß das Aneurysma häufig als vergrößerte(r) Lymphknoten (infiziert?) oder Wundinfekt fehlgedeutet wird. Derartige Fehldiagnosen lassen sich vermeiden, wenn die Patienten nach gefäßchirurgischen

Eingriffen in ambulanter Betreuung der operierenden Klinik bleiben. Unter solchen Umständen wird kaum die bedrohliche Situation einer Blutung auftreten, da die Diagnosestellung (pulsierender Tumor nach einer Gefäßoperation im Operationsgebiet mit langsam zunehmender Größe) sowie die Korrektur in der Regel rechtzeitig erfolgen.

Diagnose

Die *drohende* Ruptur kündigt sich durch die rasche Vergrößerung der pulsierenden Geschwulst an. Die *eingetretene* Ruptur dürfte nur im Bereich der Stammarterien auf diagnostische Schwierigkeiten stoßen; die Blutung, etwa aus einer aortalen Anastomose, die im Sinne eines falschen Aneurysma verändert ist, in die freie Bauchhöhle bzw. den Retroperitonealraum oder in benachbarte Hohlorgane (Duodenum, Jejunum, Ileum) ist schwerlich rechtzeitig zu entdecken. In diesen seltenen Fällen sind die wichtigsten diagnostischen Zeichen:

- das Denken an die Möglichkeit einer Aneurysmablutung (aortale Anastomose) oder einer vaso-intestinalen Fistel aufgrund der Anamnese (Gefäßoperationen, evtl. mehrfache Revisionseingriffe, im aorto-iliacalen Abschnitt),
- der hämorrhagische Schock, und evtl.
- die schwere gastro-intestinale Blutung (peranaler Abgang hellroten Blutes?, Gastroskopie?, Angiographie?).

Therapie

- Die Sofortmaßnahmen decken sich mit denen bei Auftreten etwa einer Infektblutung (s. o.).
- Das chirurgisch-technische Vorgehen bei peripheren (falschen) Aneurysmen im Stadium der Ruptur ohne Anhalt für das Bestehen eines Infektes wurde bereits an anderer Stelle (s. Kap. 2 „Arterielle Aneurysmen“) detailliert beschrieben (vorläufige und endgültige Blutstillung, Resektions- oder Bypassverfahren).
- Das rupturierte Aneurysma auf dem Boden eines Infektes unterliegt den gleichen Behandlungsprinzipien wie die Infektblutung (s. o.).

  Es sei hier nochmals betont, daß ein Revascularisationsversuch mit Implantation von Kunststoff in einer infizierten Region nicht statthaft ist!

- Die Therapie einer Blutung aus einem aortalen (falschen) Aneurysma oder aus einer aorto- bzw. iliaco-intestinalen Fistel hat vorrangig die Blutungskontrolle durch Occlusion der Aorta zum Ziel; dies gilt auch gegenüber zeitaufwendigen, diagnostischen Maßnahmen. Die Sterblichkeit dieser Patientengruppe liegt um 90%. Nur bei fehlendem Infekt und sicherem Ausschluß einer Verunreinigung der Bauchhöhle bzw. des Retroperitonealraumes durch Darminhalt (bei Verschluß der intestinalen Fistel oder Darmresektion) darf eine sofortige Rekonstruktion (Neuimplantation einer Prothese) angestrebt werden.

3.3 Der Infekt

3.3.1 Allgemeines

Gegen einen Infekt nach gefäßchirurgischem Eingriff ist niemand gefeit; die Bemühungen können in Anbetracht der z. T. ernsten Folgen nur dahin gehen, die Infektionsrate zu senken.

- Ist der Infekt nur oberflächlich, entspricht er einer einfachen Wundheilungsstörung, die noch keinen Anlaß zur Sorge geben muß (= Grad I nach SZILAGYI et al. 1972).
- Ist der Infekt bereits tiefer – unter Mitbeteiligung der Subcutis – vorgedrungen (= Grad II nach SZILAGYI et al. 1972), so trennt ihn in der Regel nur noch eine geringe Gewebsbrücke vom Gefäß bzw. vom Implantat selbst.
- Die Einbeziehung der Gefäßstrecke in den Infekt entspricht dem Grad III nach SZILAGYI et al. (1972). Diese Situation fürchtet jeder Gefäßchirurg, da sie das Leben des Patienten und der betroffenen Gliedmaße bedroht. Zu notfallmäßigem Eingreifen (z. B. Infektblutung) kann man gezwungen sein, wenn die Gefahrenquelle nicht rechtzeitig entschärft oder beseitigt wurde.

Infektprädisponierende Momente stellen ohne Frage die Leistenbeuge als Operationsgebiet (ca. $^{2}/_{3}$ aller Infekte sind hier lokalisiert!) und körperfremdes Material (= Kunststoff) als Implantate dar. Ob das Stadium IV nach FONTAINE in der Tat als Ursache für einen Infekt (z. B. via Lymphbahnen) anzuschuldigen ist, muß nach den Untersuchungen von DENCK 1976 (Rundtischgespräch anläßlich der

93. Tagung der Deutschen Gesellschaft für Chirurgie 1976) zumindest in Zweifel gezogen werden. – Hinsichtlich der aus solchen Infekten gezüchteten Keimart ist eine Wende eingetreten: Die dominierende Rolle des Staphylococcus aureus scheint heute nicht mehr so überzeugend, da andere Keime (Pseudomonas aeruginosa, Proteus, Klebsiellen) an Bedeutung gewinnen (Selektion durch Antibioticaprophylaxe?).

3.3.2 Diagnose

Die Diagnose wird im Falle einer oberflächlichen Entzündung (entsprechend Grad I oder II nach SZILAGYI et al. 1972) durch die klassischen Zeichen der Rötung, Schwellung, Hyperthermie sowie des Spontan- und Berührungsschmerzes leicht zu stellen sein. Die fortgeschrittene Infektion des Grades III läßt in der gespreizten Wunde unschwer das bloß liegende Implantat erkennen. Das Aussehen des Kunststoffes, besonders im Anastomosenbereich, läßt auf evtl. eingetretene (Thrombose, beginnende Nahtdehiscenz, falsches Aneurysma) oder drohende Komplikationen (Blutung) schließen.
Bietet der Patient ein septisches Krankheitsbild, müssen Keime sowohl aus dem Primärherd als auch aus dem Blut (arterielle als auch venöse Entnahme) zur Erstellung eines Antibiogramms gezüchtet werden. Die Entnahme einer Blutkultur ist jedoch nur während eines Fieberschubes sinnvoll.

Entscheidend für das diagnostische Vorgehen ist die frühzeitige Spreizung der Wunde unter streng aseptischen Kautelen schon im Verdachtsfalle sowie die frühzeitige Entnahme von Wundabstrichen zur Erstellung eines Antibiogramms.

3.3.3 Differentialdiagnose

1. *Lymphfistel:* klares, bernsteinfarbenes Sekret ohne Keimnachweis; hoher Lymphocytengehalt. Bei unsterilem Vorgehen Sekundärinfektion leicht möglich.
   Behandlung: bei geschlossener Haut, Punktion außerhalb der Hautincision unter strenger Beachtung der Sterilität, leichter

Kompressionsverband; bei offener Wunde geduldiges Verbinden (evtl. mehrfach täglich), evtl. leichte Kompression.

2. *Hämatom:* nach Entfernung eines oder zweier Hautfäden läßt es sich unschwer erkennen (Abstrich nicht vergessen!); nach VOLLMAR (1975) sollte jedes größere Hämatom angesichts der potentiellen Infektion chirurgisch ausgeräumt werden.
3. *Aneurysma:* langsam an Größe zunehmender (Anamnese!) pulsierender Tumor ohne oder nach vorausgegangenem gefäßchirurgischen Eingriff.

3.3.4 Prognose

Die Prognose eines erst- oder zweitgradigen Infektes ist unter der Voraussetzung einer frühzeitigen und konsequenten Therapie (s. u.) günstig. Ist jedoch die rekonstruierte Gefäßstrecke mit befallen, wie dies in etwa 2–3% der Fälle zu beobachten ist, wird die Prognose sowohl für die betroffene(n) Gliedmaße(n) als auch vor allem quoad vitam ungünstig:
Amputationsrate: bis 40% (SZILAGYI et al. 1972)
Letalität: 20–37% (VOLLMAR 1975)
Letalität bei Mitbeteiligung der aortalen Anastomose: bis 75% (VOLLMAR 1975).

3.3.5 Therapie

1. Ein primär konservatives Vorgehen ist nur im Stadium des *beginnenden Infektes* (ohne Sekretverhaltung, ohne Purulenz) vertretbar. Kommt es unter dieser Therapieform (Ruhigstellung, antiphlogistische Maßnahmen, evtl. Antibiotica) nicht zur deutlichen Besserung des Befundes, muß die chirurgische Behandlung eingeleitet werden.
2. Bei *fortgeschrittener Infektion* (Grad II oder III) darf nur chirurgisch vorgegangen werden:

- frühzeitiges Eröffnen der Wunde,
- gründliche Nekrosenausräumung unter Belassung möglichst einer intakten Gewebsbrücke über der rekonstruierten Gefäßbahn,

- Erstellung eines Antibiogrammes durch wiederholte Wundabstriche,
- gezielte antibiotische Behandlung,
- häufige Verbandswechsel (evtl. mehrfach täglich) unter sterilen Bedingungen,
- evtl. Einlegen einer Spül-Saug-Drainage.

Bei freiliegender Prothese muß geprüft werden, ob und gegebenenfalls in welchem Ausmaß die Infektion entlang des Implantates fortgeschritten ist; ist der Kunststoff gut in der Umgebung verankert (bindegewebige Durchwanderung), kann davon ausgegangen werden, daß der Prozeß noch lokalisiert ist: die Entfernung des Fremdmaterials ist noch nicht zwingend. – Zeigt sich jedoch, daß der Infekt zu einer zirkulären Loslösung der Prothese, einer Lockerung der Nähte im Anastomosen- (oder Patch)bereich, zu einer Thrombose oder zu einer (oder zu wiederholten) Blutung(en) geführt hat, ist die Entfernung der Prothese nach Ligatur der Arterien unumgänglich.

Anmerkung: bei nicht sehr heftigen oder erst drohenden Blutungen kann gelegentlich die Ummantelung des gefährdeten Gefäßbezirkes mit Omentum majus nach VAN DONGEN (1976) weitere Hämorrhagien verhindern.

3. Nach Ausräumung des infizierten Bezirkes mit Entfernung des Fremdmaterials ist das *weitere Procedere* abhängig vom AZ des Patienten sowie vom Grad der Ischämie:

- ein schlechter AZ und die vitale Bedrohung der Gliedmaße machen die sekundäre Amputation zur einzig sinnvollen Maßnahme.
- Ein guter AZ und die vitale Bedrohung der Gliedmaße erfordern die Anlage eines extraanatomischen Bypass (vgl. 3.2.2 Therapie). Dies sollte nach Möglichkeit unter gezielter antibiotischer Abschirmung (eine Austestung der Keime dürfte bereits vorliegen) und der Verwendung autologer Vene (falls nicht verfügbar: Kunststoff) geschehen.
- Ist die betroffene Extremität nicht in ihrer Lebensfähigkeit bedroht, so sollte unabhängig vom AZ mit jeglicher Revascularisation gewartet werden. Dieses taktische Vorgehen (DENCK, VAN DONGEN 1976) hat den Vorteil, daß durch die konsequente Behandlung des Infektionsherdes eine Bakteriämie minimiert oder verhindert wird und somit das neue Implantat bessere Einhei-

lungschancen erhält. Demgegenüber spricht sich Vollmar (1975) für ein einzeitiges Vorgehen (1. Schritt: extraanatomischer Bypass, 2. Schritt: Ausräumung des Herdes) aus.
4. Über die Therapie der *Infektblutung* vgl. 3.2.2.

3.3.6 Prophylaxe
(s. auch Sandmann 1976; Vollmar u. Büttner-Ristow 1976)

Unter Berücksichtigung der ernsten Konsequenzen, die ein Infekt III. Grades mit sich bringt, muß entsprechend Vorsorge getroffen werden, um das Infektrisiko zu mindern:

1. Operationssaalhygiene (Sterilitätsbewußtsein des Personals = Pflegepersonal und Ärzte, Hautdesinfektion des Operationsfeldes etc.).
2. Erfahrene Operateure und intraoperative Ergebniskontrollen (Flußmessung, Angiogramm) zur Vermeidung von Revisionseingriffen.
3. Gewebeschonendes Operieren (Vermeidung flächenhafter Nekrosen durch Elektrocoagulation; Umgehung der Lymphbahnen in der Leiste durch Abschieben der Lymphknoten von lateral nach medial (Abb. 3.3); Überdehnung der Haut vermeiden etc.).
4. Kurze Operationszeiten.
5. Exakte Blutstillung (Vermeidung postoperativer Blutung oder Hämatomentstehung).
6. Vermeidung der Implantation körperfremden Materials in der Leistenbeuge; erscheint dies unumgänglich, dann muß für eine gute Weichteildeckung gesorgt werden.
7. Die prophylaktische Gabe von Antibiotica ist umstritten. Van Dongen (1976) befürwortet diese Form der Infektprophylaxe, da er in ihr in Anbetracht der länger währenden, gefäßchirurgischen Operationen an zumeist geschwächten Patienten in minderperfundierten Regionen bereits eine Therapie sieht. In einer Doppelblindstudie an 565 Patienten zeigten Kaiser et al. (1978) eine signifikant niedrigere Infektrate unter „perioperativer" Antibioticagabe. Ähnliche Ergebnisse weisen die Untersuchungen von Schlosser et al. (1973) an einem Krankengut mit herz- und gefäßchirurgischen Eingriffen aus. – Andererseits beobachtete Vollmar (1975) im Verlauf von 10 Jahren bei genereller Antibio-

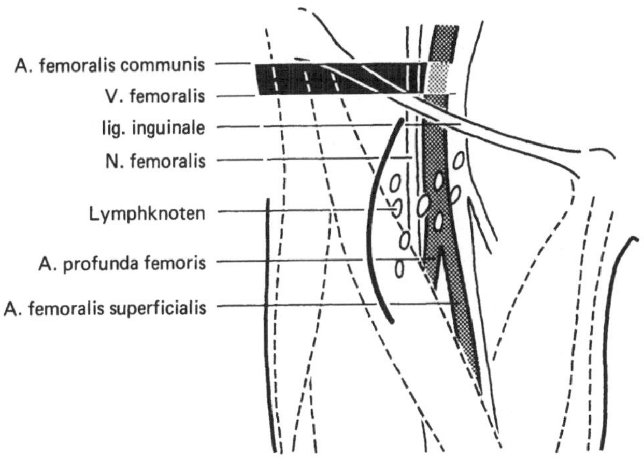

Abb. 3.3a u. b. Umgehung der Leistenlymphknoten durch lateralen Zugang und Abschieben der Lymphknoten und des Fettgewebes nach medial (--- angedeuteter Muskelverlauf). **a** Längsschnitt **b** Querschnitt

ticaprophylaxe die gleiche Infektrate wie in letzter Zeit im Verlauf von 5 Jahren ohne jegliche Prophylaxe. In diesem Sinne lehnen auch Carstensen (1976) und Sandmann (1976) die prophylaktische Gabe von Antibiotica ab.

Als vorläufiges Fazit dieses noch in der Diskussion befindlichen Problems formulierte Carstensen (1976) anläßlich des schon erwähnten Rundtischgespräches während der 93. Tagung der Deutschen Gesellschaft für Chirurgie 1976, daß bei Zusammentreffen mehrerer Risikofaktoren (Diabetes mellitus, Adipositas, Hämatom, Revisionseingriff) der prophylaktische Einsatz von Antibiotica sinnvoll erscheint.

3.4 Literatur

Barker WF (1978) The rupturing aortic aneurysm. In: Najarian JS, Delaney JP (eds) Vascular Surgery. Thieme, Stuttgart, pp 461–475

Blaisdell FW, Hall AD (1963) Axillofemoral artery bypass for lower extremity ischemia. Surg 54: 563–568

Carstensen (1976) Rundtischgespräch bei der 93. Tagung der Deutschen Ges. für Chirurgie, Leitung. Septische Komplikationen in der Gefäßchirurgie. Langenbecks Arch Chir 342: 513–515

Kaiser AB et al. (1978) Antibiotic prophylaxis in vascular surgery. Ann Surg 188/3: 283–289

Louw JH (1961) The treatment of combined aorto-iliac and femoro-popliteal occlusive disease by spleno-femoral and axillo-femoral bypass grafts. Surg 55/3: 387–395

Sandmann W (1976) Septische Komplikationen in der Gefäßchirurgie: Übersichtsreferat. Langenbecks Arch Chir 342: 497–504

Schlosser V et al. (1973) Untersuchungen zur Frage der prophylaktischen Antibioticaanwendung in der cardiovasculären Chirurgie. Zentralbl. Chir 98/27: 977–981

Shaw RS, Baue AE (1963) Management of sepsis complicating arterial reconstructive surgery. Surg 53/1: 75–86

Szilagyi DE et al. (1972) Infection in arterial reconstruction with synthetic grafts. Ann Surg 176/3: 321–333

Trede M et al. (1977) Septische Gefäßkomplikationen. Med Welt 28/17: 838–842

Van Dongen RJAM (1976) Septische Komplikationen in der Gefäßchirurgie: operative Behandlung und Ergebnisse. Langenbecks Arch Chir 342: 511–512

Vetto RM (1962) The treatment of unilateral iliac-artery obstruction with a transabdominal, subcutaneous, femoro-femoral graft. Surg 52/2: 342–345

Vollmar J (1975) Rekonstruktive Chirurgie der Arterien. Thieme, Stuttgart

Vollmar J, Buettner-Ristow A (1976) Diagnostik und Klinik septischer Komplikationen in der Gefäßchirurgie. Langenbecks Arch Chir 342: 505–509

Voss EU Wundinfektion in der Gefäßchirurgie – Bedeutung der lokalen Wundbehandlung. In: Burri C, Rüter A (Hrsg) Aktuelle Probleme in Chir und Orthop, B 12. Huber, Bern Stuttgart Wien, 58–65

4 Verletzungen der Arterien

4.1 Allgemeines

Die Häufigkeit arterieller Verletzungen ist im Verhältnis zur Gesamtzahl aller Verletzten gering: ca. 0,2–0,4% (AWENDER u. HENZLER 1977; STEINER u. FLORA 1977; VOLLMAR 1975). Dennoch sollte nicht nur der gefäßchirurgisch Tätige derartige Verletzungen lege artis versorgen können (JONAS et al. 1977): einerseits nimmt die Zahl der Verletzten zu (Verkehrs- und Arbeitsunfälle, Verletzungen im Rahmen der invasiven Diagnostik), andererseits kann das Unterschätzen oder Verkennen bzw. eine verzögerte Versorgung (s. auch BURNETT et al. 1976; DENCK el al. 1977; ROB u. BAKER 1978; WHITEHOUSE et al. 1976) einer Gefäßverletzung den Verlust einer Gliedmaße oder – bei Verletzung großer Arterien – den Verlust des Lebens bedeuten.

Bis 1950 galten der Druckverband (HIPPOKRATES) und/oder die Gefäßligatur als Methoden der Wahl zur Blutstillung: Nach DE BAKEY u. SIMEONE (1946) wurden im II. Weltkrieg nur 7,6% der Gefäßverletzungen durch eine Rekonstruktion versorgt. Dies hat sich inzwischen grundlegend geändert. Dabei muß bedacht werden, daß der Erfolg wiederherstellender Maßnahmen vorwiegend (gefäßchirurgische Erfahrung vorausgesetzt) vom Zeitintervall zwischen Verletzung und Versorgung bestimmt wird: mit abnehmender Latenzzeit sinkt die Amputationsrate! (vgl. Literaturübersicht bei JACOB 1972).

4.2 Pathophysiologie

4.2.1 Direkte Gewalteinwirkung

Die Gefäßverletzung durch Schnitt, Stich, Schuß oder medizinisch indizierte Eingriffe (Punktion, Operation etc.) schädigt die Gefäßwand zunächst außen und erst dann innen = durchgehende Wandverletzung: je heftiger die direkte, *scharfe* Gewalteinwirkung, um so tiefer und ausgedehnter der Wandschaden. Demzufolge gibt es graduelle Unterschiede (s. auch VOLLMAR 1975):

Grad I = Durchtrennung der äußeren Gefäßwand ohne Lumeneröffnung (ohne Leck).

Grad II = Eröffnung des Gefäßlumens durch eine mehr oder weniger große Läsion; Retraktion der Tunica elastica interna → Klaffen des Lecks → Blutungsgefahr!

Grad III = Vollständige Durchtrennung des Gefäßes. Spontaner Blutungsstop bei Arterien mit einem Durchmesser unter 8 mm durch Einrollen der Tunica elastica interna (z. B. A. brachialis, A. radialis). Jenseits der Gefäßdurchtrennung: Ischämie.

Penetrierende Verletzungen an Arterien großen Kalibers (Aorta) können in aller Regel nur bei Vorliegen eines kleinen Lecks überlebt werden.

Die Gefäßverletzung durch Quetschung oder Kompression (Frakturen, Luxationen, subfasciales Ödem, Strangulation durch unsachgemäß angelegte Verbände) schädigt die Gefäßwand fortschreitend von innen nach außen: Binnenverletzung. Je heftiger die direkte, *stumpfe* Gewalteinwirkung, um so ausgeprägter der Gefäßwandschaden bei erhaltenem Adventitiaschlauch:

Grad I = Intimariß: cave Thrombosierung, besonders in kleinkalibrigen Gefäßen.

Grad II = Verletzung von Intima und Media: erhebliche Thromboseneigung, Aneurysmabildung!

Grad III = Quetschung der Arterie in toto, wobei der Adventitiaschlauch erhalten bleiben kann.

Scharfe (direkte) Gefäßverletzung: Verbindung von der Haut zur Wunde. Blutungsgefahr größer als Thromboseneigung.
Stumpfe (direkte) Gefäßverletzung: selten Verbindung nach außen. Thromboseneigung größer als Blutungsgefahr.

4.2.2 Indirekte Gewalteinwirkung

Unter den Gefäßverletzungen als Folge indirekter Gewalteinwirkung spielt der *Arteriospasmus* nur eine untergeordnete Rolle, da er ein sehr seltenes Ereignis darstellt (Ausschlußdiagnose!). Hingegen muß nach Traumen in Gelenknähe immer an einen Gefäßwandschaden

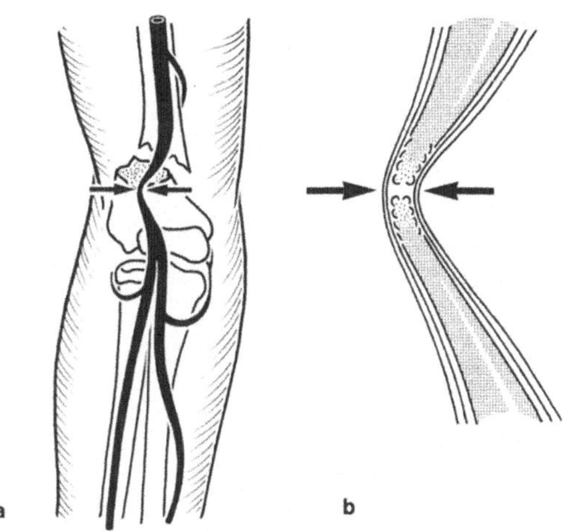

Abb. 4.1. a Überdehnung der A. brachialis bei supracondylärer Luxationsfraktur. **b** Zerreißen und Einrollen der Intima als Überdehnungsfolge

als Folge einer *Überdehnung* gedacht werden. Da in erster Linie die inneren Schichten betroffen sind, ist die Thrombosegefahr sehr groß (Abb. 4.1, s. auch DENCK 1973).

Eine Sonderstellung nehmen die indirekten Verletzungen der *großen Gefäße* ein, die zu 80% durch Verkehrsunfälle (Auto, Flugzeug) verursacht werden. Nach dem Verletzungsmechanismus handelt es sich um ein Schleudertrauma (horizontale oder vertikale Deceleration): Durch abrupte negative Beschleunigung kommt es in Abhängigkeit von den physikalischen Eigenschaften der Organe (Masse), ihrer Fixation an bestimmten Punkten sowie dem Grad der Geschwindigkeitsänderung zu einer mehr oder weniger starken Verschiebung der Organe im Thorax oder/und im Abdomen. Daher muß es zu Einrissen oder gar Abrissen (etwa der Aorta) kommen. Nach dem beschriebenen Mechanismus ist auch verständlich, daß 90% der Decelerationstraumen der Aorta im Isthmusbereich zu finden sind: Hier (= Endstrecke des Aortenbogens, Ansatz der Ligamentum Botalli) besteht offenbar ein „locus minoris resistentiae" (KAPPERT u. BURI 1976). In günstigen Fällen betrifft der Einriß nur die Intima; bei inkomplettem Einriß droht die zweizeitige Ruptur oder die Ausbil-

Tabelle 4.1. Häufigste Folgeerscheinungen in Abhängigkeit von der Art der Gewalteinwirkung

Art der Gewalteinwirkung	Gefährdung durch Blutung	Ischämie
Schnitt, Stich Schuß etc.	+ (Grad II + III)	+ (Grad III)
Quetschung	selten (Grad III?)	+ (Grad II + III)
Überdehnung	selten	+

dung eines Aneurysmas. Der komplette Einriß führt in wenigen Minuten zum Tod durch Verbluten. – Ist das Decelerationstrauma mit einer Thoraxkontusion kombiniert, kann die Symptomatik eines inkompletten Aorteneinrisses verschleiert werden (s. 4.3).

4.2.3 Zusammenfassung

Je nach Art der einwirkenden Gewalt werden die daraus resultierenden Gefäßwandschäden („durchgehende Wandverletzung" bzw. „Binnenverletzung") differieren. Es gehört also zu jeder Verletzungsart eine spezifische Folgeerscheinung (Blutung bzw. Ischämie), wie Tabelle 4.1 zu entnehmen ist.

4.3 Diagnostik

(s. auch Denck 1973; Flint 1976; Gill et al. 1976; Schneiders et al. 1976; Vollmar 1975)

4.3.1 Klinische Untersuchung

1. Anamnese:
   Stich-, Schnitt-, Schußverletzung?
   Quetschung?
   Indirekte Gewalteinwirkung (Überdehnung, Deceleration?)
2. Befund:
   Blutung: – nach außen?, arteriell, venös?
   – nach innen? (Hämatomentwicklung; bis 2000 ml bei Oberschenkel-, und bis 5000 ml bei Beckenfrakturen!; Einblutung in Körperhöhlen)

Ischämie: – Hautfarbe?, Hauttemperatur?
– Venenfüllung?
– Pulsstatus (manuell, Doppler-Ultraschall)?

> Im (Volumenmangel-) Schock sind alle Extremitäten kühl, blaß und ohne tastbare Pulse!

3. Arteriografie:
Bessert sich der Befund an einer ischämischen Gliedmaße trotz ausreichender konservativer Behandlung (Schockbekämpfung, durchblutungsfördernde Maßnahmen, z. B. niedermolekulares Dextran) nicht innerhalb der nächsten 4 h, so ist eine Arteriographie mit Darstellung auch der dem verletzten Abschnitt benachbarten Gefäße indiziert.
4. Probefreilegung:
Bleibt für eine weitergehende Diagnostik keine Zeit, oder wird eine solche Diagnostik keine andere Konsequenz als die einer Operation nach sich ziehen, sollte ohne Zögern die Probefreilegung erfolgen.

4.3.2 Besonderheiten in Abhängigkeit von der Lokalisation

1. Die Ischämie als Folge einer Blutung und nachfolgender Kompression oder als Folge einer Thrombose (Strangulation!) oder einer Durchtrennung im Bereich einer der vier das *Gehirn versorgenden Arterien,* besonders der Carotiden, führt zu Ausfallerscheinungen (s. auch Aarabi u. Mc. Queen 1978), wie sie vom Bild des Schlaganfalles bekannt sind: inkomplette bis komplette Hemiparese, Dysphasie bis Aphasie, Bewußtseinsstörungen (s. auch Kap. 6, Die akute cerebrovasculäre Insuffizienz vom Carotistyp).
In erster Linie sind Patienten über 40 Jahre von neurologischen Ausfällen bei akutem Verschluß einer A. carotis bedroht.
2. Verletzung der *supraaortalen Gefäße im intrathorakalen* Abschnitt:

- Ausriß des Truncus brachiocephalicus (selten) durch ein Kompressionstrauma bei gleichzeitiger Hyperextension der HWS. Bleibt die Adventitia erhalten, fehlen die Zeichen der Ruptur

(Verbreiterung des oberen Mediastinums nach rechts in der Thoraxübersichtsaufnahme). Bei Verdacht Angiographie!

- Ruptur oder (häufiger) Quetschung der A. subclavia (Claviculafraktur und/oder Fraktur der 1. Rippe): Verbreiterung des oberen Mediastinums, evtl. begleitende neurologische Ausfälle, fehlender Radialispuls bei vital nicht bedrohter Extremität.
- Verletzung der intrathorakalen Carotis: Selten!

Handelt es sich um penetrierende Verletzungen, so sind Blutverlust, Hämatom(e), fehlender oder abgeschwächter Puls, neurologische Ausfälle (Plexus!) und ein Hämatothorax (Thoraxübersicht!) hinweisende diagnostische Zeichen.

3. Verletzung der *intrathorakalen Aorta:*

   Die Diagnose kann durch die sehr häufige Kombination mit anderen Thoraxverletzungen erschwert sein: Wenn nach dem Verletzungsmechanismus der Verdacht einer Aortenruptur wahrscheinlich ist, muß nach Symptomen gesucht werden. Auch hier ist das Thoraxübersichtsbild von großem Wert: Verbreiterung des oberen Mediastinums.

- Ruptur der Aorta ascendens: Herzbeuteltamponade, da die Ruptur in aller Regel intrapericardial erfolgt (obere Einflußstauung, RR niedrig, ZVD hoch, Niedervoltage im EKG, Punktion!).
- Ruptur an typischer Stelle (Isthmusbereich, Endstrecke des Aortenbogens, Ansatz des Ligamentum Botalli):
  - in den Rücken ausstrahlende Schmerzen (Schulter),
  - evtl. Kompressionssymptome (Ösophagus = Dysphagie, Trachea = Dyspnoe, A. subclavia = Pulsdifferenz rechts und links),
  - evtl. Perforation in den Ösophagus (Hämatemesis), Thorax (Hämatothorax), Bronchus (Hämoptoe),
  - Röntgenzeichen: breites Mediastinum, unscharfe Aortenkonfiguration, Hämatothorax, Verdrängung der Trachea.

Im Zweifel immer eine Aortografie durchführen!

Der begründete Verdacht auf das Vorliegen einer Aortenruptur rechtfertig nach Glinz (1978) auch eine negative Aortografie.

4. *Gliedmaßenarterienverletzung:* Die scharfe Verletzung wirft zumeist keine diagnostischen Probleme auf; eine stumpfe Verlet-

zung hingegen wird leicht übersehen. Die Zeichen der hierbei möglicherweise auftretenden Ischämie sind die gleichen wie beim akuten embolischen Verschluß bzw. der akuten autochthonen Thrombose: 6 P nach PRATT (vgl. auch Kap. 1, Akuter Extremitätenarterienverschluß).

5. Die Verletzung der *Visceralarterien* durch Abriß, Einriß, Stich-, oder Schußverletzung (gleiches gilt prinzipiell auch für Parenchymverletzungen; s. Lehrbücher für Allgemeinchirurgie; vgl. auch KLAUE u. KERN 1976) führt in aller Regel zur intraabdominellen Blutung mit all ihren Symptomen:

- Kreislaufreaktion (Hypovolämie, evtl. hämorrhagischer Schock)
- Peritonismus
- Zunahme des Leibesumfanges: Dies ist jedoch ein *unsicheres* Zeichen (besonders beim bewußtlosen und/oder beatmeten Patienten); besser ist die
- Peritoneallavage (vgl. auch ENGRAV et al. 1975): Punktion des Abdomen ca. 2 Querfinger (QF) unterhalb des Nabels (cave Narben!) in der Medianlinie mit einer dicken Kanüle, durch die dann ein Katheter (z. B. Stericath) in die Peritonealhöhle eingebracht werden kann. Es kann natürlich auch über eine kleine Incision ein dünner Drainageschlauch eingeführt werden. Durch den liegenden Katheter werden 1000 ml einer isotonen Lösung (z. B. Ringerlösung) körperwarm infundiert (schnelle Infusion); nach Absaugen der Flüssigkeit aus dem Abdomen (Senken der Infusionsflasche oder Anschließen einer Redonflasche) wird diese gegen einen weißen Hintergrund betrachtet:
  Flüssigkeit blutig, nicht transparent → Probelaparotomie
  Flüssigkeit blutig, transparent → Abwarten vertretbar, „hautnahe" Überwachung (RR, Puls, ZVD, Hb, Hkt, BGA, abdomineller Befund).
- Bei entsprechender technischer und personeller Ausrüstung des Krankenhauses und bei nicht bedrohlicher Blutung kann in Zweifelsfällen eine selektive Angiografie angefertigt werden: A. coeliaca, A. mesenterica superior und inferior. Übersichtsaortographie.

Als Folge eines stumpfen Bauchtraumas mit Quetschung der Visceralarterien kann sich eine Mesenterialarterienthrombose entwickeln; besonders dann, wenn das Trauma auf vorbestehende

(z. B. arteriosklerotische) Veränderungen an diesen Gefäßen trifft. Bei ungenügendem Collateralkreislauf muß es dann zu einem Mesenterialinfarkt mit den klassischen Symptomen (vgl. Kap. 5, Mesenterialinfarkt) kommen.

6. Eine Verletzung der *Nierenarterie(n)* und/oder des Nierenparenchyms muß vermutet werden bei
- entsprechend lokalisierter Prellmarke,
- Flankenschmerz,
- Mikro- und Makrohämaturie (bei komplettem Nierenstielabriß *keine* Hämaturie!) und bei
- bestimmten Röntgenzeichen: Leeraufnahme mit unscharfem Psoasschatten; Urogramm: Fehlende Kontrastmittelausscheidung oder Kontrastmittelextravasat; Computertomogramm (intra- oder perirenales oder subcapsuläres Hämatom); Nierenarteriographie: Gefäßabbrüche, Extravasate.

4.4 Therapie

(vgl. Oberlinner u. Maurer 1977; Schneiders et al. 1976; Vollmar 1975)

4.4.1 Vorläufige Versorgung

Die vorläufige Therapie der Arterienverletzung muß die Blutungs- und eventuelle Lebensgefahr bannen. Der unmittelbaren Lebensbedrohung durch hohen Blutverlust wird begegnet durch

1. eine suffiziente *Schockbekämpfung* = Volumensubstitution mittels Plasmaersatzflüssigkeiten (Dextran, Häs) und/oder Blutinfusion (in Notfällen auch ungekreuzt!) über einen zentralvenösen Katheter (Punktion der V. jugularis interna z. B.). Überwachung von Kreislauf- und Atmungsparametern, von Ausscheidung, Säure-Basen-Haushalt und anderen blutchemischen Werten (Hb, Hkt, K^+, Kreatinin).
2. suffiziente *Kompression* der Blutungsquelle durch
- digitale Kompression in Höhe oder proximal der Läsion; sie ist nur dann sinnvoll, wenn ein geeignetes Widerlager (Knochen) vorhanden und der Weichteilmantel nicht zu dick ist (Abb. 4.2).
- Anlegen eines Kompressionsverbandes: Druckverband mit elastischen Binden oder pneumatische Blutsperre (Blutdruckman-

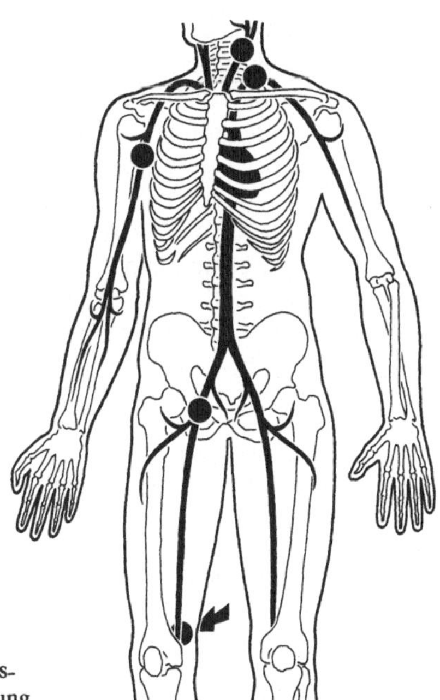

Abb. 4.2. Digitale Kompressionspunkte zur vorläufigen Blutstillung

schette). Der aufgewendete Druck soll den systolischen Druck nur knapp überschreiten, sodaß die Blutung gerade sistiert. Nach Möglichkeit soll die Blutsperre nicht länger als 2 h bestehen: In dieser Zeit ist in aller Regel der Transport zu einem gefäßchirurgisch Erfahrenen möglich.

Die noch immer vielfach empfohlenen *Tourniquets* sollten wegen der Gefahr von Begleitverletzungen (Nervenquetschung, Venenstau) nach Möglichkeit *keine* Anwendung mehr finden. Auch sollte das An- bzw. Abklemmen von verletzten Gefäßen mit *grobem Instrumentarium vermieden* werden, da hierdurch öfter nicht nur Begleitverletzungen (s. o.) gesetzt werden, sondern auch der betreffende Gefäßabschnitt für eine Rekonstruktion unbrauchbar wird. Das *Hochlagern* der betroffenen Extremität bringt sowohl für die vorläufige Blutstillung *keinen* Gewinn als auch *Schaden* für die Durchblutung, da der Collateralkreislauf gestört wird. Der Vollständigkeit halber sei noch darauf hingewiesen, daß eine von Ischämie bedrohte

Extremität (z. B. nach einer Gefäßverletzung III. Grades) *weder* einer *Wärme*zufuhr (Heizkissen) *noch* einer *Kühlung* ausgesetzt werden darf: Wärme erhöht den O_2-Bedarf, Kälte erniedrigt ihn zwar, bedingt aber reflektorisch eine periphere Vasokonstriktion und damit eine drastische Verminderung der Collateralperfusion.

Die vorläufige Versorgung einer Arterienverletzung bedeutet:
1. Schockbekämpfung (Volumensubstitution etc.)
2. Blutstillung (digitale oder pneumatische Kompression).

Die angelegte Blutsperre sollte nicht zu lange belassen werden, da die ischämische Toleranzgrenze bei Normaltemperatur etwa bis zu 5 h beträgt.

4.4.2 Endgültige Versorgung

Die endgültige Versorgung verletzter Arterien beruht auf zwei Behandlungsprinzipien: der Gefäßligatur und der Gefäßrekonstruktion; sie finden je nach allgemeiner Situation (z. B. Katastrophenfall) und/oder Lokalisation der Verletzung (kleines oder großes Gefäßkaliber) Anwendung. Der chirurgische Zugangsweg zu den peripheren Arterien ergibt sich aus der Lokalisation der Wunde respektive den üblichen Zugangswegen zur Freilegung der betroffenen Arterien (vgl. Kap. 1 „Der akute Verschluß von Extremitätenarterien“).

1. Die *Ligatur* einer Arterie ist nur statthaft, wenn:

- bei Massenunfällen die Lebensrettung wichtiger ist als der Erhaltungsversuch einer Gliedmaße; dies gilt sinngemäß auch für den polytraumatisierten Patienten mit schwerem Schädelhirntrauma.
- eine offene Verletzung III. Grades besteht und ein eventuelles Gefäßtransplantat nicht sicher zu decken sein wird (vgl. auch Behandlung offener Frakturen III. Grades).
- die betroffenen Gefäße Hauptarterien mittleren oder kleinen Kalibers sind, z. B. Unterarm- oder Unterschenkelarterien. Es ist jedoch unbedingt *eine* Arterie zu erhalten; erlauben es Zeit und Erfahrung des Chirurgen, so ist es sinnvoll, besonders am Unter-

schenkel, zwei Gefäße zu rekonstruieren (vgl. KELLY u. EISEMAN 1976).

- es sich um Seitenäste handelt, sofern diese nicht schon zur Aufrechterhaltung eines Umgehungskreislaufes benötigt werden.

2. *Rekonstruktive Maßnahmen*
   Die Rekonstruktion einer Arterie sollte nach Möglichkeit immer angestrebt werden, es sei denn, es treffen die oben aufgeführten Gegebenheiten zu. Die hier üblichen Verfahren sind nach LINDER/VOLLMAR (1965) (Abb. 4.3):

- die einfache fortlaufende Naht = „laterale Naht" (Nahtmaterial: 5-0 oder 6-0 Prolene),
- die End-zu-End-Vereinigung durch fortlaufende Naht,
- die Erweiterung mittels Venen- oder Kunststoffflicken,
- die Interposition von Vene (bei Arterien mittleren Kalibers) oder Kunststoff (bei Arterien großen Kalibers).

Unabhängig von der Art der Rekonstruktion ist darauf zu achten, daß die Intima *sicher* mitgefaßt wird, um Frühthrombosen zu vermeiden.

Die Entscheidung, wann eine direkte Naht noch möglich ist, und wann ein Transplantat (Flicken oder Interponat) notwendig wird, ist in erster Linie vom Gefäßkaliber und darüber hinaus von der Ausdehnung der Verletzung abhängig: Bei einem Gefäßquerschnitt von weniger als 8 mm und einer Verletzung ohne Substanzverlust sollte eine Erweiterung der Naht durch ein *Venen*-Streifentransplantat obligatorisch sein – es sei denn, es handelt sich um eine querverlaufende Schnittwunde. Bei vollständiger Durchtrennung des Gefäßes ist eine End-zu-End-Anastomose spannungsfrei (!) unter Anschrägen der Gefäßstümpfe anzustreben. Ein Interponat (nach Möglichkeit immer autologe Vene) wird nur bei langstreckigem Substanzverlust erforderlich sein. (Bei möglicherweise kontaminierten Wunden wird erstaunlicherweise von manchen Autoren [LAU et al. 1977, Arbeitsgruppe DE BAKEY] die Implantation von Kunststoff der autologen Vene vorgezogen.)

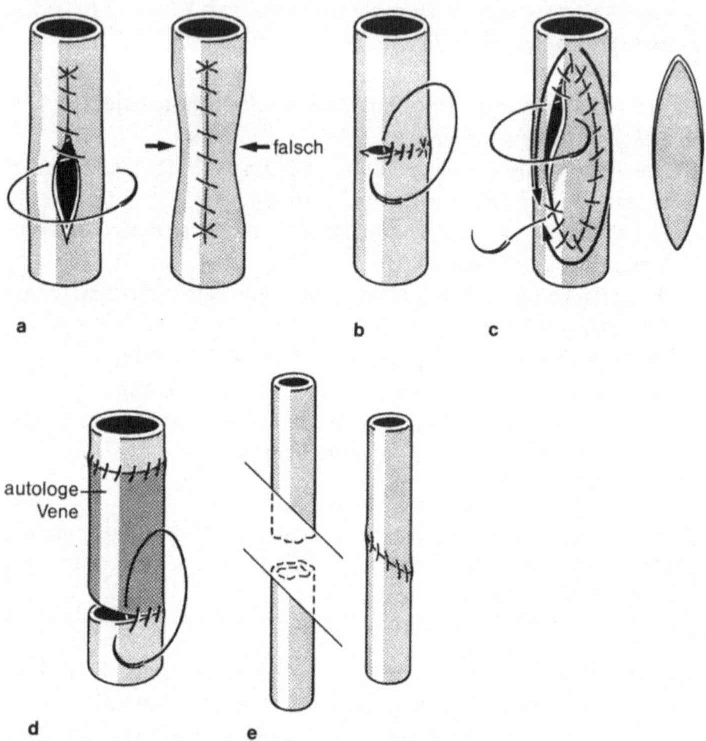

Abb. 4.3. a Einfache fortlaufende Nahttechnik; links ohne Einengung des Gefäßlumens, rechts falsch (zu viel Wand gefaßt). **b** Fortlaufender Nahtverschluß einer queren Arteriotomie. **c** Technik des Einnähens eines Venenflikkens. **d** Veneninterponat zur Kontinuitätserhaltung. **e** Erweiterung der Anastomose durch Anschrägen der Gefäßenden bei kleinem Gefäßlumen (nach LINDER u. VOLLMAR)

4.4.3 Vorgehen in verschiedenen Gefäßregionen

1. Verletzungen der *A. carotis* müssen immer *sofort* rekonstruiert werden, da die Gefahr eines ischämischen Hirninfarktes droht. Die digitale Kompression zur vorläufigen Blutstillung soll nach Möglichkeit nicht zur vollständigen Occlusion führen. Die Wiederherstellung der Strombahn (Abb. 4.4) erfolgt unter Verwen-

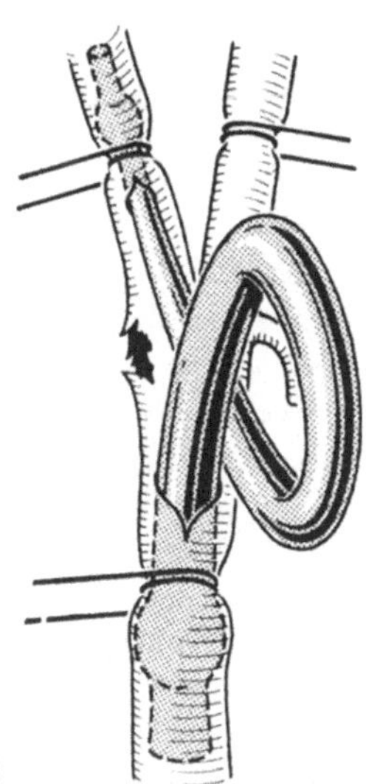

Abb. 4.4. Versorgung einer Verletzung an der extracraniellen A. carotis unter Verwendung eines internen Shunt (z. B. Javid-Shuntröhrchen)

Tabelle 4.2. Chirurgische Zugangswege zur Darstellung großer Körperarterien (supraaortal, intrathorakal, intraabdominell)

Zugangsweg	Darstellung
Supraclaviculäre Incision li/re	A. subclavia li/re A. carotis communis li/re
Infraclaviculäre Incision li/re Incision in der Axilla und/oder im Sulcus bicipitis medialis	A. axillaris li/re A. axillaris distal A. brachialis
Obere mediane Sternotomie, supraclaviculäre Incision und Thoracotomie im 3. ICR	Aortenbogen Truncus brachiocephalicus A. carotis li/re A. subclavia li/re
Mediane Sternotomie	Aortenbogen, Aorta ascendens Truncus brachiocephalicus A. pulmonalis (Hauptstamm)
Thoracotomie 4. ICR li (postero-lateral) dito (antero-lateral) li dito (antero-lateral) re	Aorta descendens A. pulmonalis li A. pulmonalis re
Mediane Laparotomie	Aorta abdominalis

dung eines internen Shunt (Einzelheiten vgl. Kap. 6). Als Transplantat bieten sich autologe Vene oder Dacronvelours an, als Nahtmaterial 6-0 Prolene oder 6-0 Mirafil.

2. Verletzungen (geschlossen oder penetrierend) der *supraaortalen Gefäße* erfordern ebenfalls zur Lebensrettung schnelles und umsichtiges Handeln. Dies beinhaltet eine klare Vorstellung über einen den anatomischen Gegebenheiten gerecht werdenden *ausreichenden* operativen Zugangsweg (Tabelle 4.2, Abb. 4.5). Bei penetrierenden Verletzungen darf zur Vermeidung von Blutverlusten keine Zeit durch unnötige diagnostische Maßnahmen (z. B. Angiographie) verloren gehen.

   Behandlungsweg: Volumenersatz über einen zentralvenösen Zugang; Bülaudrainage bei intrathorakaler (Verletzungsmechanismus!) Blutung, evtl. schneller Entschluß zur Probethoracotomie, wenn die Kreislaufverhältnisse nicht stabilisiert werden können und/oder ein dauernder starker Blutverlust über die Thoraxdrainage oder aus der Wunde (500–1000 ml/h, über 2–3 h) zu beobachten ist.

   Bei digitaler Kompression durch den Assistenten Darstellen und Anschlingen der(s) Gefäße(s) proximal und distal der Verletzungsstelle, Einlegen eines Shunt (bei Truncus- bzw. Carotisver-

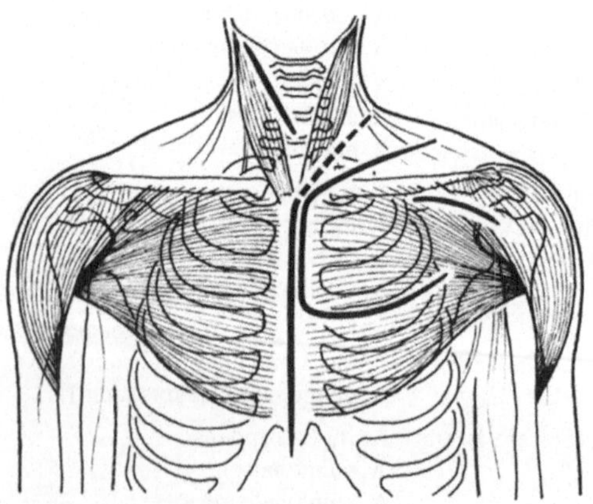

Abb. 4.5. Schnittführung zur Freilegung der supraaortalen Gefäße im Hals- und Thoraxbereich

letzungen), Ausräumen des Hämatoms, direkte Naht oder Interposition von Dacronvelours bzw. Vene.

3. Verletzung der *intrathorakalen Aorta* (vgl. GLINZ 1978; PICKARD et al. 1977).

> In Anbetracht der hohen primären Mortalität sollte unverzüglich eine Probethoracotomie schon im Verdachtsfalle durchgeführt werden.

Ist die *Aorta ascendens* (Zugangsweg: mediane Sternotomie, evtl. mit Erweiterung nach links oder rechts in den 3. oder 4. ICR) betroffen, so ist es bei kleinen Läsionen durchaus möglich, den Defekt unter tangentialer Abklemmung der Aorta durch direkte Naht oder mittels Streifentransplantat zu verschließen (Abb. 4.6). In aller Regel jedoch sind die Verletzungen der herznahen Aorta nur mittels Herz-Lungen-Maschine operabel (siehe einschlägige Literatur). Ist die nächste Klinik, die über die Möglichkeit des cardiopulmonalen bypass mittels Herz-Lungen-Maschine verfügt, nicht erreichbar, kann unter *vitaler* Indikation der Gefäßchirurg versuchen, ohne extracorporalen Kreislauf (vgl. HEBERER 1971), die Aortenverletzung zu versorgen; in der Literatur (zit. bei

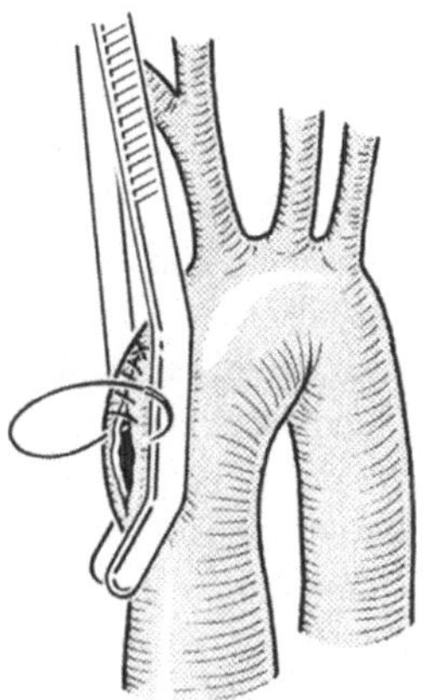

Abb. 4.6. Versorgung einer Verletzung am Aortenbogen durch partielle Abklemmung der Aorta mittels Satinski-Klemme (nach VOLLMAR)

Vollmar 1975) sind Abklemmzeiten der Aorta bis zu 45 min ohne Ausfallserscheinungen beschrieben.

Verletzungen der *Aorta descendens* (Zugangsweg 4. ICR links, postero-laterale Thoracotomie) können zwar gemeinhin ohne totalen venös-arteriellen bypass versorgt werden, jedoch ist die hierfür notwendige Occlusion der Aorta nicht ungefährlich: einerseits Ischämie in den nachgeschalteten Gebieten (renal = Niereninsuffizienz?; mesenterial = Mesenterialinfarkt?; spinal = Paraplegie? Nach Crawford u. Rubio 1973 scheinen für die Paraplegie mehrere Faktoren bedeutsam: hypotone Phasen intraoperativ, ausgedehnte Freipräparation (langstreckig) der Aorta sowie Schädigung der collateralen Zirkulation), andererseits „Luxusperfusion“ der oberen Körperhälfte: cave Hirnödem beim polytraumatisierten Patienten! Von daher scheint es sinnvoll, entweder die Aorta möglichst kurzfristig zu occludieren und dabei durch kontrollierte Drucksenkung (z. B. Natriumnitroprussid) und Diurese der Hirnödemprophylaxe Rechnung zu tragen, oder – besser – einen lokalen äußeren Shunt zu verwenden: *Ohne* vorherige Heparinisierung (günstig für den Verletzten mit Schädel-Hirn-Trauma II.–III. Grades) wird ein Silastikschlauch von der Aorta ascendens oder A. subclavia zur Aorta descendens distal der Rupturstelle geführt (vgl. Glinz 1978; Kirsh et al. 1970; Turney et al. 1976). Der Schlauch für die Blutumleitung wird an seiner jeweiligen Eintrittsstelle in die Aorta mittels Tabaksbeutelnaht bzw. Tourniquet gesichert.

Operatives Vorgehen in Stichworten: Mediane Sternotomie (Aorta ascendens) bzw. postero-laterale Thoracotomie im 4. ICR links (Aorta descendens); provisorische Blutstillung durch digitale Kompression, Darstellen der Aorta proximal und distal der Rupturstelle; Anschlingen der Aorta (2×) und evtl. der A. subclavia. Einbringen des äußeren Shunt nach Legen der Sicherungsnähte für den bypass. Occlusion der Aorta; sodann Eröffnung der Pleura und der Adventitia über der Rupturstelle, Ausräumen des Hämatoms, direkte Naht (z. B. 3-0 Ethiflex), bei langstreckigem Substanzverlust Überbrückung mittels Kunststoffinterponat.

Penetrierende Verletzungen der Aorta verlaufen ungleich dramatischer und erfordern die sofortige Thoracotomie ohne vorherige Angiographie.

4. Die *intraabdominellen* Verletzungen von Arterien und/oder parenchymatösen Organen durch Stich, Schuß etc. zwingen zur unverzüglichen Laparotomie; sog. stumpfe Bauchtraumen gestatten ein Zuwarten bei stabilen Kreislaufverhältnissen.

   Operatives Vorgehen in Stichworten: In aller Regel wird die mediane Mittelbauchlaparotomie der Zugangsweg sein (vgl. Tabelle 4.2), von dem aus erforderlichenfalls eine Schnitterweiterung in alle Richtungen leicht möglich ist. Darstellen der Blutungsquelle: bei penetrierenden Verletzungen den Stich- oder Schußkanal verfolgen, an die Bauchwandarterien denken! Versorgen der Leckage nach Anschlingen des Gefäßes. Ist die Blutungsquelle nicht eindeutig zu erkennen und/oder der Zugang zu ihr unübersichtlich, so wird empfohlen (Blaisdell 1978), das Abdomen zu verschließen und erst eine Angiographie durchzuführen, sofern stabile Kreislaufverhältnisse bestehen. Es sei nochmals daran erinnert, peinlich darauf zu achten, daß

   - die Intima nicht eingerollt ist,
   - keine Thromben (peripher oder zentral) belassen werden,
   - das Lumen durch die Naht nicht eingeengt wird.

   Bei Verletzung von Mesenterialgefäßen muß bei der vorläufigen Blutstillung (Gefäßklemmen) das Ausmaß der Schädigung erkannt werden; erst danach kann entschieden werden, ob und wenn ja, wie rekonstruiert wird (Venenpatch, *Venen*interponat) oder ob bei Durchblutungsminderung kleinerer Dünndarmabschnitte eine primäre Resektion durchgeführt wird. Immer an die Notwendigkeit einer sog. „Second-look-Operation“ denken (vgl. auch Kap. 5).

   Die Prinzipien der Versorgung von Verletzungen an parenchymatösen Organen werden ausführlich in der allgemeinchirurgischen Literatur dargestellt.

5. *Schlußbemerkung:* Die nicht penetrierenden Verletzungen der supraaortalen Gefäße und der Aorta sollten nur vom erfahrenen Gefäß- und Thoraxchirurgen in Kliniken mit der erforderlichen personellen und technischen Ausstattung versorgt werden. Aufgabe der anderen Kliniken muß es sein, rechtzeitig an die Möglichkeit einer Ruptur zu denken sowie bei penetrierenden Verletzungen zu versuchen, die lebensbedrohliche Blutung zu beherrschen und dann mit Hilfe eines auf dem Gebiet Versierten endgültig zu versorgen.

4.4.4 Kombinierte Verletzung von Arterien und Venen

Ca. 60% aller arteriellen Gefäßverletzungen sind mit Verletzungen der Begleitvene(n) kombiniert (VOLLMAR 1974). Die Versorgung derartiger Kombinationsverletzungen erfordert die Beachtung einiger Regeln:

1. Die Vene wird vor der Arterie versorgt.
2. Periphere Begleitvenen (z. B. Unterarm oder Unterschenkel) können bedenkenlos ligiert werden – nur nicht alle!
3. Hauptvenen (V. femoralis, V. poplitea etc.) müssen immer rekonstruiert werden. – Cave Phlegmasia coerulea dolens!
4. Die chirurgische Versorgung von Venenverletzungen entspricht operationstechnisch der der Arterienverletzungen: direkte Naht (wenn ohne Lumeneinengung möglich), Venenstreifentransplantat oder Veneninterposition (z. B. oberflächliche Vene von einem intakten Arm).

> Nach Möglichkeit keinen Kunststoff in der Venenchirurgie verwenden; cave hohe Thromboserate!
> In den Fällen, in denen kein geeignetes Venenmaterial zur Verfügung steht, kann Goretex (= Polytetrafluoroäthylen) verwendet werden.

5. Heparinisierung des Patienten mit 20000–30000 E pro 24 h intravenös über einen Infusomaten, sofern keine Kontraindikationen vorliegen (gastrointerstinale Erkrankung, Nierenerkrankung, Hypertonus, Gerinnungsstörungen, *Schädelhirntrauma*). Nach einigen Tagen Übergang zur oralen Anticoagulation mit Cumarinpräparaten (Marcumar, Sintrom), „überlappend": Mit langsam abfallendem Quickwert Ausschleichen der Heparininfusion, die dann bei einem Quick-Wert im therapeutischen Bereich (15–30%) abgesetzt werden kann.

> Die Anticoagulation des Patienten über den stationären Bereich hinaus ist nur bei absoluter Zuverlässigkeit des Patienten (wöchentliche Kontrolle des Quick-Wertes und Tabletteneinnahme streng nach Anweisung) sinnvoll. Anderenfalls Thrombocytenaggregationshemmer (z. B. Colfarit, Asasantin) verordnen.

4.4.5 Kombinierte Skelett-Gefäß-Nerven-Verletzung

Die Versorgung derartiger Verletzungen sollte nach einem klaren Prinzip erfolgen:

1. Allgemeinbehandlung (Schocktherapie, vorläufige Blutstillung).
2. Stabilisierung der Fraktur(en) durch eine möglichst übungsstabile Osteosynthese (vgl. Lehrbücher der AO).
3. Gefäßrekonstruktion (erst die Vene, dann die Arterie).
4. Zum Schluß die Nervennaht: perineural (fasciculär), spannungsfrei, ohne Torsion; Resektion von jeweils 1 cm Epineurium, Anfrischen der Fascikel. Nahtmaterial: 8-0 oder 9-0 monofil.

4.5 Posttraumatische Gefäßschäden

Die Beseitigung der Folgen (s. auch THIELE u. RÜCKERT 1978) von stattgehabten unversorgten oder falsch versorgten Gefäßverletzungen geschieht in aller Regel nicht als Noteingriff (Ausnahme rupturiertes Aneurysma), sondern als Elektiveingriff. Daher soll hier nur ein kurzer Überblick gegeben werden.

1. Das posttraumatische Aneurysma. Zumeist handelt es sich um ein *falsches Aneurysma* (= organisiertes Hämatom nach Wandläsion II. Grades, Abb. 4.7a u. b) und nur selten um ein nach partieller Wandläsion und nachfolgender Überdehnung entstandenes oder arteriosklerotisch bedingtes echtes Aneurysma. Die Operationsindikation ist zwingend, da jederzeit die Ruptur mit lebensbedrohlicher Blutung erfolgen kann. Prinzipiell Gleiches gilt für die falschen Aneurysmen nach Gefäßanastomosen und/oder Protheseninfekt (vgl. 3.3). – Die Therapie besteht in

- der partiellen Resektion und Verschluß des Defektes mittels Streifentransplantat (Venenflicken oder Kunststoffpatch; bei Infektverdacht *kein* Kunststoff),
- der vollständigen Resektion und Überbrückung mittels Venen- oder Kunststoffinterponat (Abb. 4.7c).

2. *Der (chronische) Verschluß* einer Arterie als Folge einer früheren Verletzung ist dann zu erwarten, wenn:

- eine Arterie weiter distal ligiert wurde und sich eine ascendierende und/oder descendierende Thrombose (bis zum Abgang einer oder mehrerer Collateralen) entwickelte;

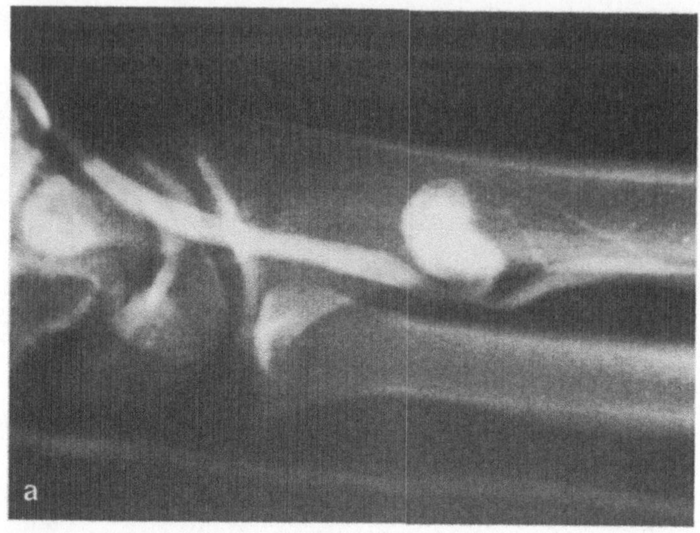

Abb. 4.7. a Traumatisches Aneurysma der A. radialis 5 Wochen nach der Verletzung: Angiogramm; **b** intraoperativer Situs des angiographisch dargestellten, falschen Aneurysmas; **c** Zustand nach Resektion des Aneurysmas und Interpostition von Vene

- eine Intimadissektion nicht erkannt (z. B. Überdehnungsschaden) und daher nicht operiert wurde oder
- eine Intimaeinrollung während der Gefäßbahnrekonstruktion übersehen bzw. nicht richtig fixiert wurde.

Eine gefäßchirurgische Korrektur ist nur erforderlich, wenn es sich um eine Hauptarterie (also außerhalb Unterarm oder Unterschenkel) handelt *und* zudem ein Stadium IIb (Gehstrecke unter 150 m = subjektiv für den Patienten nicht ausreichend) oder Stadium III oder gar Stadium IV nach FONTAINE besteht. Für das diagnostische und therapeutische Vorgehen gelten die gleichen Prinzipien wie für die chronisch-arteriellen Durchblutungsstörungen auf dem Boden der Arteriosklerose (vgl. einschlägige Literatur).

3. Seltene Spätschäden. Die *arterio-venöse Fistel* als Folge einer Stich- oder Schußverletzung, die seinerzeit beide Gefäße betraf

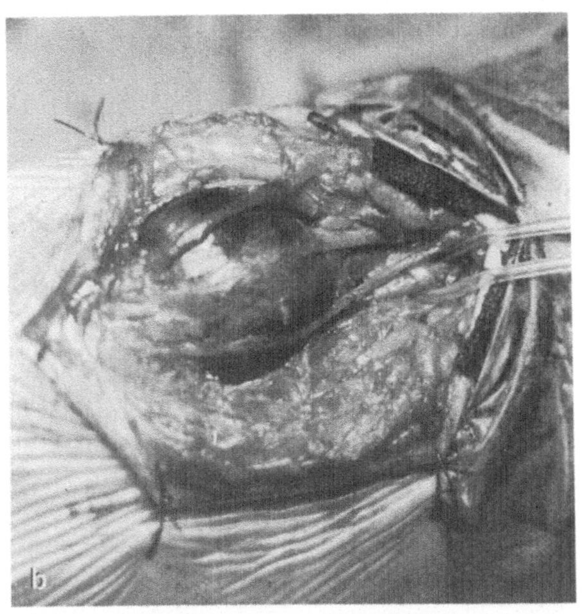
b

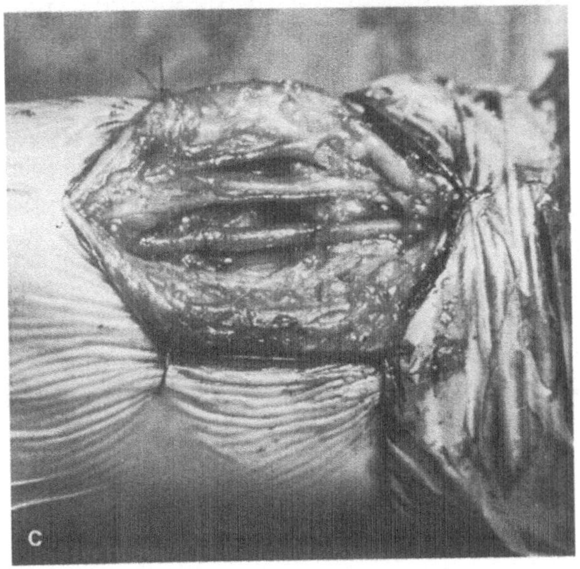
c

und nicht oder unzureichend gefäßchirurgisch versorgt wurde. Das klinische Bild wird durch die lokalen Symptome (palpables Schwirren, auskultierbares Maschinengeräusch, evtl. pulsierende Venen, angiographisch Anfüllung von Arterie und Vene gleichzeitig) und – je nach Shuntvolumen – die Fernwirkungen (evtl. Hypertrophie der Gliedmaße, positiver Nicoladoni-Branham-Test = bei Kompression der arteriovenösen Fistel Bradykardie) bestimmt. Therapeutisch stehen mehrere Methoden zur Verfügung (Ligatur der Arterie, Resektion der Fistel, transvenöser Verschluß).

Die *Embolisation* aus einem verletzten Gefäß in Form von Thromben oder Fremdkörpern (Metallsplitter, Katheterspitzen, Teile von Führungsdrähten etc.). Diagnostisches und therapeutisches Vorgehen vgl. Kap. 1, „Akuter Extremitätenarterienverschluß".

Die *Volkmann-Kontraktur* kann nach Ellbogenfrakturen und (seltener) nach Vorderarmfrakturen, besonders im Kindesalter, aber auch beim Erwachsenen auftreten. Pathophysiologisch ist nicht ganz klar, ob die Behinderung des venösen Rückstromes oder eine Perfusionsminderung in der A. brachialis (Überdehnung?) oder aber eine Kompression der kleinen Arterien durch das posttraumatische Ödem verantwortlich ist für die Entstehung der Kontraktur.

Das klinische Bild zeichnet sich durch eine Schwellung des Unterarmes und der Hand, Schmerzen und Bewegungseinschränkung der Hand und der Finger sowie das Fehlen des Radialispulses (inkonstant) aus. Die Symptome entwickeln sich in den ersten 8–24 h. Bei Fortschreiten der Erkrankung kommt es zu Sensibilitätsstörungen.

Therapeutisch stehen die entlastenden Maßnahmen – Spaltung des Verbandes, evtl. Nachreposition, evtl. Fascienspaltung – und durchblutungsfördernden Maßnahmen:

- intravenöse Gabe von Papaverin,
- Freilegung der A. brachialis; evtl. Berieselung mit Xylocain (1 oder 2%),
- bei Thrombosierung quere Arteriotomie und Thrombektomie mit dem Fogarty-Katheter Nr. 2 oder Nr. 3. Beseitigung einer eventuellen Intimadissektion mit Fixation der Stufe durch

transmurale 6-0 Nähte. Im Zweifel Einnähen eines kleinen Venenflickens!

als therapeutische Prinzipien im Vordergrund.

Als Spätfolge einer nicht erkannten oder nicht optimal behandelten oder therapieresistenten (?) Volkmann-Kontraktur ist immer eine Muskelfibrose zu erwarten. In diesem Stadium (Flexion im Handgelenk, Extension in den Fingergrundgelenken) helfen nur noch Rehabilitationsmaßnahmen und/oder orthopädisch-chirurgische Eingriffe.

4.6 Hinweise

1. Die Diagnose einer Gefäßverletzung muß *rechtzeitig* gestellt werden. Kriterien:
- Hautfarbe, Hauttemperatur
- Pulsstatus
- Kapillardurchblutung (diese Prüfung ist auch am eingegipsten Bein oder Arm möglich!)
- Doppler-Ultraschalluntersuchung
- evtl. Angiographie.
2. Die Versorgung verletzter Arterien oder Venen ist kein Übungsfeld für den Anfänger oder den Unerfahrenen in der Gefäßchirurgie. Große Eingriffe (Aorta, supraaortale Gefäße) sollen nach Möglichkeit (keine vitale Bedrohung) in einer Klinik mit der notwendigen personellen und technischen Ausstattung und *Erfahrung* auf diesem Gebiet durchgeführt werden. Ist dies aus vitaler Indikation nicht möglich, *muß* ein Erfahrener zu Hilfe geholt werden.
3. Die Fehleinschätzung einer Gefäßverletzung hinsichtlich Diagnose, Indikation oder operativen Handelns kann verheerende Folgen für die Extremität und/oder das Leben des Betroffenen haben. Aus dieser Haftung wird der Arzt nicht entlassen.

4.7 Literatur

AARABI B and MCQUEEN JD (1978) Traumatic internal carotid occlusion at the base of the skull. Surg Neurol 10/4:233–236

ALLGÖWER M (1976) Allgemeine und spezielle Chirurgie. Springer, Berlin Heidelberg New York

AWENDER R, HENZLER S (1977) Traumatische Arterienverletzungen der unteren Extremitäten. Med Welt 28/17:847–849

BLAISDELL FW (1978)Management of peripheral vascular trauma. In: Najarian JS, Delaney JP (eds) Vascular Surgery. Thieme, Stuttgart, pp 217–231

BURNETT HF et al. (1976) Peripheral arterial injuries: a reassessment. Ann Surg 183/6:701–709

BURRI C et al. (1974) Verletzungen der Gefäße und des Herzens. In: Unfallchirurgie. Springer, Berlin Heidelberg New York, S 160–183

DE BAKEY ME, SIMEONE MC (1946) Battle injuries of the arteries in world war II. Ann Surg 123:534–579

DENCK H (1973) Gefäßverletzungen bei Frakturen und Luxationen. Chirurg 44:207–215

DENCK H et al. (1977) Mißerfolge durch verspätete Operation bei Gefäßverletzungen. Wien Med Wochenschr. 183/6:740–741

ENGRAV LH et al. (1975) Diagnostic peritoneal lavage in blunt abdominal trauma. J Trauma 15/10:854–859

FLINT LM Jr (1976) Injuries to major vessels: an overview of current concepts. Heart Lung 5/2:301–306

GILL SS et al. (1976) Arterial injuries of the extremities. J Trauma 16/10: 766–772

GLINZ W (1978) Thoraxverletzungen. Springer, Berlin Heidelberg New York

HEBERER G (1971) Ruptures and aneurysms of the thoracic aorta after blunt chest trauma. J Cardiovasc. Surg (Torino) 12:115–120

JACOB JE (1972) Vascular injuries in Vietnam. Int Surg 57:289–293

JONAS HP et al. (1977) Zur Problematik von Gefäßverletzungen in einem großen Arbeitsunfallkrankenhaus. Zentrabl Chir 102:486–490

KAPPERT A, BURI P (1976) Traumatische Schäden der Arterien- und Venenwand. Med Welt 27/15:699–701

KELLY G, EISEMAN B (1976) Management of small arterial injuries: clinical and experimental studies. J Trauma 16/9:681–685

KIRSH MM et al. (1970) Repair of acute traumatic rupture of the aorta without extracorporeal circulation. Ann Thorac Surg 10/3:227–236

KLAUE E, KERN E (1976) Diagnostik beim stumpfen Bauchtrauma. Unfallheilkunde 79:333–339

LAU JM et al. (1977) Use of substitute conduits in traumatic vascular injury. J Trauma 17/7:541–546

LINDER F, VOLLMAR J (1965) Der augenblickliche Stand der Behandlung von Schlagaderverletzungen und ihrer Folgezustände. Chirurg 36, 55–63

OBERLINNER R, MAURER PC (1977) Erstversorgung am Unfallort und im Operationssaal – Voraussetzungen für die erfolgreiche Wiederherstellung von Gefäßverletzungen. Zentralbl Chir 102:491–494

Pickard LR et al. (1977) Transection of the descending thoracic aorta secondary to blunt trauma. J Trauma 17/10:749–753

Robbs JV, Baker LW (1978) Major arterial trauma: review of experience with 267 injuries. Br J Surg 65/8:532–538

Schneiders H et al. (1976) Zur Diagnostik und Behandlung von Gefäßverletzungen. Unfallheilkunde 79/6:241–249

Schweiberer L et al. (1976) Pathophysiologie der Mehrfachverletzung. In: Pichlmayr R (Hrsg) Postop. Kompl. Springer, Berlin Heidelberg New York, S 340–348

Steiner E, Flora G (1977) Traumatische Gefäßverschlüsse der oberen Extremität und ihre Behandlung. Vasa 6/2:164–168

Thiele H, Rückert U (1978) Posttraumatische Gefäßschäden. Unfallheilkunde 81:492–497

Turney STZ et al. (1976) Traumatic rupture of the aorta. J Thorac Cardiovasc Surg 72/5:727–734

Vollmar J (1974) Venenverletzungen. In: May R (Hrsg) Chirurgie der Bein- und Beckenvenen. Thieme, Stuttgart, S 199–210

Vollmar J (1975) Rekonstruktive Chirurgie der Arterien. Thieme, Stuttgart

Whitehouse WM et al. (1976) Pediatric vascular trauma. Arch Surg 111/11:1269–1275

5 Der akute Verschluß des Truncus Coeliacus und/oder der Mesenterialarterien

Das Cöliaka-Ischämie-Symdrom stellt nach VOLLMAR (1975) eine Rarität dar; deshalb wird im Weiteren in erster Linie das Krankheitsbild des Mesenterialinfarktes gewürdigt werden. Der Mesenterialinfarkt (Auftreten nach JACKSON (1963), zit. nach SCHLOSSER et al. (1975), in weniger als 1% aller Abdominalerkrankungen) ist aufgrund seines tückischen Verlaufes auch heute noch mit einer 80–100%igen Sterblichkeit belastet (s. auch HEBERER 1972). Dies liegt vor allem an dem Mißverhältnis zwischen der Notwendigkeit frühzeitigen chirurgischen Eingreifens und der tatsächlichen Diagnosestellung, die meist zu spät erfolgt: In der Mehrzahl der Fälle werden die schon allein durch ihr Alter mit einem höheren Operationsrisiko behafteten Patienten erst in einem Stadium laparotomiert, in dem selbst ein heroischer Eingriff kaum noch Erfolgschancen bietet.

5.1 Pathophysiologie

Grundsätzlich gilt für Perfusionsstörungen, daß neben einigen organspezifischen Faktoren (hier: Dehnungszustand und O_2-Verbrauch des Darmes, Aortendruck und Druckhöhe im Pfortadersystem) die Lebensfähigkeit eines Organs nach einem Durchblutungsstop abhängig ist

- vom Zeitraum bis zur vollständigen Occlusion der zuführenden Arterie.
- von der Empfindlichkeit des abhängigen Gewebes (ischämische Toleranzgrenze für Leber, Magen, Pankreas sowie Dünn- und Dickdarm ca. 2 h und
- von den vorgegebenen Umgehungsbahnen.

5.1.1 Collateralkreisläufe

1. Der akute Verschluß des *Truncus coeliacus,* etwa durch ein dissezierendes Aortenaneurysma, ist sehr selten und wird nur schlecht durch Collateralen überbrückt: Die einzige Verbindung zwischen

diesem Stromgebiet und der nachfolgenden Gefäßetage besteht in der pancreaticoduodenalen Arkade (Truncus coeliacus → A. hepatica → A. gastroduodenalis →A. pancreaticoduodenalis superior → A. pancreaticoduodenalis inferior →A. mesenterica superior). Bei *Ast*-Verschlüssen im Cöliakakreislauf treten je nach Distanz vom Hauptstamm graduell verschiedenartige Organschäden auf: vom ischämischen Infarkt bis zum Untergang eines ganzen Organes.

2. Der zentrale Verschluß der *A. mesenterica superior* hat in jedem Falle eine Darmnekrose entsprechend ihrem Versorgungsgebiet (Dünndarm aboral der Flexura duodenojejunalis, Coecum, Colon ascendens und transversum) zur Folge. Der vorhandene Collateralkreislauf (A. mesenterica inferior → A. colica sinistra → A. colica media → A. mesenterica superior) reicht in der Regel bei plötzlichem Verschluß des Hauptstammes nicht aus. – Astverschlüsse zwischen den Arterienarkaden können je nach Sitz toleriert werden. Verschlüsse der Vasa recta können jedoch nicht überbrückt werden und führen zu umschriebenen Nekrosen.
3. Am günstigsten liegen die Verhältnisse im Versorgungsgebiet der *A. mesenterica inferior:* Die präformierten Collateralen aus dem Mesenterica-superior-Kreislauf (A. mesenterica superior → A. colica media → A. colica sinistra → A. mesenterica inferior; genannt Riolan-Arkade) und aus dem Stromgebiet der A. iliaca interna (A. iliaca interna → A. rectalis superior → A. mesenterica inferior) lassen einen plötzlichen Verschluß der Arterie symptomlos bleiben; Ausnahme: Verschluß der Beckenetage und unzureichende Ausbildung der Riolan-Arkade.

5.1.2 Ischämiefolgen am Darm

Die Mucosazellen des Darmes reagieren gemäß ihrer hohen Differenzierung sehr empfindlich auf O_2-Mangel. Bei vollständiger Blokkade der Blutzufuhr werden in Abhängigkeit von der Zeitdauer des Perfusionsstops verschiedene Stadien der Darmschädigung beobachtet (Schennach u. Dorfmann 1972):

1. *Unmittelbar* nach Arterienblockade setzen spastische Kontraktionen als Ausdruck der Ischämie ein; sie dauern bis zur irreversiblen Schädigung der Muskulatur (etwa nach 4 h) an.

2. *Nach* 4 h: Eintreten der Darmlähmung; blaßgraues Aussehen des Darmes.
3. *Nach* 4–6 h: Mucosanekrose; rötliches Aussehen des Darmes als Folge der sistierenden Zirkulation und der Einblutung durch Capillarschädigung.
4. *Nach* 12 h: Gangrän der Darmwand; grünlichschwarzes Aussehen des Darmes. Durchwanderung der Darmwand mit Exsudation einer blutigen Flüssigkeit.

Gelingt die Revascularisation bei bereits eingetretener Schädigung der Mucosa, resultiert eine langanhaltende Funktionseinschränkung der Zellen. Die Phase der Regeneration äußert sich in der klinischen Erscheinungsform als wechselnd stark ausgeprägtes Malabsorptionssyndrom. Nur bei Bestehen kleiner circumskripter Innenschichtinfarkte ist mit einer Spontanheilung zu rechnen. Hier kann es zu Obstruktionserscheinungen (Ileuszeichen!) als Folge narbiger Stenosen kommen.

5.1.3 Ursachen des Mesenterialinfarktes

1. *Embolisation:* Die embolische Verschleppung von Gerinnselmaterial, z. B. aus dem Herzen (Vitium cordis?, Myokardinfarkt?), ist mit 60% (VOLLMAR 1975) die häufigste Ursache eines akuten Mesenteriarterienverschlusses (vgl. OTTINGER 1978: 55%; SENN u. BURRI 1972: 41%).
2. *Thrombose:* Der plötzliche thrombotische Verschluß auf dem Boden vorbestehender Gefäßveränderungen (zu 90% arteriosklerotisch bedingt, nur selten durch eine Endangitis obliterans oder Periarteriitis nodosa) ist in ca. 30% aller Mesenterialarterienverschlüsse anzunehmen. Dem akuten Ereignis gehen dann in aller Regel Beschwerden im Sinne einer Angina abdominalis voraus.
3. *Funktionell:* In seltenen Fällen läßt sich keine der bekannten organischen Ursachen für einen Mesenterialinfarkt (Embolie, Thrombose, Strangulation, dissezierendes Aneurysma) finden: Hier muß angenommen werden, daß z. B. aufgrund eines Schockzustandes (kardiogen, Volumenmangel etc.) die anhaltende Kreislaufdepression zu einer erheblichen Minderperfusion im Mesenterialkreislauf führt (GLOTZER 1959 u. SHAW 1957/58, zit. bei SCHENNACH u. DORFMANN 1972).

5.2 Klinisches Bild

5.2.1 Der akute Verschluß im Coeliacakreislauf

Er bedarf mit seinen klinischen Symptomen in Anbetracht der Seltenheit dieses Krankheitsbildes nur der Erwähnung am Rande. Es sei daran erinnert, daß die vorgegebenen Collateralbahnen einen akuten Verschluß schlecht überbrücken (BOLLINGER 1979). Dennoch kommt es nach VOLLMAR (1975) nur selten zu einer vollständigen Ischämie aller Oberbauchorgane (Leber, Magen, Pankreas, Milz), da sich in diesem Falle der Verschluß des (Truncus-) Hauptstammes mit solchen größerer Äste kombinieren müßte; das Beschwerdebild ist dann recht uncharakteristisch: Schockzustand, Hämatemesis, akut einsetzender Oberbauchschmerz. Bis zur endgültigen Klärung der Wahrscheinlichkeitsdiagnose vergeht in Anbetracht der Fülle differentialdiagnostischer Möglichkeiten die Zeit, die zur eventuellen Rettung des Patienten notwendig wäre. – Zentrale *Ast*-Verschlüsse der vom Truncus coeliacus abgehenden Arterien können durch partielle oder totale Organnekrose ein entsprechendes, lebensbedrohliches Krankheitsbild (z. B. Leberkoma) hervorrufen. Periphere Astverschlüsse, die zu umschriebenen ischämischen Infarkten führen, sind in der Regel klinisch nicht sehr auffällig.

5.2.2 Der akute Verschluß am Mesenterialkreislauf

1. Der plötzliche Verschluß der A. mesenterica *superior* bildet das eigentliche klinische Problem akuter Verschlüsse der Visceralarterien. Er verursacht regelmäßig eine Symptomatik, die mit den Ischämiefolgen des Darmes (vgl. 5.1.2) recht genau korrelliert und daher eine Unterteilung in drei charakteristische Stadien gestattet (s. auch VOLLMAR 1975; WENZ 1972):

- Im *Initialstadium* stehen ganz die vom Patienten geklagten heftigen und nicht exakt lokalisierbaren Leibschmerzen im Vordergrund; gelegentlich wird über Brechreiz (als Ausdruck der gastralen Reizung) oder spontanen Stuhlabgang als Folge der gesteigerten Darmmotorik (intestinale Reizerscheinung) berichtet. Fast regelmäßig sind die Kranken schockiert (fahle Blässe, kalter Schweiß) und motorisch unruhig. Der blande objektive Abdominalbefund (kaum oder keine Abwehrspannung, fehlender Druckschmerz, lebhafte Peristaltik) steht in schroffem Gegensatz zu den subjektiv empfundenen Beschwerden.

- Das *Intervallstadium* (jenseits der 4., bis zur 12. h) ist durch eine trügerische subjektive Besserung gekennzeichnet und führt daher leicht zu einer verhängnisvollen Fehleinschätzung der Situation. Der Schockzustand besteht zwar mehr oder weniger stark ausgeprägt, das Abdomen ist aber weiterhin weich, ohne Abwehrspannung und Druckschmerz (wenn Druckschmerz, dann meist im rechten Unterbauch) und läßt spärlicher werdende Peristaltik wahrnehmen. Wie im Initialstadium zeigt die Röntgenleeraufnahme des Abdomen auch jetzt in der Regel keinen pathologischen Befund.
- Im *Spätstadium* (jenseits der 12. h) finden sich die Zeichen eines schweren (septischen) Krankheitsbildes: subjektiv erneut Zunahme der heftigen Leibschmerzen; objektiv schwerer Schock („warme“ Tachykardie), Zeichen des sog. akuten Abdomens mit Abwehrspannung, diffusem Druck- und Klopfschmerz sowie Fehlen der Peristaltik. Röntgenologisch zeigen sich in der Abdomenübersichtsaufnahme stehende Schlingen und Flüssigkeitsspiegel.

2. Der plötzliche Verschluß der A. mesenterica *inferior* verläuft meistens klinisch stumm; ist er jedoch mit Verschlüssen im Stromgebiet der A. iliaca interna und einem unzureichenden Collateralkreislauf über die Riolan-Arkade gekoppelt, muß mit einer Sigmanekrose gerechnet werden: Dies kann z. B. nach Anlage eines aorto-bifemoralen bypass mit Ligatur der A. mesenterica inferior wegen aorto-iliacaler Verschlußprozesse eintreten, wenn intraoperativ die retrograde Perfusion der A. mesenterica inferior nicht hinreichend geprüft wurde (vgl. auch 2.2.4 „Das abdominelle Aortenaneurysma“). In diesen Fällen entwickeln die Patienten schon in den ersten postoperativen Tagen das Bild des sog. „akuten Abdomens“ mit Druckschmerz, Loslaßschmerz und Abwehrspannung im linken Unterbauch sowie – fakultativ – Blutbeimengungen zum Stuhl.

5.3 Diagnose des Mesenterialinfarktes

Die Schwierigkeit, die Diagnose „Mesenterialinfarkt" richtig *und* rechtzeitig zu stellen, liegt zum einen (im Frühstadium) an der Diskrepanz zwischen Beschwerdegrad und objektiv faßbarem Befund, zum anderen daran, daß die Patienten in der Mehrzahl der Fälle erst dann zur Aufnahme kommen, wenn bereits wertvolle Zeit verstrichen ist: in günstigen Fällen im trügerischen „stillen" Intervall, meist jedoch im Spätstadium als „akutes Abdomen".

> Entscheidend für die frühzeitige Diagnosestellung ist das Denken an die Möglichkeit eines Mesenterialinfarkts

Nach der Merkregel von VOLLMAR (1975) ist das „akute Abdomen" eines Herzkranken immer verdächtig auf das Bestehen eines Mesenterialarterienverschlusses; deshalb darf bei solchen Kranken die Auskultation des Herzens nicht vergessen werden (EKG!). Die Diagnosefindung ergibt sich im Sinne einer Verdachtsdiagnose aus:

1. *der Anamnese:* Herzrhythmusstörungen (Vitium cordis?, Myokardinfarkt?, Endocarditis? etc.), arteriosklerotische Veränderungen anderer Lokalisation, Angina abdominalis.
   Wichtig: Zeitpunkt des Beginns der jetzigen Symptomatik!
2. *dem klinischen Bild (vgl. 5.2.2)*
3. *einigen Laborbefunden* (nicht unbedingt spezifisch, jedoch häufig zu beobachten):
- Leukocytose bis oder über 20000/mm^3 im Beginn der Erkrankung (BURI et al. 1966)
- Störung des Säure-Basen-Haushaltes mit Tendenz zur Entwicklung einer metabolischen Azidose.
4. *der Röntgenuntersuchung:*
- Die Leeraufnahme des Abdomen ist gemeinhin im ersten und zweiten Stadium unergiebig, da sich erst im Verlauf der vollständigen Darmlähmung gasgefüllte Darmschlingen und Flüssigkeitsspiegel erkennen lassen.
- Die selektive Angiographie der Mesenterialgefäße wird von manchen Autoren (HEBERER et al. 1978; KRAUSZ et al. 1978; MUHRER et al. 1977; SCHENNACH et al. 1972; SINGH et al. 1975; SMITH et al.

1976) als empfehlenswert, wenn nicht obligatorisch angesehen. Der Mesentericografie ist jedoch eine kleine Probelaparotomie im Interesse des Zeitgewinnes immer dann vorzuziehen, wenn die Klinik für Notangiographien dieser Art nicht routinemäßig gerüstet ist.

Ergibt sich nach Anamnese und klinischem Befund der dringende Verdacht eines Mesenterialinfarktes, der nur unter Zeitverlust (Transportwege, technische Schwierigkeiten etc.) erhärtet werden könnte, ist die *diagnostische Laparotomie* gerechtfertigt; es sei denn, der Patient ist bereits in moribundem Zustand.

5.4 Differentialdiagnose

5.4.1 Mesenterialvenen-Thrombose

(Vgl. auch Kap. 10 „Die Mesenterialvenenthrombose")

Anamnese: Entzündliche abdominelle Erkrankung
Keine cardiale Anamnese

Klinik: schleichender Beginn; Klärung durch Angiografie oder Probelaparotomie

5.4.2 Akute Pankreatitis

Anamnese: Schmerzbeginn postprandial

Klinik: Frühzeitig Abwehrspannung, Lipase ↗, Amylase ↗, Serumcalcium ↙. Röntgen: „Sentinel-loop-Zeichen" = luftgefülltes Duodenal-C, besonders in linker Seitenlage, bei entzündlichen Prozessen [z. B. Pankreatitis] in dieser Region.

5.4.3 Mechanischer Ileus

Anamnese: Voroperationen, Bestrahlungen, Gallensteinleiden, Tumorverdacht

Klinik: Schmerz wellenförmig auftretend, Stenoseperistaltik, evtl. Darmsteifungen
Röntgen: frühzeitig stehende Schlingen, Spiegel

5.5 Prognose

Die Prognose quoad vitam bei plötzlichem Verschluß der A. mesenterica superior ist schlecht: Ohne chirurgische Therapie ist der Patient verloren. Da nur in wenigen Fällen die Diagnose frühzeitig gestellt wird, ist auch nach operativer Therapie die Sterblichkeit noch sehr hoch: Nach der bei MUHRER et al. (1977) sowie HANSEN u. CHRISTOFFERSEN (1976) gegebenen Literaturübersicht schwankt die Letalität um 80% (742 Fälle); vergl. BERGAN et al. 1975; HERTZER et al. 1978; HUBER 1969; OTTINGER 1978; SCHENNACH u. DORFMANN 1972. Von daher wird verständlich, daß *nur die frühzeitige (Probe-) Laparotomie* die Überlebenschancen bessern kann. –

Etwas günstiger scheinen nach JOHNSON und BAGGENSTOSS 1949 (zit. nach VOLLMAR 1975) die Verhältnisse bei einem Mesenterialinfarkt auf dem Boden einer Mesenterialvenenthrombose zu liegen: die durchschnittliche Überlebenszeit beträgt für den Arterienverschluß 2,6 Tage, beim Venenverschluß 6,8 Tage (vgl. auch Kap. 10 „Die Mesenterialvenenthrombose“).

5.6 Therapie

Aus dem klinischen Verlauf des Mesenterialinfarkts und seiner Prognose wird deutlich, daß nur die frühzeitige Laparotomie das Leben des Betroffenen retten kann: Im Wettlauf mit der Zeit bringt jede Stunde, die der Eingriff eher vorgenommen werden kann, ein Mehr an Überlebenschance. Es ist klar, daß sich unter diesem Eindruck jedweder konservativer Therapieversuch (z. B. Thrombolyse) verbietet. –

Grundsätzlich stehen an chirurgischen Maßnahmen die *Revascularisation* (Embolektomie, Thrombektomie, Reinsertion der A. mesenterica superior, Bypassverfahren) und/oder die *Darmresektion* zur Verfügung:

- Eine *Revascularisation* sollte nur dann angestrebt werden, wenn der abhängige Darmabschnitt noch nicht irreversibel geschädigt ist. Erholt sich der Darm nach der Revascularisation wider Erwarten nicht in allen Abschnitten, muß entweder sofort oder mit Verzögerung („Second-look-Operation", s. u.) die Resektion der betroffenen Abschnitte vorgenommen werden.

- Eine *begrenzte Darmresektion* allein (ohne zusätzliche arterielle Rekonstruktion) bietet sich bei peripheren, nicht mehr durch Arkaden überbrückten Astverschlüssen als Verfahren der Wahl an.
- In Fällen, in denen eine Nekrose des gesamten Versorgungsgebietes der A. mesenterica superior (Dünndarmconvolut jenseits der Flexura duodenojejunalis sowie Colon ascendens und transversum) besteht, sollte der Eingriff *als Probelaparotomie beendet* werden. Es mag diskutiert werden, ob eine Resektion fast des ganzen Darmes bei Patienten mit einem derart ausgedehnten Befund erstrebenswert ist: Wird der Eingriff überlebt, ist eine lebenslange parenterale Ernährung erforderlich. Über solche Schicksale wird in der Literatur sogar berichtet (Krausz et al. 1978)!

5.6.1 Operationsvorbereitung

- Zentralvenöser Zugang
- Kontrolle und Ausgleich des Elektrolyt-, Säure-Basen- und Flüssigkeitshaushaltes
- Cardiale Unterstützung
- Magensonde
- Kontrolle der Ausscheidung (Dauerkatheter)
- Aufklärung des Patienten und/oder der Angehörigen (diagnostische Laparotomie, Prognose bei Bestätigung des Verdachtes eines Mesenterialinfarkts).

5.6.2 Operative Technik

(vgl. Rob 1966; Vollmar 1975)

Bei noch nicht angiografisch gesicherter Diagnose wird das Abdomen durch eine kleine mittlere mediane Laparotomie eröffnet: In aller Regel genügt dieser Zugang zur Bauchhöhle, um die Verdachtsdiagnose durch den Pulstastbefund (A. mesenterica superior und inferior, Truncus coeliacus, Mesenterialarterienäste, Vasa recta), die Beurteilung der Mesenterialvenen (Stauung?, Thrombose?) sowie des Darmes (Peristaltik mechanisch oder thermisch auslösbar?, Serosa spiegelnd?, Farbe?) zu sichern. Bestätigt sich die Verdachtsdiagnose nicht, muß nach anderen Ursachen für das Krankheitsbild sorgfältig gefahndet werden (Ulcuspenetration oder -perforation, seronegative Pankreatitis, Briden etc.). Erweist sich die Diagnose des Mesenterialinfarktes als richtig, wird die Incision erweitert und je nach Befund entschieden (vgl. 5.6), ob eine Revascularisation sinnvoll ist, ob und wenn ja, in welchem Umfang eine Darmresektion erforderlich ist oder ob der Eingriff wegen fortgeschrittener Gangrän bzw. zu ausgedehntem Befund ohne weitere Maßnahmen beendet wird.

1. *Einfache Revascularisationsverfahren:*
   (Embolektomie, Thrombektomie)
   Die Darstellung der A. mesenterica superior erfolgt zweckmäßig am Fußpunkt des Mesocolon transversum infracolisch. Hierfür wird das Quercolon vom Assistenten senkrecht angespannt und das Peritoneum linkslateral vom Duodenum (Pars inferior) in Verlaufsrichtung der Mesenterialgefäße incidiert: In der Regel lassen sich dann unschwer die *Vena* mesenterica superior (duodenalwärts) und die pulslose *Arteria* mesenterica superior (links = milzwärts von der Vene) identifizieren und anschlingen (Abb. 5.1). Die Arteriotomie kann quer oder längs erfolgen.
   Nunmehr wird das periphere Stromgebiet embolektomiert bzw. thrombektomiert (ist dies vergeblich, sind alle übrigen Revascularisationsmanöver sinnlos!), indem in die größeren Arterienäste mit dem Fogarty-Katheter eingegangen wird (Technik der Thrombektomie mit dem Ballonkatheter vgl. Kap. 1 „Der akute Verschluß von Extremitätenarterien") und die kleinlumigen Äste durch Ausstreichen entleert werden. Da die A. mesenterica superior einer Endarterie gleichzusetzen ist, muß die erfolgreiche periphere Thrombektomie nicht zwangsläufig mit einer Rückblutung einhergehen (SCHENNACH u. DORFMANN 1972). Durch pulsatile Injektion von Heparin-Kochsalz-Lösung läßt sich die Durchgängigkeit prüfen.
   Ist die periphere Strombahn erfolgreich rekonstruiert, schließt sich die zentrale Embolektomie bzw. Thrombektomie mit dem Ballonkatheter an. Hier muß beim Eingehen mit dem Katheter darauf geachtet werden, daß kein Gerinnselmaterial über die Aorta verschleppt wird (Kompression der Aorta digital oberhalb

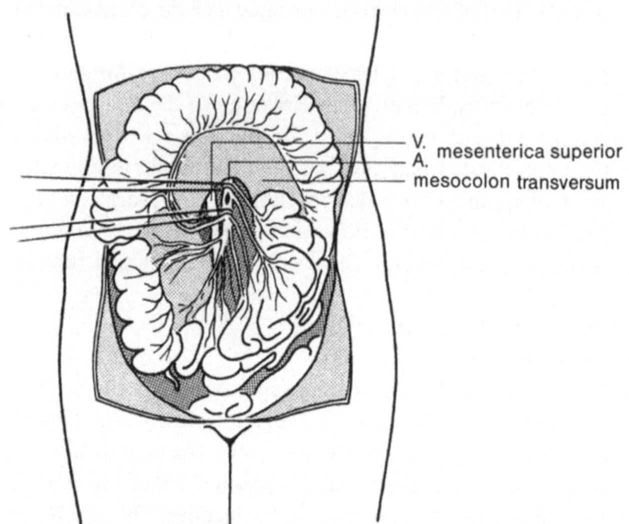

Abb. 5.1. Schematische Darstellung der A. und V. mesenterica superior, A. mesenterica superior angeschlungen

der Nierenarterien). Gelingt die Gerinnselentfernung auch von zentral, wird die Arteriotomie mit Einzelknopfnähten oder durch fortlaufende Naht (die Längsarteriotomie durch Einnähen eines Venenflickens) mit feinem monofilem Nahtmaterial (5-0 Prolene z. B.) verschlossen.

Nach der Freigabe des Blutstromes muß folgenden Punkten Beachtung geschenkt werden:

- Die Naht ist dicht?
- Pulsationen bis in die Vasa recta nachweisbar?
- Erholung des Darmes
- Festlegung möglicher Resektionsgrenzen am Darm
- Gabe von Pufferlösung intravenös (Anästhesie).

2. *Andere Revascularisationsverfahren:*

Gelingt zwar die Entfernung des Gerinnselmaterials aus dem peripheren Gefäßschenkel des nicht irreversibel geschädigten Darmes, andererseits jedoch nicht die Thrombektomie oder Embolektomie aus dem zentralen Gefäßabschnitt (selten!), müssen andere Rekonstruktionsverfahren angewendet werden. Dabei ist aber mit Rücksicht auf den meist schlechten Allgemeinzustand die einfachste Methode (aorto-mesenterialer bypass) zu wählen.

- Die *lokale Thrombendarteriektomie* der A. mesenterica superior erfordert die Freilegung des Gefäßes bis zu seinem Abgang aus der Aorta; die technische Schwierigkeit ist offenkundig. Dieses Verfahren wird deshalb wohl kaum im Akutfall Anwendung finden.
- Der *aorto-mesenteriale bypass* erfreut sich in Anbetracht der einfacheren technischen Handhabung zunehmender Beliebtheit. Hierbei wird zwischen Aorta (z. B. infrarenal = gut zugänglich) und einem ebenfalls leicht zugänglichen Abschnitt der A. mesenterica superior (caudal des Abganges der A. pancreaticoduodenalis inferior) ein Venentransplantat interponiert: Anastomosen jeweils End-zu-Seit; die Aortenanastomose läßt sich nach Anlegen einer Satinsky-Klemme fertigstellen (Abb. 5.2).

  Der Nachteil dieser Methode ist darin zu sehen, daß das Interponat infolge der freien Beweglichkeit des Dünndarmmesenteriums abknicken und thrombosieren kann.
- Der *spleno-mesenteriale Bypass* wird von einigen Gefäßchirurgen bevorzugt (Van Dongen): Nach milzwärtiger Durchtrennung wird die A. lienalis weitgehend mobilisiert und nach caudal umgeschlagen, so daß sie im Sinne einer End-zu-Seit-Anastomose mit der A. mesenterica superior verbunden werden kann. Voraussetzung dieses Verfahrens ist natürlich die Intaktheit des Truncus coeliacus.
- Die *Reinsertion* der A. mesenterica superior in die Aorta bietet sich ebenfalls als Rekonstruktionsverfahren (Vollmar 1975) besonders bei reinen Abgangsstenosen bzw. -verschlüssen an.

Es muß nochmals betont werden, daß die oben aufgeführten vier Operationsverfahren in erster Linie bei der chronischen Form der mesenterialen Durchblutungsstörung (Angina abdominalis) zur Anwendung kommen (vgl. Morris u. De Bakey 1961; Morris et al. 1962). Von daher konnten nur die Prinzipien angesprochen werden. – Für den Akutfall bleibt die Embolektomie bzw. Thrombektomie mit dem Fogarty-Katheter bzw. dem Ringstripper das Verfahren der Wahl; erst wenn sich im Falle einer akuten

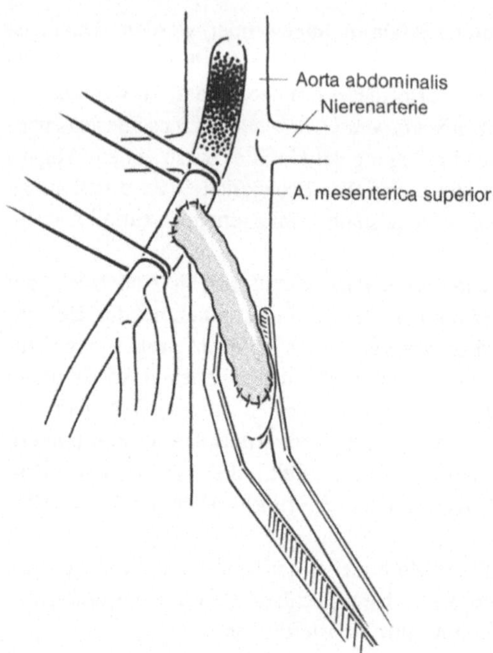

Abb. 5.2. Schema des aorto-mesenterialen Bypass, partielle Abklemmung der Aorta mittels Satinski-Klemme

arteriellen Thrombose das Gerinnselmaterial nicht entfernen läßt, kann eines der genannten Verfahren, am besten der aorto-mesenterial Bypass, angewendet werden.

3. *Die Behandlung der funktionellen* akuten Mesenterialinsuffizienz beinhaltet eine Reihe von Maßnahmen, die der lokalen Perfusionssteigerung dienen: intravenöse Gabe von niedermolekularem Dextran sowie Heparin, Infiltration der Mesenterialwurzel mit Xylocain; evtl. Entlastung des Darmes durch Absaugen. Falls erforderlich, Resektion der sich nicht erholenden Darmabschnitte (Buri et al. 1966; Andreadis et al. 1978).
4. *Eine Darmresektion* ist bei begrenzten Nekrosebezirken durch periphere Astverschlüsse sowie für demarkierte Darmabschnitte nach erfolgreicher Revascularisation sinnvoll. Die Technik ist aus der Allgemeinchirurgie bekannt. Die Darmresektion wird sich im

Falle der Ausdehnung auf das gesamte Versorgungsgebiet der A. mesenterica superior verbieten.

Nach der Revascularisation und/oder Darmresektion werden Drainageschläuche (Anastomosenregion, Douglas) gelegt und das Abdomen in den anatomischen Schichten verschlossen.

5.6.3 Postoperative Nachsorge

Grundsätzlich sollten Patienten mit einem Mesenterialinfarkt auch und gerade postoperativ weiterhin intensiv-medizinisch betreut werden (Ausnahme: Patienten, bei denen sich nach dem intraoperativen Befund die Prognose als infaust erwiesen hat.). Die notwendige Überwachung und erforderliche Behandlung umfaßt eine Reihe von Faktoren:

- Herz-Kreislauf-Funktionen
- Ausscheidung (stündliche Urinportionen!)
- Elektrolyt- und Wasserhaushalt
- Säure-Basen-Gleichgewicht
- Kontrolle des abdominellen Befundes mehrmals täglich durch den gleichen Untersucher (erfahrener Chirurg, jedoch möglichst nicht der Operateur): Durch Zurücklassen nicht sicher vitaler Darmabschnitte kann sich im Laufe der nächsten 24–48 h das typische Bild des sog. „akuten Abdomens" mit Druckschmerz, Loslaßschmerz, Abwehrspannung, evtl. positivem rectalen Palpationsbefund entwickeln. Dann ist die nochmalige Laparotomie *(„Second-look-Operation")* indiziert, während der dann großzügig nachreseziert werden sollte. Da dieser Zweiteingriff recht häufig erforderlich ist, wird er von manchen Autoren (Schennach u. Dorfmann 1972; Schennach u. Flora 1973; Smith et al. 1976) routinemäßig nach 24–48 h – auch bei nicht auffälligem Bauchbefund – durchgeführt.
- Gabe (intravenös) von niedermolekularem Dextran (cave cardiale Dekompensation) sowie Heparin (ca. 25000 E pro 24 h) unter Beachtung der Kontraindikationen. Hier müssen evtl. die Risiken gegeneinander abgewogen werden.

5.7 Schlußbemerkung

Die schlechte Prognose des Mesenterialinfarktes ist nur zu bessern, indem der Zeitfaktor beeinflußt wird: Der frühzeitige Diagnoseverdacht durch den erstbehandelnden Arzt kann im Zusammenwirken mit dem Krankenhaus den Zeitraum zwischen dem Symptomenbeginn und der (Probe-)Laparotomie entscheidend verkürzen und damit die Sterblichkeit mindern.

5.8 Literatur

ANDREADIS P et al. (1978) Die funktionelle intestinale Perfusionsischämie. Zentralbl Chir 103:1268–1273

BERGAN JJ et al. (1975) Revascularization in treatment of mesenteric infarction. Ann Surg 182:430–438

BOLLINGER A (1979) Funktionelle Angiologie, Lehrbuch und Atlas. Thieme, Stuttgart

BURI P et al. (1966) Der akute Mesenterialarterienverschluß. Helv Chir Acta 33/1:178–184

HANSEN HJB, CHRISTOFFERSEN JK (1976) Occlusive Mesenteric Infarction. Acta Chir Scand [Suppl] 472:103–108

HEBERER G (1972) Chirurgische Therapie der Eingeweidearterienverschlüsse und der Bauchaortenaneurysmen. Verh. Dtsch Ges Inn Med 78:580–585

HEBERER G (Hrsg) et al. (1978) Die Arteriosklerose als chirurgische Aufgabe. TM-Verlag, Bad Oeynhausen

HERTZER NR et al. (1978) Acute Intestinal Ischemia. Am Surg 44/11:744–749

HUBER FB (1969) Der akute Mesenterialgefäßverschluß. Schweiz Med Wochenschr 99/19:711–715

KRAUSZ MM et al. (1978) Acute superior mesenteric arterial occlusion: A plea for early diagnosis. Surgery 83/4:482–485

LEGER L, NAGEL M (Hsrg) (1974) Chirurgische Diagnostik. Springer, Berlin Heidelberg New York

MORRIS GC et al. (1961) Abdominal angina – diagnosis and surgical treatment. JAMA 176:89–94

MORRIS GC et al. (1962) Revascularization of the celiac and superior mesenteric arteries. Arch Surg 84:95–107

MUHRER KH et al. (1977) Der akute Mesenterialgefäßverschluß. Dtsch Ärztebl 48:2863–2868

OTTINGER LW (1978) The surgical management of acute occlusion of the superior mesenteric artery. Ann Surg 188/6:721–731

ROB CG (1966) Surgical diseases of the celiac and mesenteric arteries. Arch Surg 93:21–32

SCHENNACH W, DORFMANN A (1972) Zur Problematik des akuten Mesenterialarterienverschlusses. Thoraxchir Vask Chir 20:457–462

SCHENNACH W, FLORA G (1973) Die Bedeutung der second-look-Operation beim akuten Mesenterialarterienverschluß. Z Allg Med 49/26:1204–1205

SCHLOSSER GA et al. (1975) Diagnostik beim akuten Verschluß der Mesenterialarterien. Dtsch Med Wochenschr 100/7:311–313

SENN A, BURI P (1972) Pathogenese und Klinik der Verschlußkrankheit von Eingeweideschlagadern. Verh Dtsch Ges Inn Med 78:567–574

SINGH RP et al. (1975) Acute mesenteric vascular occlusion: A review of 32 patients. Surgery 78/5:613–617

SMITH JS Jr et al. (1976) Acute mesenteric infarction. Am Surg 42/8:562–567

SOBOTTA J, BECHER H (1972) Atlas der Anatomie des Menschen. Urban & Schwarzenberg, München Berlin Wien

VOLLMAR J (1975) Rekonstruktive Chirurgie der Arterien. Thieme, Stuttgart

WENZ W (1972) Arterielle Verschlußkrankheit der Eingeweideschlagadern; Diagnostisches Vorgehen. Verh Dtsch Ges Inn Med 78:561–567

6 Die akute cerebrovasculäre Insuffizienz vom Carotistyp

Notfälle im Bereich der extracraniellen Hirngefäße (Aa. carotides, Aa. vertebrales) können im Gefolge einer *Verletzung* (vgl. Kap. 4 „Verletzungen der Arterien"), einer *Embolie,* einer *Thrombose* (autochthon auf dem Boden einer bestehenden Arteriosklerose) oder postoperativ einer *Rethrombose* (nach Thrombendarteriektomie der Carotisgabel z. B.) auftreten. Für die eventuelle notfallmäßige chirurgische Versorgung sind akut auftretende Verschlußprozesse in der Carotisstrombahn (zumeist Carotisgabel und A. carotis interna; selten Truncus brachiocephalicus) bedeutungsvoll. –
Zum besseren Verständnis der klinischen Symptomatik und der eventuellen Indikationsstellung zur Operation sei an einige physiologische und pathophysiologische Kenntnise über den Hirnkreislauf erinnert.

6.1 Pathophysiologische Vorbemerkungen

6.1.1 Hirndurchblutung

Die Hirndurchblutung beträgt nach Gottstein et al. (1963) 55 ml/100 g Gewebe/min, entsprechend einem O_2-Verbrauch von 3,7 ml/100 g Gewebe/min. Dabei ist die Blutverteilung unterschiedlich: Die graue Substanz weist eine um das Vierfache höhere Durchblutung (entsprechend größer ist auch der O_2-Verbrauch) auf. Es gibt nun eine Reihe Faktoren, die die Hirndurchblutung beeinflussen:

1. *Der arterielle Mitteldruck:* Liegt der arterielle Mitteldruck über 70 mmHg, ist die Hirndurchblutung vom Perfusionsdruck unabhängig = *Autoregulation,* ermöglicht durch aktive Widerstandsänderung der Gehirngefäße. Die Grenzen der Autoregulation sind jedoch erreicht, wenn

- der arterielle Mitteldruck unter 70 mmHg absinkt; bei Patienten mit bekanntem Hochdruck liegt diese untere Grenze oftmals wesentlich höher (etwa 120 mmHg Mitteldruck),
- eine arterielle Hypoxie (auch eine passagere) besteht: sie führt zu

einer Weitstellung der Hirngefäße mit entsprechender Widerstandserniedrigung; und/oder

– eine Änderung des pCO_2 auftritt.

2. *Das Herzminutenvolumen (HMV)* hat im Normalfall keinen Einfluß; anders bei Patienten mit erheblichen Rhythmusstörungen, die sehr wohl die Hirndurchblutung durch Änderung des HMV beeinflussen können.
3. *Der CO_2-Partialdruck* im arteriellen Blut: Die *Hypercapnie* (bis 80 Torr) führt infolge Widerstandserniedrigung zur Steigerung der Hirndurchblutung; die *Hypokapnie* (bis 20 Torr) bedingt demgegenüber eine Minderung der Hirndurchblutung. Ausnahme: im *Schockzustand* hat die Hypoxie bereits zu einer maximalen Erweiterung der Gefäße geführt: Die zur Steigerung der O_2-Aufnahme aus der Luft notwendige Hyperventilation (= Absinken des pCO_2 im arteriellen Blut) löst keine Reaktion an den Gefäßen mehr aus! Die CO_2-Inhalation ist deshalb unsinnig.

6.1.2 Ischämiefolgen

Bei einer Minderung der Hirndurchblutung, etwa infolge Drucksenkung (beim Gefäßgesunden um 50%, beim Gefäßkranken um 10–20% des Ausgangswertes), muß mit cerebralen Ausfallserscheinungen gerechnet werden. Die sog. „kritische Durchblutungsschwelle" wird von Gottstein et al. (1963) mit 30 ml/100 g Gewebe/min angegeben. Die Durchblutungsminderung führt zu einer Stoffwechselstörung (Tabelle 6.1), in deren Gefolge zunächst die *Funktion* der Zellen beeinträchtigt wird; nimmt im weiteren Verlauf die Durchblutungsminderung zu oder bleibt eine bereits vorhandene höhergradige Hirndurchblutungsstörung bestehen, so kommt es zu einer Störung des *Struktur*-Stoffwechsels, der für den Bestand der Zelle(n) von Bedeutung ist. Mit dieser schweren Stoffwechselstörung korrelieren die irreversiblen, klinisch manifesten neurologischen Ausfälle. – Auf die pathologischen Abläufe biochemischer Reaktionen (z. B. Lactatbildung, Bildung von Glycerin-3-Phosphat etc.) kann hier nicht näher eingegangen werden (vgl. einschlägige Literatur)[1].

---

1 U. a.: Dorndorf 1975, Gänshirt (1972).

Tabelle 6.1. Schema der Beziehung zwischen Hirndurchblutung und Hirnstoffwechselstörung

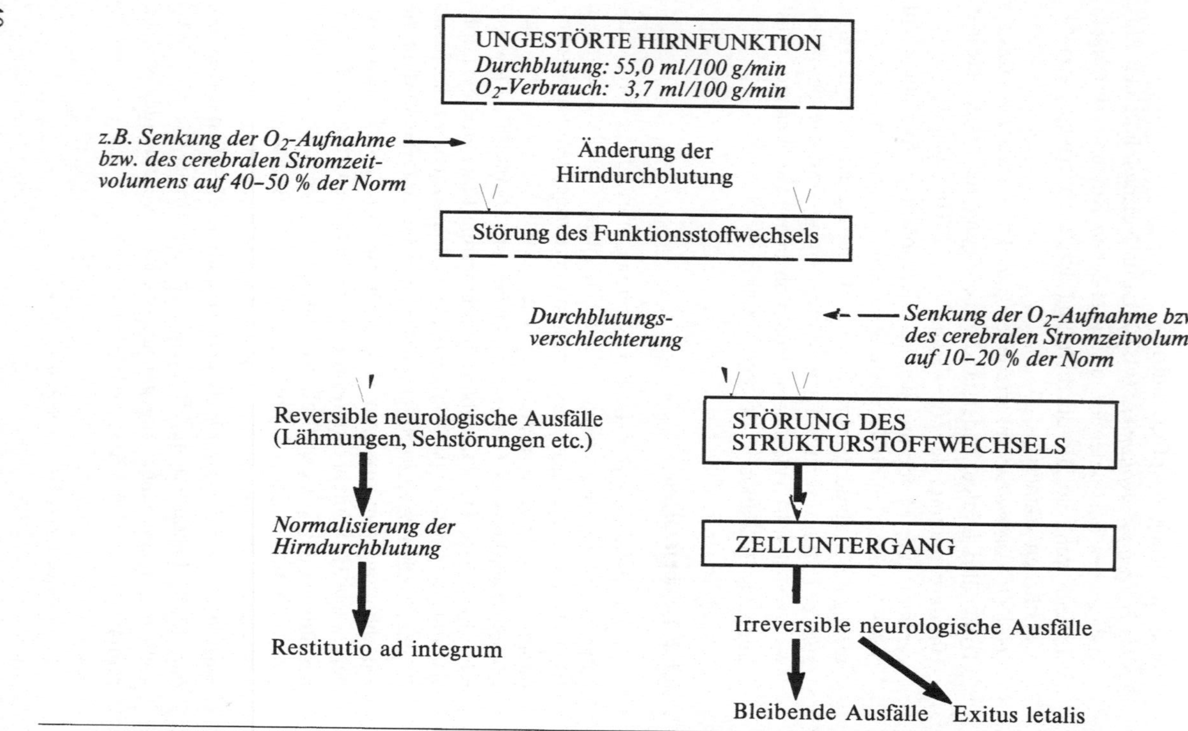

6.1.3 Stadien der cerebrovasculären Insuffizienz

Etwa 30% der manifesten cerebralen Durchblutungsstörungen werden durch Verschlußprozesse an den vier das Gehirn versorgenden Arterien in ihrem extracraniellen Abschnitt verursacht. 80% der obliterierenden Veränderungen sind im Carotisstrombahngebiet zu finden und hier wiederum am häufigsten (ca. 75%) im Bereich der Carotisgabeln. Von allen extracraniell bedingten Verschlußprozessen sind 80% chirurgisch korrigierbar (vgl. VOLLMAR 1975; SOYKA 1972). In Anlehnung an die Stadieneinteilung nach FONTAINE für Verschlußprozesse an den peripheren Arterien unterscheidet man vier Stadien der cerebrovasculären Insuffizienz – unabhängig vom betroffenen Gefäßgebiet (Carotis- oder Vertebraliskreislauf):

Stadium I = Objektivierbare pathologische Gefäßbefunde an den extracraniellen Hirngefäßen (Stenosegeräusch, sonografisch und/oder angiografisch nachgewiesene Verschlußprozesse) *ohne* subjektive Beeinträchtigung.

Stadium II = Stadium der intermittierenden cerebralen Insuffizienz = transitorische ischämische Attacken = TIA = „little stroke“ = „Schlägelchen“. Es handelt sich um flüchtige neurologische Ausfälle aller Schweregrade von Minuten- bis Stundendauer (längstens 24 h).

Stadium III = Frischer apoplektischer Insult = „frank stroke“ = frischer Schlaganfall. Die neurologische Ausfallssymptomatik aller Schweregrade hält länger als 24 h an.

Stadium III A = Rückbildung der Symptome in 4 Wochen.

Stadium III B = Permanenz der Symptome über 4 Wochen.

PRIND = *P*rolonged *r*eversible *i*schemic *n*eurological *d*eficit; verzögerte Rückbildung der Symptomatik über einen nicht starr begrenzten Zeitraum.

Stadium IV = Zustand nach abgelaufenem Schlaganfall mit verbliebenem neurologischem Defizit.

6.2 Der frische Schlaganfall

Am häufigsten (ca. 60–70%) liegt dem Bild des frischen apoplektischen Insults ein Erweichungsherd zugrunde, seltener eine intracerebrale Massenblutung. –
Der Begriff des *ischämischen Insultes* beschreibt definitionsgemäß eine plötzliche, durch örtliche Minderperfusion hervorgerufene fokalcerebrale Störung, die letztlich zu einem Erweichungsherd führen kann.

6.2.1 Ursachen

Ursächlich sind anzuschuldigen

- die Thrombose auf dem Boden einer Verletzung,
- die Thrombose auf dem Boden einer vorbestehenden Arteriosklerose
- die Rethrombose nach vorausgegangenem gefäßchirurgischem Eingriff und
- die embolische Verschleppung von Gerinnselmaterial.

Die Differenzierung embolischer Verschluß – thrombotischer Verschluß stößt oft auf Schwierigkeiten. Hier weisen verschiedene Anhaltspunkte den (wahrscheinlich) richtigen Weg: Ist der Patient älter, sind TIA sowie periphere arterielle Durchblutungsstörungen bekannt und verläuft das Einsetzen der neurologischen Symptome eher protrahiert, so kann ein *thrombotischer Verschluß* angenommen werden. Das abrupte Einsetzen der neurologischen Ausfälle spricht in der Regel für eine *Hirnembolie.* Zusätzlich kann die Spiegelung des Augenhintergrundes einen Hinweis geben: Unauffälliger Fundus im Falle einer Hirnembolie (es sei denn, die Zentralarterie selbst ist betroffen); arteriosklerotische und/oder diabetische Veränderungen lassen eine Thrombose ursächlich wahrscheinlicher sein. Im übrigen ist eine arterielle Thrombose 3–6mal häufiger als eine Hirnembolie.

6.2.2 Lokalisation des Verschlusses

In der Regel handelt es sich um einen Verschluß im Bereich der Carotisstrombahn, wobei – im Gegensatz zum Stadium II – im Stadium III die Carotisbifurkation und die A. carotis interna seltener betroffen sind. Am häufigsten handelt es sich um einen intracraniellen Verschluß: In 75% der Fälle ist die A. cerebri media occludiert.

6.2.3 Klinisches Bild

Die klinischen Zeichen des akuten Schlaganfalles als Folge eines akuten Verschlusses in der Carotisstrombahn (die akute Vertebralis-Basilaris-Insuffizienz ist durch alternierende Hemiplegien oder eine Tetraplegie, Bulbärparalyse, Koma etc. gekennzeichnet und führt meistens zum Tode) bestehen in Parästhesien und *kontralateralen* Reflex- oder Tonusstörungen bis hin zur Hemiparese oder Hemiplegie. Das Bewußtsein kann erhalten sein oder alle Übergänge der Eintrübung bis zur vollständigen Bewußtlosigkeit zeigen. 85% der Patienten im Stadium III eines extracraniell bedingten (A. carotis interna) Erweichungsherdes haben eine Hemiparese (VAN DE WEYER u. BUHL 1964, zit. nach VOLLMAR 1975). – Der sog. „progressive stroke" als Sonderform des „frank stroke" bietet eine fortwährend zunehmende neurologische Symptomatik über Stunden und Tage bis hin zum Vollbild des Schlaganfalles, dem „completed stroke".

Nach dem klinischen Bild allein kann nicht entschieden werden, ob der Verschluß intra- oder extracraniell gelegen ist. Die Erfahrung lehrt jedoch, daß bei extracraniellem Verschluß in der Regel die Bewußtseinslage klar ist, eine Hemiparese (und keine Hemiplegie) vorliegt und eine Neigung zu kurzfristiger Spontanremission besteht; der intracranielle Verschluß führt zu einer zumeist schwereren Symptomatik mit Bewußtseinstrübung.

6.2.4 Diagnose

Die Diagnosestellung für den frischen Schlaganfall (Tabelle 6.2) wird möglich durch:

1. die *Anamnese:* periphere arterielle Durchblutungsstörungen; TIA in der Vorgeschichte; Herzrhythmusstörungen; Entwicklung der jetzigen neurologischen Symptomatik. Zeitintervall bis zur Klinikaufnahme?
2. die *klinische Untersuchung:*

- neurologischer Status (Carotisinsuffizienz, Vertebralisinsuffizienz?)

Tabelle 6.2. Vorgehen beim frischen Schlaganfall

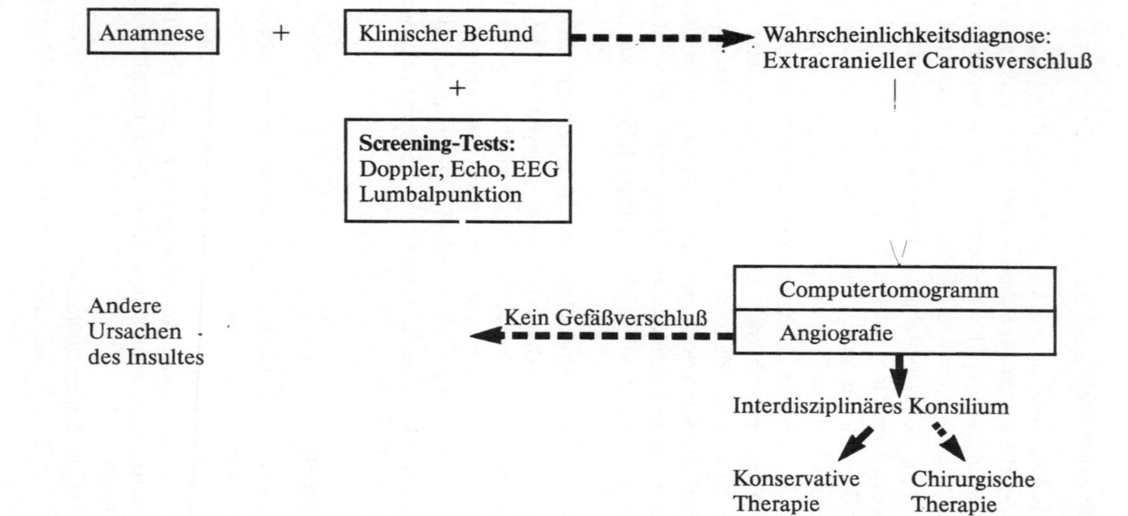

- Gefäßstatus: Carotispulsationen, Stenosegeräusche (über den Carotiden u. Aa. subclaviae), Blutdruckmessung an beiden Armen
- Doppler Sonografie der extracraniellen Gefäße
- evtl. dynamisches Hirnszintigramm
- evtl. Echoencephalogramm (Hirntumor?, Hämatom?).
- EEG

3. *Spezielle Untersuchungsverfahren:*
- Lumbalpunktion (cave Hirndruck!): Findet sich Blut im Liquor cerebrospinalis, so muß an eine intracerebrale Blutung gedacht werden. – In diesem Fall verbietet sich natürlich eine Anticoagulantientherapie.
- Computertomogramm: bereits nach 12 h ist die Identifizierung eines Herdes möglich; die Differenzierung Ödem/Infarktzone ist frühestens nach 24 h, besser nach einigen Tagen möglich (PALMERS et al. 1978).
- Angiografie: indiziert bei unklarer Diagnose und evtl. nachfolgender Operation. Technik: Aortenbogenangiografie mit selektiver Darstellung der Carotiden und der intracerebralen Gefäße!

> Die Direktpunktion der A. carotis zum Zwecke der Angiografie (CAG) sollte beim älteren Patienten nicht durchgeführt werden (Dissektionsgefahr; keine Beurteilung der supraaortalen und kontralateralen Hirngefäße).

Praktischer Hinweis: Der Patient respektive die Angehörigen *müssen* über die Angiografie und ihre Komplikationsmöglichkeiten (Kontrastmittelallergie, neurologische Komplikationen in insgesamt 4,6%, bleibende Schäden in 0,4% der Fälle, vergl. OLIVECRONA 1977) aufgeklärt werden. Das Einverständnis ist schriftlich oder vor Zeugen einzuholen.

6.2.5 Differentialdiagnose

Wenngleich dem frischen apoplektischen Insult in der überwiegenden Mehrzahl der Fälle ein ischämischer Erweichungsherd zugrunde liegt (60–70%), müssen in die Diagnosestellung noch einige differentialdiagnostische Erwägungen eingehen:

1. Die *intracerebrale Blutung* verursacht bei *akutem* Verlauf ein schlagartiges Einsetzen einer massiven Symptomatik, verbunden mit Bewußtlosigkeit. Als Massenblutung führt sie nach REISNER 1960, MUMENTHALER 1963 und GOTTSTEIN 1965 (zit. nach VOLLMAR 1975) in 90% zum Tode. Betroffen sind überwiegend Patienten mit Hypertonus.
   Wichtige Kriterien: Lumbalpunktion (Liquor blutig oder xanthochrom), Angiografie (Gefäßverdrängung).
   Bei *subakutem* Verlauf der intracerebralen Blutung können differentialdiagnostisch Schwierigkeiten gegenüber dem Erweichungsherd auftreten: Die neurologischen Ausfälle sind jedoch nicht einem bestimmten, dem Versorgungsgebiet einer Arterie entsprechenden Hirnareal zuzuordnen, sondern entsprechen der intracraniellen Raumforderung.
2. Das *subdurale Hämatom* geht auf ein (vielleicht vergessenes → Angehörige befragen!) Schädelhirntrauma zurück. Die neurologische Symptomatik entwickelt sich langsam und kann nur gering ausgeprägt sein; Bewußtseinsstörungen liegen fast immer vor. Bei längerem Bestehen kommt es zunehmend zur intracraniellen Drucksteigerung.
   Wichtige Kriterien: Echoencephalogramm (nicht mittelständig), Lumbalpunktion (xanthochrom), Computertomogramm (hyperdauser Bezirk, sichelförmig, calottennah), evtl. Angiographie.
3. Ein *Hirntumor* wird dann eine rasch einsetzende Symptomatik verursachen, wenn es durch regressive Veränderung im Tumor (Einblutung) oder durch rasches Wachstum zur intracraniellen Drucksteigerung gekommen ist.
   Wichtige Kriterien: Hirnszintigramm (Aktivitätsanreicherung sofort), EEG und Echoencephalogramm (positiver Herdbefund im Gegensatz zur Blutung und zum Erweichungsherd nicht rückläufig), Computertomogramm, evtl. Angiographie.
4. Die *Subarachnoidalblutung* unterscheidet sich von der intracerebralen Blutung durch das vorläufige Fehlen oder die Flüchtigkeit cerebraler Symptome bei heftigen Kopfschmerzen.

6.2.6 Prognose

Die Prognose des Hirninfarktes wird weitgehend durch seine Genese und seine Ausdehnung bestimmt. Deutliche Bewußtseinsstörungen sowie die akut einsetzende, heftige Symptomatik lassen die Frühsterblichkeitsziffer ansteigen. Dies liegt zum einen an der Schwere der Hirnschädigung, zum anderen an den sich in der Regel einstellenden Komplikationen: Pneumonie und andere Infekte, Herzinfarkt etc.

Im Falle des *embolisch* bedingten Hirninfarktes ist die Prognose ungünstig: Frühsterblichkeit ca. 25–30%, Sterblichkeit im Verlauf der ersten sechs Monate 50%! Die Rezidivquote ist mit 50% der Überlebenden in den ersten sechs Monaten nach dem Ereignis (DORNDORF 1975) ebenfalls erschreckend hoch.

Im Falle eines durch *thrombotischen* Verschluß im Bereich der Carotisstrombahn bedingten Hirninfarktes ist die Prognose des Spontanverlaufs etwas günstiger: Frühsterblichkeit etwa 10–15%; die sog. kumulative Sterblichkeit in den ersten fünf Jahren beläuft sich auf 50% (DORNDORF 1975). Die Rezidivneigung wird mit 25% in den ersten vier Jahren angegeben; hierbei ist eine deutliche Koinzidenz mit den bekannten Risikofaktoren, besonders der Hypertonie, zu beobachten.

Auf die sozialmedizinischen Aspekte dieses schweren Krankheitsbildes (Arbeitsfähigkeit nur in 10–20%!) kann nur am Rande hingewiesen werden.

6.2.7 Therapie

Das therapeutische Konzept zur Behandlung des frischen Schlaganfalles auf dem Boden eines extracraniell bedingten Verschlusses im Bereich der Carotisstrombahn besteht fast ausschließlich im konservativen Vorgehen (s. u.). Das chirurgische Eingreifen im Sinne einer Gefäßrekonstruktion im Akutstadium derartiger Verschlußprozesse ist nur in wenigen ausgewählten Fällen und nur unter ganz bestimmten Voraussetzungen indiziert.

1. *Die medikamentöse Behandlung:*

   Bekämpfung des *Hirnödems:*

   - Einleitung einer osmotischen Diurese (z. B. Osmofundin 20%,

Mannitlösung 20%); die forcierte Diurese mit Furosemid ist wenig sinnvoll, da eine sehr hohe Dosierung notwendig wäre.
- Gabe von Dexamethason (z. B. Fortecortin-Mono-Ampullen): Initial 24 mg, dann vierstündlich 4 mg für eine Woche.

Cave Flüssigkeitsdefizit mit Dehydratation und Störung des Elektrolythaushaltes.
Cave evtl. absolute Kontraindikationen einer Cortisontherapie.

Hämodilution:
Verabreichung niedermolekularen Dextrans (z. B. Rheomacrodex 10%) zwecks Senkung der Blutviskosität und Verminderung der Thrombozytenaggregation. Die ersten 50 ml dürfen nur im Beisein des Arztes infundiert werden, um im Falle einer Unverträglichkeit (Anaphylaxie) sofort eingreifen zu können. In jüngster Zeit wird zur Vermeidung anaphylaktoider Reaktionen die initiale Gabe eines Hapten (z. B. 20 ml Promit i. v.) vor Beginn der Dextraninfusion empfohlen. Dosierung: 2 × 250 ml Rheomacrodex pro 24 h, jede Portion über mindestens 2 h infundieren.

> *Merke:*
> Das Risiko einer akuten cardialen Dekompensation durch Gabe von Dextran (bei langsamer Infusionsgeschwindigkeit geringer) muß bei einer bekannten Herzinfarktanamnese oder latenter Dekompensation sorgfältig abgewogen werden.

Digitalisierung und eine ausgewogene Einstellung des *Blutdrucks:*
- Digitalisierung bzw. Fortführung einer laufenden Digitalismedikation; evtl. Gabe von Antiarrhythmica, Dopamin, Nitrolingual-Tropfinfusion etc.
- Patienten mit der Neigung zur *Hypotonie* sollten mit blutdrucksteigernden Medikamenten behandelt werden, da im Infarktgebiet die Autoregulation gestört und damit die Perfusion druckabhängig ist. Patienten mit bekanntem *Hypertonus* sind nur dann mit pressorischen Substanzen zu behandeln, wenn die Druckwerte systolisch 200 oder 210 mmHg übersteigen. Die

Drucksendung darf dann aber möglichst nicht zu Werten unter 160 mmHg führen, da beim Hypertoniker die Gefäße an hohe Drucke gewöhnt sind und anderenfalls eine ausreichende Perfusion nicht mehr gewährleistet wäre.

Adjuvante Maßnahmen:

- Ausreichende Intensivüberwachung im Initialstadium bis zu einer weitgehenden Stabilisierung.
- Frühe Rehabilitationsmaßnahmen (Lagerung, passive Bewegungsübungen, logopädische Betreuung).

2. *Chirurgische Maßnahmen:*

Indikation:

Die Operationsanzeige im Stadium des akuten Schlaganfalles als Folge eines extracraniellen Verschlusses der Carotisstrombahn wird generell als sehr problematisch angesehen: Einerseits ist die Chance für eine erfolgreiche Rekonstruktion um so größer, je kürzer das Intervall zwischen dem Eintreten der Symptomatik und der Operation ist, andererseits jedoch besteht nach der Revascularisation die Gefahr einer postoperativen Einblutung in einen vorher ischämischen Herd. Dies ist auch der Grund für die höhere Sterblichkeit (10–20%) gegenüber dem Spontanverlauf (10–15%, s. o.).

Manche Autoren (Thompson et al. 1967; Maurer et al. 1977; Rob 1978 u. a.) lehnen auf Grund eigener schlechter Erfahrungen ein aktives chirurgisches Vorgehen im Stadium III kategorisch ab. Demgegenüber sehen andere Gefäßchirurgen (Carstensen 1974; Denck 1975; Denck u. Hagmüller 1977; Stelter et al. 1977; Thompson u. Talkington 1976; Vollmar 1975) in wenigen Fällen und unter bestimmten Voraussetzungen eine Indikation zum Rekonstruktionsversuch:

- keine schwere neurologische Symptomatik oder eine *langsam* progrediente Entwicklung der Ausfälle,
- erhaltenes Bewußtsein,
- angiographisch nachgewiesener Verschluß der extracraniellen A. carotis bei Fehlen nachgeschalteter (intracranieller) Verschlußprozesse.

Grund für die divergenten Ansichten ist die Unsicherheit darüber, mit den bislang üblichen Routinemethoden der Klinik in der Frühphase des Insultes aussagen zu können, ob einem Herd eine Strukturstoffwechselstörung oder nur eine Störung des Funktionsstoffwechsels zugrunde liegt. Die oben angeführten Bedingungen für eine Operationsindikation im Akutstadium lassen nach klinischen Kriterien das Vorliegen eines Erweichungsherdes als nicht sehr wahrscheinlich erscheinen. Hilfreich könnte hier die Messung der *regionalen Hirndurchblutung* (Radioxenon; vergl. HERRSCHAFT 1978) sein; leider stehen dieser Methode für den Routinebetrieb noch einige Probleme im Wege. Das *Computertomogramm* ist zwar leichter im Routineablauf zu handhaben, gibt jedoch frühestens nach 24 h (sicherer nach einigen Tagen) Auskunft darüber, ob als Ursache für den Herdbefund nur ein Ödem oder schon eine Nekrosezone anzunehmen ist.

Die Bedeutung des Zeitintervalls zwischen Auftreten der Symptome und Operation wird unterschiedlich hoch eingeschätzt: Unter der Annahme, daß eine frische Thrombose z. B. in der A. carotis interna durch appositionelles Wachstum den Carotissiphon erfahrungsgemäß innerhalb von 6 h noch nicht erreicht hat, wird von einigen Gefäßchirurgen (u. a. VOLLMAR 1975; VAN DONGEN 1977) die Indikation zur notfallmäßigen Operation neben den oben genannten Kriterien von der Einhaltung einer Stundengrenze abhängig gemacht: VAN DONGEN (1977) sieht einen Revascularisationsversuch unter Vermeidung einer höheren Sterblichkeit nur dann als sinnvoll an, wenn die Operation an das Ereignis *unmittelbar* anschließt: Dies bedeutet aber, daß in der Regel nur solche Patienten für eine (Not-)Operation in Frage kommen, die in der Klinik von einem Schlaganfall (z. B. postoperativ, s. u.) überrascht werden. VOLLMAR (1975) setzt sich für eine Zeitgrenze von bis zu 6 (längstens 12 h) ein. Andere Autoren (z. B. DENCK 1975; STELTER et al 1977) sehen in der Überschreitung eines Zeitlimits keine Gegenanzeige für eine Operation, sofern die übrigen Kriterien erfüllt sind.

Eine Sonderstellung nehmen jene Patienten ein, die *postoperativ*, etwa nach einem Eingriff an der Carotisbifurkation und an der A. carotis interna, einen apoplektischen Insult mit mehr oder wenig deutlicher Symtomatik (kontralaterale neurologische Ausfälle mit und ohne Bewußtseinsstörung) erleiden. Für diese Komplikation kommen mehrere Kausalzusammenhänge in Betracht:

– *Frühthrombose:* Die Symptomatik zeigt sich in kurzem zeitli-

chen Abstand von der Operation oder unmittelbar anschließend.
Diagnose: Dopplersonographie (Verschluß der A. carotis interna), evtl. Angiographie, Computertomogramm.
Therapie: Revision: Thrombektomie + Beseitigung eines eventuellen Fehlers (distale Stufe?). Ein Rezidivverschluß als Folge einer Siphonstenose oder Thrombose ist nicht korrigierbar = fehlerhafte Indikation; später kann ein extra-intracranieller Bypass erwogen werden.

- *Hirnembolie:* Die Symptomatik tritt ebenfalls in engem zeitlichen Zusammenhang mit einer vorausgegangenen Operation (z. B. Thrombendarteriektomie eines ulcerösen Plaque oder Versuch der Beseitigung eines Verschlusses) auf.
  Diagnose: Dopplersonographie (A. carotis interna offen), Computertomogramm.
  Therapie: Konservativ (s. o.).
- *Massenblutung:* Hier stellt sich die Symptomatik erst in größerem zeitlichen Abstand (Stunden bis Tage) von der Operation ein: Die Revascularisation eines frischen Totalverschlusses (mit ischämischem Erweichungsherd) führt zur Einblutung in die Nekrosezone.
  Diagnose: Dopplersonographie (A. carotis interna offen), Echoencephalographie, EEG, Computertomogramm.
  Therapie: Konservativ (s. o.); Prognose infaust.

6.3 Schlußbemerkung

Nach dem derzeitigen Stand der Literatur ist die Operation von Patienten im Stadium des frischen, durch einen Verschluß im extracraniellen Abschnitt der Carotisstrombahn verursachten, Schlaganfalles bis auf wenige Aufnahmen *kontraindiziert:* Das Risiko durch die Operation darf nicht höher sein als im Spontanverlauf zu erwarten! Unter der Voraussetzung, daß gefäßchirurgische Erfahrung mit Eingriffen an den supraaortalen Gefäßen besteht, *kann* nach vorherigem interdisziplinärem Konsil für den frischen apoplektischen Insult eine Operationsindikation zur Revascularisation gestellt werden, wenn

- bei erhaltenem Bewußtsein die neurologischen Ausfälle inkomplett sind (keine Plegie!),

- im Falle des „progressive stroke“ eine langsame Progredienz zu beobachten ist,
- das Angiogramm einen mit der Symptomatik korrelierenden Verschluß (oder hochgradige Stenose) der A. carotis interna bei unauffälligen intracraniellen und intracerebralen Gefäßen nachweist und
- im Computertomogramm (für einige Autoren nicht obligatorisch) keine Anzeichen für das Bestehen eines Erweichungsherdes gefunden werden; dies beinhaltet zwar ein Hinausschieben der Zeitgrenze und schmälert die Aussicht auf einen erfolgreichen Revascularisationsversuch, erbringt aber zusätzliche Sicherheit vor einer postoperativen Massenblutung.

Operative Technik

Narkose: Allgemeinnarkose

Lagerung: Rückenlagerung, Kopf rekliniert und zur gesunden Seite gedreht.

Hautincision am Vorderrand des M. sternocleidomastoideus (Verbindungslinie zwischen Ohrläppchen und Jugulum), Durchtrennen des Platysma, Abdrängen der V. jugularis interna (Seitenäste, die die Arterie kreuzen, können durchtrennt werden), Freipräparation sowie Anschlingen der Aa. carotis communis, interna, externa und thyreoidea superior (an letzterer erkennt man unschwer die A. carotis externa). Bei diesem Akt der Operation ist darauf zu achten, daß der N. vagus (hinter der A. carotis communis), der N. hypoglossus (kreuzt in Höhe der Carotisbifurkation oder oberhalb) und – nach Möglichkeit – der Ramus superior des N. hypoglossus bzw. die Ansa cervicalis geschont werden (Abb. 6.1).

Prüfung des Lokalbefundes: Arteriosklerotische Veränderungen in der Carotisgabel, Thrombose der A. carotis interna oder „nur“ hochgradige Abgangsstenose?

Nach intravenöser Gabe von Heparin (ca. 1,5 mg/kgKG) durch den Anästhesisten werden alle Gefäße occludiert. Üblicherweise wird beim Totalverschluß der A. carotis interna kein intraluminärer Shunt (s. Abb. 4.4) verwendet. Unter der Vorstellung einer möglicherweise collateralen Perfusion über den Externakreislauf kann ein solcher Shunt in die A. carotis communis und A. carotis externa eingelegt werden (s. u. Anmerkung 2).

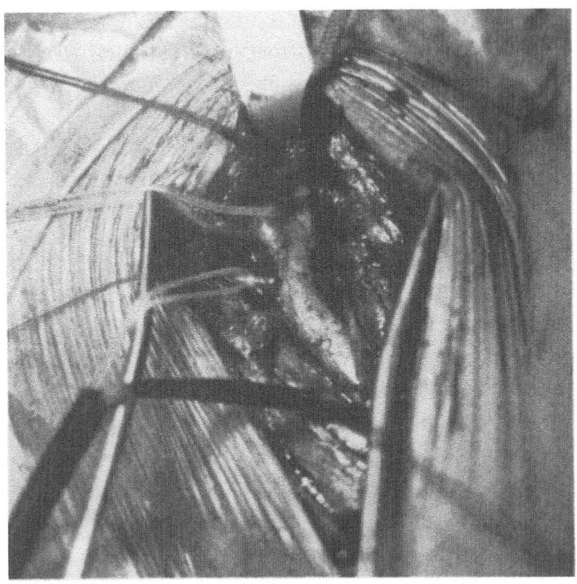

Abb. 6.1. Intraoperativer Situs nach Anschlingen der A. carotis communis und interna (Mersilenehalteband), sowie der A. carotis externa und A. thyreoidea superior (mit Gummizügel); oben im Bild ist der N. hypoglussus angedeutet sichtbar (mit Faden angeschlungen)

Die Arteriotomie erfolgt von der A. carotis communis in die A. carotis interna hinein. Besteht eine frische Thrombose in der A. carotis interna, wird in üblicher Weise mit dem Fogarty-Katheter Nr. 2 oder Nr. 3 thrombektomiert; hierbei darf der Katheter nicht zu weit und nicht gegen Widerstand vorgeschoben werden, um eine Perforation, evtl. mit Ausbildung einer Sinus-cavernosus-Fistel, zu vermeiden. Kann der Thrombus nicht in ganzer Länge gewonnen werden, muß der Versuch wiederholt oder evtl. ein Saugkatheter (kleiner Venenkatheter) angewendet werden. Die erfolgreiche Thrombektomie kündigt sich durch ein Gewinnen des vollständigen Gerinnselmaterials und eine gute Rückblutung an. In diesem Falle wird nunmehr Heparinkochsalzlösung hirnwärts in die Arterie injiziert (nur bei kompletter Thrombektomie, s. u.!). Nach geglückter Revascularisation wird es in der Regel erforderlich sein, die Carotisgabel und den

Anfangsteil der A. carotis interna zu desobliterieren. Verbleibt nach distal eine Intimastufe, so muß sie transmural (Nahtmaterial 6-0, monofil; beide Nadeln eines Fadens von innen nach außen stechen!) mit einer oder mehreren Nähten fixiert werden. Danach kann die Arteriotomie fortlaufend oder unter Einnähen eines Streifentransplantates (Vene, Dacron) mit der üblichen Nahttechnik (Nahtmaterial immer 6-0, Codman-Nadelhalter ist im cranialen Winkel der Arteriotomie hilfreich!) verschlossen werden. Kurz vor Beendigung der Nahtreihe Durchführung der Flushmanöver. Die Freigabe des Blutstromes erfolgt in der Reihenfolge: A. carotis externa und A. thyreoidea superior, A. carotis communis und zum Schluß A. carotis interna. Nunmehr werden die initial gegebenen Einheiten Heparin zu etwa $^2/_3$ bis $^3/_4$ neutralisiert (Protaminsulfat intravenös).
Sorgfältige Blutstillung, Einlegen einer Redondrainage mit gesonderter Ausleitung außerhalb der Wunde, schichtweiser Wundschluß. Die Hautschicht sollte tunlichst mit feinem Nahtmaterial (5-0) oder intracutan genäht werden, um kosmetisch zufriedenstellende Narben zu erhalten.

Anmerkung

1. Bei inkompletter Thrombektomie sollte keine Heparinkochsalzlösung in die A. carotis interna injiziert werden, um eine embolische Verschleppung von Gerinnselmaterial als Folge des „Spüleffektes“ zu vermeiden.
   Von daher ist es auch sinnvoll, bei negativem Ausgang des Revascularisationsversuches die A. carotis interna zu ligieren und evtl. abzusetzen. Der Eingriff wird dann mit dem Verschluß der Arteriotomie – u. U. nach lokaler Desobliteration des Externaabganges und Einnähen eines Streifentransplantates – beendet.
2. Unter der Annahme einer möglichen collateralen Perfusion der betroffenen Hirnseite über den Externakreislauf kann man einen intraluminären Shunt zwischen der A. carotis communis und A. carotis externa einlegen.
   Technik: Heparingabe (intravenös, s. o.), Occlusion der Gefäße und Arteriotomie von der A. carotis communis in die A. carotis interna hinein, evtl. y-förmig auch in die A. carotis externa. Einführen des Shuntröhrchens in die A. carotis externa (Gummizügel hält das Röhrchen fest), Füllen des Shuntröhrchens retrograd mit

Blut, Occlusion mittels Moskitoklemme und danach Einführen zentralwärts in die A. carotis communis. Lösen der Moskitoklemme → „Shunt läuft".
Findet der Javid-Shunt (s. Abb. 4.4) Verwendung, kann dieser mit Hilfe spezieller Klemmen fixiert werden. – Die lokale Desobliteration der Carotisgabel ist bei liegendem Shunt etwas erschwert, jedoch gewöhnt man sich zugunsten einer evtl. höheren Sicherheit (Externa-Collateralkreislauf?) daran. Dies gilt prinzipiell auch für die Operation im Stadium II, bei der die Einlage des Shuntröhrchens in die A. carotis interna jenseits der Stenose *vor* der Desobliteration eine kürzere Occlusionszeit bedingt.
Am Schluß der Operation wird kurz vor Beendigung der Nahtreihe während einer nochmaligen zweiten Occlusionzeit (Zeit notieren lassen!) das Shuntröhrchen abgeklemmt und aus der A. carotis externa und hernach aus der A. carotis communis entfernt. Damit und durch kurzes Öffnen der A. carotis interna werden automatisch die üblichen Flushmanöver durchgeführt, so daß der Verschluß der Arteriotomie vervollständigt werden kann.

Postoperative Nachsorge
Die postoperative ununterbrochene Überwachung auf einer personell und technisch entsprechend ausgerüsteten Intensivstation ermöglicht es, rechtzeitig Komplikationen zu erkennen und zu therapieren. Neben den für derartige Einheiten üblichen Intensivmaßnahmen ist eine lückenlose Erfassung des neurologischen und angiologischen Befundes wichtig.

6.4 Literatur

BOLLINGER A (1979) Funktionelle Angiologie, Lehrbuch und Atlas. Thieme, Stuttgart

CARSTENSEN G (1974) Gefäßchirurgie der extracraniellen Hirnarterien. Zentralbl Chir 99/48:1505–1508

DENCK H (1975) Rekonstruktive Arterienchirurgie an den extracraniellen Hirnschlagadern bei zerebraler Mangeldurchblutung. Zentralbl Chir 100/21:1281–1297

DENCK H, HAGMÜLLER GW (1977) Chirurgie der extracraniellen Hirnschlagadern (Indikation und Ergebnisse). Thoraxchir Vask Chir 25:302–304

DORNDORF W (1975) Schlaganfälle, Klinik und Therapie. Thieme, Stuttgart

Gänshirt H (Hrsg) (1972) Der Hirnkreislauf. Thieme, Stuttgart
Gottstein U et al. (1963) Der Kohlenhydratstoffwechsel des menschlichen Gehirns. Klin Wochenschr 41:943–948
Herrschaft H (1978) Pathophysiologische Grundlagen zerebraler Durchblutungs- und Stoffwechselstörungen. Dtsch Ärztebl 51/52:3095–3106
Krüger BJ, Lüdtke-Handjery A (1971) Zur Indikation und chirurgischen Therapie der zerebrovasculären Insuffizienz. Dtsch Med Wochenschr 96/50:1935–1940
Krüger BJ, Lüdtke-Handjery A (1978) Indikation zur chirurgischen Behandlung von Gefäßbahnobstruktionen im Bereich der Carotisgabel. In: Gefäßchir aktuell. 1976. Hrsg.: Dressler S, Häring R, Krüger B, Rücker G. TM-Verlag, Bad Oeynhausen S 31–34
Lüdtke-Handjery A, Krüger BJ (1977) Zur chirurgischen Therapie des ischämischen Insultes. Dtsch Med Wochenschr 102/21:791–794
Lüdtke-Handjery A et al. (1979) The risk of surgical therapy to patients with unilateral stenosis and contralateral occlusion of the carotid artery. Thorac Cardiovasc Surg 27/5:334–337
Maurer PC et al. (1977) Chirurgische Behandlung der Mangeldurchblutung des Gehirns. Münch Med Wochenschr 119:577–582
Olivecrona H (1977) Complications of cerebral angiography. Neuroradiology 14/4:175–181
Palmers Y et al. (1978) Cerebral ischemia. In: Baert A, Jeanmart L, Wackenheim A (eds) Clinical computer tomography. Springer, Berlin Heidelberg New York, pp 113–127
Rob CG (1978) Occlusive disease of the extracranial cerebral arteries. A review of the past 25 years. J Cardiovasc Surg (Torino) 19/5:487–498
Schmidt RC (1978) Angiographie beim Schlaganfall. Dtsch Ärztebl 13:767–774
Soyka D (1972) Prozesse der extracraniellen arteriellen Strombahn als Ursache von Hirndurchblutungsstörungen. Fortschr Neurol Psychiatr 40:229–269
Stelter WJ et al. (1977) Wandlungen in der Indikation zum rekonstruktiven Eingriff an den supraaortalen extracraniellen Arterienästen. Thoraxchir Vask Chir 25:298–301
Thompson JE (1978) Carotid endarterectomy. In: Najarian JS, Delaney JP (eds) Vascular surgery. Thieme, Stuttgart, pp 333–342
Thompson JE, Talkington CM (1976) Carotid endarterectomy. Ann Surg 184/1:1–14
Thompson JE et al. (1967) Endarterectomy of the totally occluded carotid artery for stroke. Arch Surg 95:791–801
Van Dongen RJAM (1977) Chronische Verschlußprozesse der Carotisgabel; Chirurgische Therapie. Thoraxchir Vask Chir 25:246–253
Vollmar J (1975) Rekonstruktive Chirurgie der Arterien. Thieme, Stuttgart

B. Venöses System

7 Die akute Becken-Bein-Venenthrombose

7.1 Allgemeine Hinweise

Der akute, thrombotische Verschluß der tiefen (subfascial gelegenen) Beinvenen und/oder Beckenvenen führt zu einem Krankheitsbild, das nicht nur die Extremität bedroht (akut: evtl. venöse Gangrän; langfristig: postthrombotisches Syndrom), sondern darüber hinaus auch das Leben des Patienten durch Embolisation in den Pulmonalkreislauf ernsthaft gefährden kann. Da zufriedenstellende Ergebnisse in der Behandlung der tiefen Thrombose (TVT) in Übereinstimmung mit der Literatur (u. a. BAUMANN 1976; BRUNNER 1974; DENCK 1977; GALL u. HUSFELDT 1977; HÄRING u. STALLKAMP 1976; LÜDTKE-HANDJERY et al. 1981; SENN u. ALTHAUS 1973) nur durch eine frühzeitige, chirurgische (unter bestimmten Voraussetzungen auch fibrinolytische) Therapie zu erzielen sind, müssen die betreffenden Patienten *notfallmäßig* versorgt werden. Dies um so mehr, als ohnehin schon nur die Hälfte bis zwei Drittel der TVT klinisch faßbar sind (BOLLINGER 1979).

7.2 Häufigkeit, Prädisposition

1. Sozialmedizinische Aspekte:

Die klinische und sozialmedizinische Bedeutung der posttraumatischen oder postoperativen oder „essentiellen" thromboembolischen Komplikationen wird angesichts der durch sie verursachten

Todesfälle deutlich; nach Denck (1977) sterben daran jährlich pro 100000 Einwohner

- in der Bundesrepublik Deutschland 7,3 Menschen,
- in der Schweiz 8,0 Menschen und
- in Österreich sogar 16,4 Menschen.

Kombinierte Mehretagenthrombosen haben zu 70% ihren primären *Sitz* in den Oberschenkel- bzw. Beckenvenen; isolierte Thrombosen finden sich hingegen vorwiegend in den Unterschenkelvenen. Nach Coon et al. (1973, sog. Tecumseh-Studie) zeigt die *Altersverteilung* eine Bevorzugung des weiblichen Geschlechts in den jüngeren Altersklassen; bei den Männern tritt die TVT erst mit zunehmendem Alter zahlenmäßig gehäuft auf, um im 7. Dezennium um etwa ein Drittel den Anteil der Frauen an der Gesamtzahl zu übersteigen.

2. *Postoperative Thromboserate:*

Unter Hinweis auf einige Incidenzzahlen aus der Literatur bei Bollinger (1979) kann davon ausgegangen werden, daß die TVT auftritt in einer Häufigkeit von

- im Mittel 48% der Erwachsenen nach traumatologischen Eingriffen (Bergvall 1967; Hume 1973, zit. nach Bollinger 1979; Kakkar 1972),
- 58% nach colonchirurgischen Eingriffen (Schaub 1975, zit. nach Bollinger 1979),
- im Mittel 35% nach abdominellen Eingriffen in der Gynäkologie und Urologie (Kakkar 1972) und
- 43% nach neurochirurgischen Operationen (Joffe 1975, zit. nach Bollinger 1979).

Bemerkenswert ist die Zunahme der Thrombosehäufigkeit mit zunehmendem Alter der Patienten.

Als Faustregel darf angenommen werden, daß jeder zweite bis dritte Patient nach einem allgemeinchirurgischen oder traumatologischen Eingriff oder bei längerer Immobilisation (z. B. nach einem apoplektischen Insult) eine TVT entwickelt.

3. *Schwangerschaft, Wochenbett:*

Entgegen der immer wieder geäußerten Vorstellung bietet die Schwangerschaft selbst kein erhöhtes Risiko für das Auftreten einer TVT: nach Aaro et al. (1966) nur 0,4‰. Die Vergleichszahlen nicht gravider Frauen liegen nach Coon et al. (1973) in der gleichen Größenordnung (0,5‰). Im *Wochenbett* hingegen ist die Thromboserate deutlich *erhöht:* nach Aaro et al. (1966) sind immerhin 1,5‰ und nach Friend und Kakkar (1970) (zit. nach Bollinger 1979) sogar 2,6% der Frauen im Puerperium betroffen.

4. *Antikonzeptiva:*
   Durch die Einnahme von Kontrazeptiva steigert sich die Thromboserate nach Kuenssberg (1977) um den Faktor 5,6, nach Bourde (1978) um den Faktor 3. Dabei scheint jedoch die Senkung des Östrogenanteiles eine gleichsinnige Veränderung der Thromboserate zu bedingen.
5. *Rezidivthrombose:*
   Nach einer Reihe von Untersuchungen (u. a. Coon et al. 1973) scheint eine größere Thrombosegefährdung für Patienten mit bereits überstandener TVT zu bestehen. Hinsichtlich der Varikose als prädisponierendem Faktor für eine TVT gehen die Meinungen noch auseinander.
6. *Ungeklärt* bleibt in etwa der Hälfte der Fälle von TVT die eigentliche Ursache.

7.3 Pathophysiologie

7.3.1 Lokale Thrombose

Nach Verletzungen der Gefäßwand, z. B. durch eine Injektion, kommt es am Ort der Gefäßschädigung zwecks Abdichtung der Gefäßwand zu einer örtlichen Thrombose. In der Regel wird man hier keine Tendenz zum appositionellen Wachstum beobachten können – es sei denn, die Wandläsion tritt wiederholt und in größerer Ausdehnung auf. Spätschäden sind zumeist nicht zu befürchten.

7.3.2 Die nicht lokalisierte Thrombose

Diese klinisch relevante Thrombose unterscheidet sich von der lokalen Thrombose ganz wesentlich:

- Sie entwickelt sich häufig fernab von der eigentlichen Einwirkungsstelle des schädigenden Agens: z. B. TVT nach einfachen, allgemeinchirurgischen Eingriffen.
- Sie kann sich auch in unmittelbarer Nachbarschaft zur Schädigung entwickeln: z. B. nach peripheren arteriellen Rekonstruktionen, nach Traumen.
- Sie entwickelt sich oft ohne faßbare Ursache (s. o.).
- Sie neigt zu appositionellem Wachstum, zur Embolisation und zur Ausbildung von Spätschäden!

Für die Entstehung der TVT muß ein komplexer Mechanismus angeschuldigt werden, der im Grundsätzlichen nach wie vor auf die von VIRCHOW aufgestellte Trias der Gefäßwandschädigung, der Strömungsverlangsamung und der Gerinnungsstörung zurückgeführt werden kann:

1. Am *geschädigten Endothel* der Gefäßwand findet sich immer eine Zusammenballung von Thrombocyten. Die Schädigung des Endothels kann mechanisch, toxisch, thermisch, degenerativ oder aber auch durch die Thrombocytenaggregation selbst bedingt sein; letztere kann z. B. postoperativ gesteigert sein. Zusätzlich werden noch Stoffe, die eine Plättchenaggregation fördern (Serotonin, ADP, Adrenalin, Calcium etc.), diskutiert, so daß durchaus die Möglichkeit einer Plättchenaggregation auf primär intaktem Endothel besteht (ENCKE). Das Haften von Thrombocyten am Endothel bedingt jedoch noch keine fortschreitende Thrombose; diese ist erst dann möglich, wenn nach Einlagerung von Fibrinfäden ein Gerüst den Mikrothrombus „stabilisiert". Damit ist die Grundlage dafür geschaffen, daß im Zusammenspiel von hämodynamischen Faktoren (Turbulenz auf Klappenebene, poststenotische Dilatation mit entsprechender Strömungsverlangsamung) und Störungen im Gerinnungssystem (Gewebsthrombokinase → Steigerung der intravasalen Gerinnung) ein weißer Abscheidungsthrombus entsteht, auf den sich dann ein roter Gerinnungsthrombus aufpfropfen kann (hinter dem Thrombus, dem Blutstrom entgegengerichtet).
2. Einer *Strömungsverlangsamung* des Blutes, die ihrerseits durch den längeren Kontakt mit der Wand einer Haftung der im Randstrom befindlichen Thrombocyten am Endothel förderlich ist, können allgemeine und lokale Ursachen zugrunde liegen:

- Allgemein: Immobilisation, cardiale Insuffizienz, Zunahme der Blutviscosität.
- Lokal: s. o. Turbulenzen im Bereich von Gefäßeinmündungen und/oder Venenklappen etc..

3. Eine postoperative bzw. posttraumatische *Störung des Gerinnungssystems* im Sinne einer gesteigerten intravasalen Gerinnung dürfte in erster Linie auf die allfällige Freisetzung der Gewebsthrombokinase zurückzuführen sein.

7.3.3 Phlegmasia coerulea dolens

Die Drosselung bzw. Aufhebung des arteriellen Einstromes in die betroffene Extremität im Falle dieser „malignen Variante" der TVT ist nicht auf vasospastische (also nervale) Mechanismen zurückzuführen (Brockman u. Vasko 1966)[a]:
Die vollständige Verlegung aller abführenden Venen einer Extremität führt in kurzer Zeit

- zu einem ausgeprägten Ödem durch exzessiven Flüssigkeitsabstrom ins Gewebe, da der hydrostatische Druck im venösen Schenkel den kolloidosmotischen Druck überschreitet; dieses Ödem entwickelt sich so lange wie der arterielle Zustrom aufrechterhalten wird;
- zur Entwicklung eines hypovolämischen Schocks als Folge des massiven Flüssigkeitsverlustes ins Gewebe.

Die Beziehung zwischen transmuralem Druck (Differenz aus intravasalem Druck und Gewebedruck), Wandspannung und Radius eines zylindrischen Gefäßes wird annähernd durch die Gleichung von Laplace (s. auch Abb. 2.12, Kap. 2 „Arterielle Aneurysmen")

$$T_w = P_{tm} \times r \quad \text{oder} \quad P_{tm} = T_w / r$$

wiedergegeben. Sinkt nun durch enormen Anstieg des Gewebedrucks als Folge des Ödems und durch die Entwicklung eines hypo-

[a] Im Tierexperiment erbrachte die medikamentöse oder chirurgische Denervierung keine Änderung des Spontanablaufs der venösen Gangrän (Brockman u. Vasko 1966): vgl. auch J. M. Stallworth et al. (1965) sowie J. R. Veal et al. (1951), die ihrerseits die Bedeutung der vasospastischen Komponente betonen.

volämischen Schocks der transmurale Druck P_{tm} ab, so muß schließlich ein Punkt erreicht werden, an dem die mit dem Druck absinkende Wandspannung zum Kollaps des Gefäßes führt: Dieser momentane Druck im Stadium des Gefäßkollaps wird als „kritischer Verschlußdruck" bezeichnet (Burton 1951, zit. nach Brockman u. Vasko 1966). Als unmittelbare Folge sistiert der arterielle Einstrom mit all seinen Folgen (Gangrän).
Von daher wird verständlich, daß als kausale Therapie nur die Wiederherstellung des venösen Abflusses angesehen werden kann.

7.4 Diagnose

Die Diagnose einer TVT ist klinisch nur in 30–50% der Fälle zu erfassen (u. a. Bollinger 1979; Gruber 1977) und erweist sich andererseits bei klinischem Verdacht in der Hälfte der Fälle als falsch positiv. Daraus erklärt einerseits die Bedeutung einer fundierten und exakten Diagnosestellung, andererseits die Notwendigkeit einer generellen Thromboseprophylaxe (s. u.).

7.4.1 Klinisches Bild

1. Verlaufsformen

Nach Cranley 1975 (zit. nach Denck 1977) unterscheidet man eine ascendierende, descendierende und polytope Form der TVT. Die klinische Erscheinungsform kann dabei

- *akut* sein: Das akut auftretende Krankheitsbild läßt sich besonders bei ambulanten Patienten beobachten (Symptome in vertikaler Position deutlicher, s. u.);
- *subakut* (evtl. chronisch) sein, zumeist beim immobilisierten Patienten: Die akute Phase kann wegen der in Horizontallage geringer ausgeprägten Zeichen des Ödems und der Strömungszyanose leicht versäumt werden;
- *indirekt* sein durch Embolisation in den Lungenkreislauf.

2. Symptome

Die klinisch bekannten Symptome (Ödem, Wadenschmerz etc.) sind nicht immer zuverlässig (weil inkonstant, vgl. auch Haeger 1969) und können zudem Ausdruck einer anderen Grundkrankheit sein (s. u. Differentialdiagnose). Immerhin sind jedoch Wadenschmerzen und/oder ein subfasciales Ödem *grundsätzlich* als Hinweis für die Entwicklung oder das Bestehen einer TVT zu werten, dem nachgegangen werden muß.

- *Das Ödem* entwickelt sich als Folge des gestörten Filtrations-Resorptions-Verhältnisses in der betroffenen Extremität. Da der hydrostatische Druck nicht unerheblich (der Venengesunde weist in den Fußrückenvenen im Stehen einen Druck von 80–90 mm Hg auf!) an der Ausbildung des Ödems und der damit verbundenen Steigerung des Gewebedruckes (normal etwa 0) beteiligt ist, wird verständlich, daß der immobilisierte Patient dieses Symptom überhaupt nicht oder nur geringfügig ausgeprägt zeigt. Werden diese Patienten in vertikaler Position untersucht, läßt sich schon nach kurzer Zeit ein Knöchelödem nachweisen. –

  In der Regel tritt das Ödem zunächst subfascial und erst sekundär auch oberflächlich in Erscheinung. Ein in etwa objektiver Parameter für die Zu- oder Abnahme des Ödems ist die Umfangsmessung an definierten Punkten beider Beine im Vergleich (Abb. 7.1): Fehlerbreite ca. 1–2 cm.
- *Wadenschmerzen* als Ausdruck des subfascialen Ödems sind, wie bereits betont, nicht pathognomonisch für eine TVT, jedoch im-

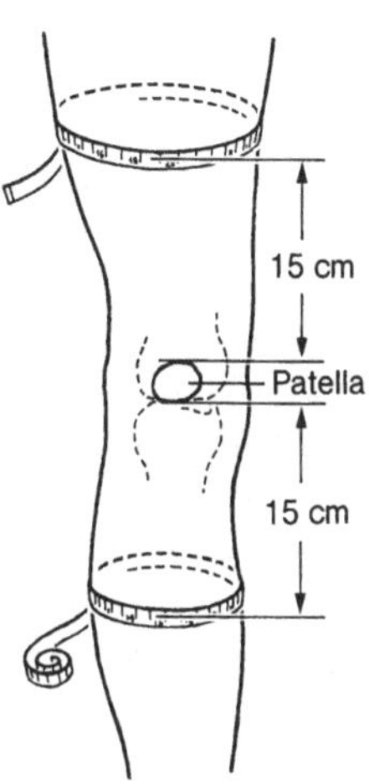

Abb. 7.1. Die Umfangsmessung sollte in definierten Abständen von einem Fixpunkt und möglichst vom gleichen Untersucher vorgenommen werden

mer richtungweisend für eine Verdachtsdiagnose. Die vielfältigen klinischen „Zeichen“ und Tests sind demzufolge auch nur bedingt verwertbar: u. a.

- Lowenberg-Test: Kompression beider Unterschenkel durch Manschettendruck oder bimanuell; im Falle einer TVT reagiert die betroffene Seite schmerzempfindlicher.
- Hohmann-Zeichen: Bei gestrecktem Bein führt die abrupte Dorsalflexion des Fußes auf der erkrankten Seite zum Wadenschmerz.

– Die *Strömungszyanose* wird bei Bestehen einer TVT bereits nach ca. 30 s deutlich; vorausgesetzt, die Untersuchung wird am stehenden Patienten durchgeführt. In der Horizontallage ist dieses Symptom ebenfalls inkonstant (s. o. Ödem).

– *Collateralen* (zumeist auch nur in vertikaler Position gut wahrnehmbar) dürfen ebenfalls nur als Hinweis auf eine möglicherweise bestehende TVT gewertet werden:
  - in der Leisten- und/oder Schambeinregion (Beckenvenenthrombose),
  - Prallfüllung des Saphenastammes (Oberschenkelvenenthrombose): Nach BOLLINGER (1979) soll die gut sichtbare Venenzeichnung am distalen Oberschenkel und in der Kniekehle mit Abfluß in die V. saphena magna recht charakteristisch sein.

3. Sonderformen der TVT

– *Phlegmasia coerulea dolens:* Dieses Krankheitsbild ist Ausdruck einer vollständigen venösen Blockade mit
  - akut auftretender, schmerzhafter Schwellung der betroffenen Extremität mit rötlichblauem Hautkolorit;
  - Stauung der oberflächlichen Venen;
  - kaum oder gar nicht wahrnehmbaren peripheren arteriellen Pulsationen: cave Täuschung durch erschwerte Palpation infolge des Ödems! Doppler-Ultraschallkontrolle!
  - Ischämiezeichen und z. B. Entwicklung sensibler und motorischer Ausfälle;
  - Abheben hämorrhagischer Blasen an den Akren und dann fortschreitender Gangrän.

Merke: Die sog. Phlegmasia alba dolens („Milchbein“) hat nichts mit dem eben beschriebenen Krankheitsbild zu tun: es handelt sich um ein hochgradiges blasses Ödem bei TVT und noch teilweise erhaltenem venösem Abfluß ohne Drosselung des arteriellen Einstroms.

- *Cavathrombose* („Cava-inferior-Syndrom"): Dieses sehr seltene Krankheitsbild ist Folge einer fortschreitenden Beckenvenenthrombose mit Einbeziehung der V. cava inferior. Die klinischen Symptome ergeben sich aus der Höhe der Blockade: monströse Schwellung der Beine und des Unterkörpers; durch Mitbeteiligung von Organen (Nieren, Leber etc.) ist die Prognose quoad vitam ungünstig. Sicherung der Diagnose durch Phlebographie. Therapie: Thrombektomie, wenn die Tumorgenese (ca. 25%!) ausgeschlossen ist.

7.4.2 Doppler-Ultraschall

Dieses Verfahren ist zur Diagnose der TVT nur bedingt geeignet, da es zwar eine Beckenvenenthrombose mit einer Trefferquote von nahezu 90% erkennen läßt, aber nach O'Donnel et al. 1977 (zit. nach Gruber 1977) für die Frühdiagnose einer TVT nicht oder wenig brauchbar ist. Darüber hinaus entbindet die Ultraschalluntersuchung bei positivem Befund nicht von der Pflicht, zu phlebographieren, und schließlich wird auch bei Kompression von außen der Doppler-Befund positiv ausfallen.

Sinnvoll erscheint die Ultraschallmethode im Rahmen der Diagnostik einer TVT als *orientierendes* Verfahren für die Patienten, für die eine aggressive Therapie (chirurgisch und/oder mittels Lyse) ohnehin nicht in Betracht kommt: alte Patienten, Tumorkranke (Kriessmann u. Bollinger 1978).

7.4.3 Die Phlebographie

Die Phlebographie gilt gegenwärtig als sicherstes Verfahren zur Diagnose und zur Bestimmung von Alter und Ausdehnung einer TVT. Unter Hinweis auf die einschlägige Literatur sei in diesem Rahmen nur kurz auf die wichtigsten Techniken und Auswertungskriterien hingewiesen:

1. *Die ascendierende Phlebographie* über eine Fußrückenvene ist die am häufigsten angewandte Methode. Schmitt (1976) gibt für die Untersuchung folgendes Schema an:

- Kanülierung der Fußrückenvene (Kanüle oder Katheter)
- Supramalleoläre Stauschlauchkompression
- 70° aufgerichteter Patient
- 100 ml Angiografin 40% (0,5 ml/s)
- 5 ml Lidocain 1%
- Phleboskopie nach MAY und NISSL (1973) (= Durchleuchtung)
- 3–4 Zielaufnahmen (Größe 35×35, dreigeteilt)
- Nachspülen mit Heparinkochsalzlösung (100 ml mit 10000 E)
- Durchleuchtungskontrolle

> *Merke:*
> Die Ablösung eines Gerinnsels durch die ascendierende Phlebographie ist nicht bekannt (WENZ u. NÖLDGE 1977).

2. *Andere Prinzipien der Phlebographie:* Falls die unter Punkt 1 genannte Methode der Phlebographie keine hinreichende Aussage bezüglich der Ausdehnung des Thrombus in der Beckenetage vermittelt, stehen noch andere Verfahren (mit eingeschränkter Indikation) zur Verfügung:

- die intraossale Beckenphlebographie (z. B. über den Trochanter major): In Anbetracht der Blutungsgefahr darf keine Lysetherapie folgen!
- die Direktpunktion der V. femoralis der erkrankten Seite: cave Thrombenablösung!
- die Katheterphlebographie von der gegenseitigen V. femoralis;
- die ascendierende Phlebographie von der nicht betroffenen Seite aus und schließlich
- die „Einkreisungstechnik" nach NISSL (1974): ascendierende Phlebographie über die V. saphena magna der erkrankten Seite in Kniehöhe, Injektion von Kontrastmittel (KM) in eine Collateralvene im Flankenbereich und anschließende Phlebographie über die V. femoralis der „gesunden" Seite.

Für die chirurgische Therapie der TVT reicht in der Regel die Information durch die einfache ascendierende Phlebographie (Punkt 1) präoperativ aus, da zum einen die „Austastung" der Beckenvenen mit dem Ballonkatheter von der Venotomie aus obligatorisch ist und zum anderen nach der Thrombektomie intraoperativ leicht ein Kontrollangiogramm über einen Katheter erstellt werden kann.

3. *Auswertungskriterien:*
- Die *akute* Phlebothrombose zeigt im Röntgenbild den Füllungsdefekt in der KM-Säule; da der frische Thrombus noch nicht wandadhärent ist, wird er von KM umspült: Das Gerinnsel erscheint röntgenologisch wie mit einem Stift nachgezeichnet: sog. *„Konturzeichen"* in den ersten 3–48 h (Nissl 1974).
- Der *ältere* Thrombus wird zunehmend wandadhärent, die Konturen verwischen sich und das Ende des Gerinnsels zeichnet sich kuppelförmig gegen die KM-Säule ab: sog. *„Kuppelzeichen"* vom 3.–8. Tag etwa.
- Der *organisierte* Thrombus führt zum segmentalen Abbruch der KM-Säule: sog. *„Radiergummiphänomen"* als Spätbefund. In diesen Fällen ist in der Regel mit einem gut dargestellten Collateralkreislauf zu rechnen.

> Nach Nissl (1974) erfordert die Diagnose eines frischen Thrombus die identische Darstellung eines Füllungsdefektes auf mindestens zwei Bildern.

4. *Fehldeutungen:*
- *„Einstromphänomen"* (= „Astlochphänomen"): Aufhellung der KM-Säule an Zuflüssen anderer Venen zum Hauptstamm (Verdünnungseffekt): im Gegensatz zum Gerinnsel sind keinerlei klare Konturen erkennbar.
- *Pseudothrombose* (unregelmäßige Konturierung der Venenwand) in den Unterschenkelvenen durch Zufluß unvermischten Blutes (noch kein KM enthaltend) aus durch Muskelarbeit ausgepreßten Venen.
- *Fehlende* Darstellung bei zu straffer supramalleolärer Stauung.

7.4.4 Andere Untersuchungsverfahren

Der ^{131}J-Fibrinogentest, die Isotopenphlebographie mit Technetium, die Venendruckmessung und die Thermographie haben bislang noch keinen festen Platz in der Routinediagnostik der akuten TVT.

7.5 Differentialdiagnose

7.5.1 Differentialdiagnose der akuten TVT

Von der Vielzahl differentialdiagnostischer Erwägungen seien nur die wesentlichsten genannt:

1. Das Lymphödem: Die sog. *primäre* Form des Lymphödems (= Lymphgefäßdysplasie) ist in der Regel aufgrund der festeren Konsistenz und der Anamnese gut abgrenzbar. Die Abgrenzung des sog. *sekundären* Lymphödems (nach Trauma, durch Tumoren) kann zuweilen schwierig sein, da es sich schnell entwickeln kann, die Konsistenz des Ödems dem durch Phlebothrombose verursachten ähneln kann und nicht selten – entsprechend z. B. dem Tumorgrundleiden – eine venöse Abflußstauung zusätzlich bestehen kann. Entscheidung durch Phlebographie!

2. Die Venenkompression von außen kann nur durch die Phlebographie erkannt werden: Abflußbehinderung bei noch durchgängigem Gefäßlumen. Ursachen der Kompression:

- Tumoren, Strahlenfibrosen
- Hämatome, etwa am Oberschenkel (bei suffizienter Anticoagulation kann ein Bagatelltrauma genügen!)
- Falsch angelegte, elastische Binden (in Gelenknähe besonders gefährlich), die zu Strangulationen führen: Die oftmals irrige Auffassung, den Erfolg nach Leistenbruchoperation durch eine achttourig in der Leistenbeuge angezurrte elastische Binde sichern zu wollen, erbringt allenfalls eine venöse oder sogar auch arterielle Strangulation.
- Aneurysmen (s. Kap. 2 „Arterielle Aneurysmen“).

3. Das posttraumatische Ödem läßt sich in der Regel anamnestisch klären: Prellung, Distorsion, Fraktur. Liegt das Trauma längere Zeit zurück, kann jedoch durchaus infolge der Immobilisation (z. B. Ruhigstellung der Fraktur) eine Phlebothrombose aufgetreten sein; Klärung durch Phlebographie.

4. Entzündliche Weichteilerkrankungen besonders im Unterschenkelbereich können Anlaß zur Verwechslung mit einer TVT geben, lassen sich jedoch meist nach Anamnese, Allgemeinsymptomen und Lokalbefund unterscheiden; im Zweifelsfall Phlebographie.

- Allergische Reaktionen, etwa nach Salbenunverträglichkeit

- Erysipel
- Phlegmonöse Entzündungen; hier ist die Entwicklung einer (septischen) Thrombose durchaus möglich.

7.5.2 Differentialdiagnose der Phlegmasia coerulea dolens

- Akuter arterieller Verschluß bei alter Venenthrombose: Anamnese! Ischämiezeichen im Vordergrund!
- Tiefe Venenthrombose im Gefolge eines vorbestehenden arteriellen Verschlusses: Anamnese, länger bestehende Zeichen der Ischämie.

7.6 Prognose

Die Prognose der akuten TVT einer oder beider unteren Extremitäten wird bestimmt vom Spontanverlauf mit seinen Komplikationen und ist immer als ernst zu betrachten. Von daher kann nicht eindringlich genug auf die generelle Prophylaxe Gefährdeter und auf die frühzeitige Therapie hingewiesen werden.

1. *Die Spontanlyse* von Gerinnseln ist zumindest im Falle der intraoperativ oder im Zusammenhang mit Unterschenkelfrakturen entstandenen Unterschenkelthrombosen wahrscheinlich gemacht (HONGLER et al. 1976; SPIELER et al. 1972, zit. nach BOLLINGER 1979). Inwieweit jedoch die klinisch nicht faßbare Verschleppung von Gerinnselmaterial und die endogene Fibrinolyse konkurrieren, ist bislang nicht geklärt.
2. *Die Embolisation* in den Lungenkreislauf (s. Kap. 8 „Die Lungenarterienembolie und ihre Prophylaxe") ist in etwa 15% das erste Zeichen einer klinisch noch nicht erkannten TVT. Die unmittelbare Lebensbedrohung durch diese Komplikation ist offensichtlich; die Erfahrung zeigt, daß der Embolus um so gefährlicher ist, je näher herzwärts die Streuquelle gelegen ist: nach MAVOR und GALLOWAY 1967 (zit. nach BOLLINGER 1979) beträgt die Sterblichkeit bei Embolisation aus der Beckenvene 10%!
   Die Verhütung dieser Komplikation durch vollständige Beseitigung des Thrombenmateriales und damit des Emboliestreuherdes entspricht dem kausalen Behandlungsprinzip. Läßt es sich nicht

einhalten (alte TVT mit frischerem Schub; nicht erkennbarer Streuherd) muß als palliative Maßnahme unter strenger Indikation eine der Cava-Sperroperation durchgeführt werden: Cavaclip, Schirmfilter etc.

3. *Das postthrombotische Syndrom* (ca. 5% der Bevölkerung!). Die Entwicklung dieses invalidisierenden Leidens muß nach unbehandelten TVT und solchen, bei denen die vollständige Beseitigung der Thromben unter Erhaltung der Klappenfunktion nicht geglückt ist, befürchtet werden. Es entsteht im Laufe von Monaten und Jahren (nach KAPPERT (1974) 1–2–10–30 Jahre mit einer Häufigkeit von ca. 80%); andere Autoren wie BAUMANN (1978), GALL u. HUSFELDT (1977) geben die Häufigkeit mit etwa 50% an) bei nicht konsequenter Therapie der akuten TVT. Die chronisch-venöse Insuffizienz führt über Veränderungen der Mikrozirkulation zu schwerwiegenden Gewebeschäden. Symptome: u. a. Schmerzen im Bein (besonders im Unterschenkel) nach längerem Gehen oder Stehen, Berstungsschmerz, Parästhesien, Ulcerationen etc.

7.7 Therapie

7.7.1 Unspezifische Maßnahmen

Unabhängig von der Entscheidung zur operativen oder fibrinolytischen Therapie sollten einige allgemeingültige Behandlungsrichtlinien eingehalten werden:

- Hochlagerung der betroffenen Extremität
- Anlegen eines Antiemboliestrumpfes bis zur Leistenbeuge (wenn er vertragen wird = es existieren noch tiefe Abflußwege)
- Heparingabe:
  - im Falle der Operation: intra- und postoperativ, 25000–30000 E pro 24 h i. v.
  - im Falle der Lyse: überlappend oder nach der Lyse
  - bei reiner Anticoagulation: sofort (Dosis s. o.); bei Kontraindikation wenigstens „Low-dose-Heparin“ (s. u. Prophylaxe). Es ist jedoch zu bedenken, daß der bei reiner Heparinbehandlung erwartete Effekt einer Verminderung der Thrombusausdehnung in einem hohen Prozentsatz nicht erreicht wird: 89% nach

Madar 1972 (zit. nach Gall u. Husfeldt 1977). Außerdem zeigen sich in 88% ein klinisch unveränderter Befund (Widmer 1974) sowie in über 50% die Entwicklung eines postthrombotischen Syndromes und in bis zu 11% das Auftreten tödlicher Lungenarterienembolien (Fontaine u. Tuchmann 1963) im Gefolge alleiniger Heparinbehandlung.

> *Merke:*
> Da Heparin im Gegensatz zu den Cumarinabkömmlingen die Placentaschranke nicht überschreitet, kann es erforderlichenfalls auch während der Schwangerschaft verabreicht werden.

- Mobilisation: aktive und passive Bewegungsübungen grundsätzlich frühzeitig; bei rein konservativem Vorgehen empfiehlt Kriessmann (1978) strenge Bettruhe bis zum 5. Tag. Postoperative Bettruhe in Abhängigkeit von der Wundheilung.

7.7.2 Fibrinolyse

Die Anwendung der Fibrinolyse als bedingte Alternative (s. u.) zum chirurgischen Vorgehen ist u. a. abhängig von den örtlichen Gegebenheiten der Klinik: Gefäßchirurgie?, Lyseerfahrung?, Gerinnungslabor im 24-Stunden-Dienst? etc.. In Anbetracht der bekannten Kontraindikationen und der (im Vergleich zur Chirurgie) geringeren Anwendungsbreite, ist die Indikation zur Fibrinolyse sehr sorgfältig abzuwägen (s. u. chirurgische Therapie).

Lyseprinzip: Auflösung der intravasalen Gerinnsel unter Schonung der Venenklappen; verwendete Substanzen: Streptokinase, Urokinase (s. Fachliteratur).

Dosierung: Initialdosis 250000–500000 E während 20–30 min
Erhaltungsdosis 10000 E/h

Dauer: ca. 3–6 Tage bei genauer „Einstellung" der Gerinnungsparameter (TZ, PTT, Fibrinogen).

Parameter: Thrombinzeit (TZ), Thromboplastinzeit (PTT) und Fibrinogen werden zweimal pro Tag kontrolliert (mindestens).

Tabelle 7.1. Lyseergebnisse in Abhängigkeit von der Lokalisation (nach WIDMER 1974)

Erfolgreiche Lyse	Lokalisation der TVT
ca. 70% der Pat.	V. femoralis communis
ca. 50% der Pat.	V. femoralis superficialis
ca. 40% der Pat.	V. iliaca communis
ca. 30% der Pat.	Unterschenkelvenen

Indikation:
- die frische TVT (je früher, desto bessere Aussicht), optimale Ergebnisse besonders bei der Femoralvenenthrombose (WIDMER et al. 1974; Tabelle 7.1)

Kontraindikationen:
- Allgemein: Herzinfarkt, apoplektischer Insult, Hypertonus, hämorrhagische Diathese, Ulcusanamnese, Niereninsuffizienz
- Speziell: Phlegmasia coerulea dolens, septische Thrombose (Aussaat!), innerhalb 10 Tagen postoperativ

Auch unter Berücksichtigung der Erfolge der Lysetherapie (u. a. WIDMER et al. 1974; WATZ u. SAVIDGE 1979) engen eine Reihe von Kontraindikationen (s. o.; s. auch SENN u. ALTHAUS 1973) sowie die letztlich nicht durch diese Therapieform sicher auszuschließende Embolisation in den Pulmonalkreislauf die Anwendungsbreite der Fibrinolyse ein. Aus diesen Gründen lehnen manche Autoren dieses Vorgehen generell ab: GALL u. HUSFELDT (1977). Darüber hinaus hat DENCK (1977) anhand vergleichender Untersuchungen an 269 Patienten (Anticoagulation – Lysetherapie – Thrombektomie) mit Iliofemoralvenenthrombose gezeigt, daß nach *chirurgischer* Therapie
- der Behandlungserfolg (85% klinisch, 47% phlebographisch) geringfügig den der Lyse (75% klinisch, 45% phlebographisch) übertrifft,
- die Zahl der Patienten mit postthrombotischem Syndrom geringer ist (15% gegenüber 25% bei der Lyse; 3 Jahre Beobachtungsdauer), und
- der Krankenhausaufenthalt kürzer ist (10 Tage gegenüber 16 Tage).

Die Ergebnisse nach einfacher Anticoagulation waren erwartungsgemäß am schlechtesten: vgl. auch RÖSCH et al. (1976) s. S. 171.

7.7.3 Chirurgische Therapie

Hinsichtlich der venösen Thrombektomie gilt ähnliches wie für die Lysetherapie bereits betont: Ist ein erfahrener Gefäßchirurg zur Stelle, sollte bei gegebener Indikation unverzüglich chirurgisch vorgegangen werden; anderenfalls wird bei entsprechenden Voraussetzungen (ein in der Lysetherapie erfahrener Internist) die Fibrinolyse eingeleitet oder aber der Patient in eine Klinik mit den geforderten Gegebenheiten verlegt.

1. Prinzip:

Extraktion der Thrombenmassen mit Hilfe des Ballonkatheters nach Fogarty unter Schonung des Klappenapparates. Zielvorstellung:

- Verhütung der Lungenarterienembolie
- Dekompression der betroffenen Extremität
- Verhütung des postthrombotischen Syndromes.

2. Indikation:

- Phlegmasia coerulea dolens
- „flottierender Thrombus"
- Patienten, bei denen eine Lyse kontraindiziert ist
- ausgedehnte (Mehretagen-) Thrombosen } nicht älter als
- isolierte Beckenvenenthrombose. } 10–14 Tage

3. Ergebnisse:

Die Literaturzusammenstellungen von Baumann (1976) und Lüdtke-Handjery et al. (1981) zeigen, daß die chirurgische Therapie in 50–80% sehr gute und gute Ergebnisse (phlebographisch gesichert) zu liefern vermag. Grundsätzlich ist ein Thrombektomieversuch nur bis zum 10.–14. Tag sinnvoll; eine vollständige Thrombektomie unter *Erhaltung* der Klappen ist wahrscheinlich nur innerhalb der ersten 6 Tage zu erwarten, da die Organisation des Thrombus an den Venenklappen beginnt (Brunner u. Wirth 1971; Fogarty et al. 1963; Mahorner 1957, zit. nach Senn u. Althaus 1973; Nachbur et al. 1967).

Je frühzeitiger die Thrombektomie, desto besser die Spätergebnisse (Tabelle 7.2)!

Tabelle 7.2. Erfolgsaussichten nach Thrombektomie in Abhängigkeit vom Zeitintervall

Alter der Thrombose	Embolie-prophylaxe	**Ergebnis** Thrombektomie	Klappenapparat	Klinisch
bis 48 h	++	vollständig	intakt	++
bis 6 Tage	++	vollständig	nicht sicher intakt	+
1.–2. Woche ←		Teilerfolge	→	
ab 3. Woche		Mißerfolge	→	

4. *Kontraindikation:*
- septische Thrombose
- Thrombose älter als 2 Wochen
- frischer Schub bei bestehendem postthrombotischen Syndrom
- Tumorkranke
- alte Patienten (Ausnahmen: Phlegmasia coerulea dolens, „flottierender Thrombus").

5. *Gefürchtete Komplikation:*
Während oder – häufiger – nach der Thrombektomie ist die Lungenarterienembolie (s. auch Kap. 8 „Die Lungenarterienembolie und ihre Prophylaxe") gefürchtet. Deshalb ist verständlich, daß eine Reihe von Gegenmaßnahmen während der Operation erforderlich sind:
- Anti-Trendelenburg-Lage (20° Neigung des OP-Tisches zur Aufrichtung des Oberkörpers → Ansteigen des hydrostatischen Druckes).
- Bauchpresse im Falle der Versorgung in Lokalanästhesie: nach SENN u. ALTHAUS (1973) kann somit der Druck in den Beckenvenen um das 10– -20fache gesteigert werden.
- Überdruckbeatmung (endexpiratorisch) während der Operation in Intubationsnarkose.
- Der Vena-cava-Occlusionskatheter (8-22 F oder 8-14 F) von der kontralateralen Seite über einen Seitenast der V. saphena magna; der Ballon wird mit Kochsalzlösung bis zum Wandkontakt aufgefüllt und hernach in der Hohlvene bis zur Bifurcation zurückgezogen (evtl. Kontrolle des mit KM gefüllten Ballons unter dem Bildverstärker). Letzteres Manöver wird nur während der Freilegung

der thrombosierten Vene, der Venotomie und der Thrombektomie selbst durchgeführt, um die Occlusionszeit der unteren Hohlvene so kurz wie möglich zu halten: Die Cavablockade kann infolge Abnahme des HZV zur Blutdrucksenkung führen, die sich dann leicht zu einer schweren Kreislaufdepression weiterentwikkeln kann, sofern großer Blutverlust und andere Faktoren (Antiemboliemaßnahmen) ebenfalls einen Blutdruckabfall bewirken. Zur Verringerung dieses Risikos kann noch ein zweiter Occlusionskatheter von der erkrankten Seite aus bis zur Bifurcation vorgeschoben und dort blockiert werden (meist 8-14 F), so daß der Cavaocclusionskatheter dann entblockt werden kann (= kurze Cavaocclusionszeit!).

- Initiale Gabe von 5000–10000 E Heparin (i. v.).

Welche der angeführten Maßnahmen zur Verhütung einer intraoperativen Embolisation Anwendung finden, wird vom Lokalbefund („flottierender Thrombus"?) und dem Sicherheitsbedürfnis des Operateurs abhängen: Es sei in diesem Zusammenhang darauf hingewiesen, daß eine Reihe von Autoren (u. a. Baumann 1976/78; Brunner 1974; Häring u. Stallkamp 1976; Nachbur et al. 1967) nach wie vor auf der Cavablockade bestehen. In der Regel *sollte prinzipiell nicht* von der Aufrichtung des Oberkörpers, der Bauchpresse resp. der Überdruckbeatmung sowie der initialen Heparingabe abgegangen werden.

6. *Blutverlust:*

Größere Blutverluste (bis zu 1000–2000 ml) lassen sich manchmal im Rahmen der wiederholten Extraktionsversuche und anschließenden Flushmanöver nicht vermeiden: Sie machen die Übertragung von Fremdblut erforderlich, mit der eine Reihe von Problemen verbunden sind. Daher propagieren einzelne Autoren (z. B. Baumann 1976; Gall u. Husfeldt 1977), das abgesaugte Eigenblut dem Patienten wieder zuzuführen: Dies ist mit Hilfe einer Autotransfusionspumpe, die das verlorengegangene Blut auffängt und nach Filterung reinfundiert, möglich.

7. *Operationsvorbereitung:*

- Zentralvenöser Zugang, Laboruntersuchungen (Hb, Hkt, Blutformel, Kreuzblut, Gerinnungsparameter, Blutgasanalyse, Elektrolyte, Creatinin, Harnstoff, Blutzucker etc.), EKG.

- Dauerkatheter; Rasieren beider Leistenbeugen und des betroffenen Beines (ganze Länge).
- Rückenlagerung, Desinfektion des Rumpfes, der Leistenbeugen und des betroffenen Beines (zirkulär!).
- Aufrichten des Oberkörpers, PEEP-Beatmung, Heparingabe: Sofern keine Kreislaufreaktionen auftreten, können diese Maßnahmen von vornherein ergriffen werden; anderenfalls erst bei der Präparation, Venotomie und Thrombektomie (s. u.).

8. Operative Technik:

- *Präparation:*

  Längsincision in der Leistenbeuge der betroffenen Seite und weitere Präparation unter Schonung der Lymphbahnen bis zur tastbaren Arterie. Aufsuchen der Vv. femorales communis, superficialis und profunda (vor Berührung der Venen an die evtl. Cavablokkade denken; Uhrzeit nehmen!): BRUNNER (1974) empfiehlt, die zirkuläre Mobilisation der Venen zu vermeiden, da das periadventitielle Gewebe die Venenwand aufspannt; durch dessen Zerstörung infolge ausgiebiger Präparation muß mit einem Venenkollaps und der Möglichkeit einer Rezidivthrombose gerechnet werden. Es genügt in der Regel, die Venen soweit darzustellen, daß eine Gefäßklemme (z. B. nach SATINSKY) gut angelegt werden kann. Die Femoralisgabel ist der Ort der Wahl für die Längsvenotomie, da die höhere Flußrate am Konfluens der Venen die Gefahr einer Nahtthrombose verringert. Die quere Venotomie erlaubt zum einen keinen sehr guten Überblick und birgt zum anderen die Gefahr einer Transsektion durch die wiederholten Retraktionsmanöver mit dem Ballonkatheter in sich.
- *Thrombektomie:* Abb. 7.2

a) Die Thrombektomie der *Beckenvene(n)* wird mit dem „venösen" Fogarty-Katheter (Nr. 6–8 F; flexible Spitze) durchgeführt: Der Katheter wird bis in die untere Hohlvene (Orientierung: Anstoßen des Katheters am Ballon des Occlusionskatheters oder: Höhe der spina liliaca anterior superior = etwa Höhe L4, Bifurkation meist in Höhe L5/S1) vorgeschoben, gefüllt und unter ständigem Wandkontakt „tastend" (Beckenvenensporn nach MAY u. THURNER 1956, s. auch MAY u. DE WEESE 1974) zurückgezogen. Hat man nach Aussehen (zusammenhängendes Gerinnsel?) und

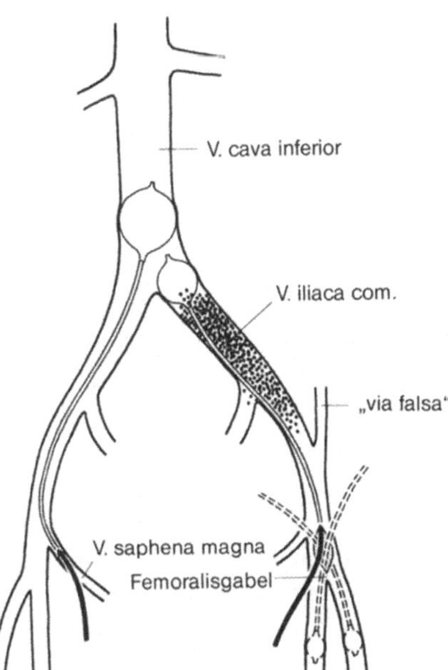

Abb. 7.2. Schematische Darstellung der venösen Thrombektomie der Bekkenetage mit dem Ballonkatheter

Menge des gewonnenen Materials sicher den Eindruck einer vollständigen Thrombektomie, so muß dennoch in jedem Falle ein intraoperatives Venogramm der betreffenden Beckenvene(n) erstellt werden (über ein kleines, in der Vene plaziertes Kunststoffschläuchlein), um das Operationsergebnis zu dokumentieren und/oder gegebenenfalls zu korrigieren. Ohne röntgenologische Kontrolle kann es leicht zu Fehlinterpretationen des Gefäßbefundes kommen:

- Die Entfernung großer Thrombenmassen ist kein Beweis für die Vollständigkeit der Thrombektomie.
- Der gute Rückfluß signalisiert zwar eine freie Beckenvene, kann aber auch aus Collateralvenen stammen: etwa in Höhe des Zuflusses der V. iliaca interna gibt es häufig eine kräftige, cranialwärts gerichtete Collateralvene, in die sich der Ballonkatheter verirren kann; die V. iliaca communis ist weiterhin occludiert.

- Der mangelhafte oder fehlende Rückstrom aus der Beckenetage deutet zwar auf eine zumindest inkomplette Thrombektomie hin, ist jedoch auch bei vollständig freier Beckenvene möglich: oberhalb der Venotomie (meist 2–4 cm) findet sich eine funktionstüchtige Venenklappe, die den Rückfluß verhindert; vorsichtiges Spreizen mit dem Overhold wird die Situation zusätzlich klären.

b) Die Thrombektomie des *Oberschenkels* (und *Unterschenkels*):

- Das Auswickeln des Unterschenkels und des Oberschenkels mit einer Esmarch-Gummibinde (Venotomie intermittierend öffnen!) bezweckt das mechanische Auspressen von Gerinnselmaterial (oberflächliche und tiefe Venen, besonders des Unterschenkels).
- Von der Venotomie in der Femoralisgabel aus gelingt es fast immer, retrograd mit dem Fogarty-Katheter „venös" bis zur V. poplitea vorzudringen, um die ursprünglichen und die vom Unterschenkel nach cranial gepreßten Thromben zu entfernen. Nach der von Fogarty u. Krippaehne (1965) angegebenen Methode können die Klappensegel mit etwas Geduld und „Fingerspitzengefühl" in der Regel überwunden werden, ohne einen Schaden zu verursachen: Trifft man beim Vorschieben des Katheters auf Widerstand, biegt sich die flexible Spitze an den Klappensegeln um; nunmehr kann durch vorsichtiges Füllen des Ballons der Klappenring gedehnt werden, sodaß der Katheter mit der Spitze passieren kann. Das weitere Vorschieben geschieht natürlich wieder mit entspanntem Ballon bis zur nächsten Klappe. Die Extraktion erfolgt unter ständigem Wandkontakt, jedoch nicht brüsk. Nach Gewinnen von Gerinnselmaterial ist die gute Rückblutung auch hier lediglich ein Hinweis auf eine wahrscheinlich komplette Thrombektomie. Ließ sich das Thrombenmaterial in toto, gleichsam als Ausguß des Gefäßbaumes (Abb. 7.3), entfernen, dürfte die Vollständigkeit der Gerinnselentfernung außer Frage stehen. Da letzteres nicht die Regel ist und andererseits eine Phlebographie intraoperativ zu aufwendig wäre, sollte in allen anderen Fällen nicht gezögert werden, die V. poplitea direkt freizulegen (Zugang s. Kap. 1 „Der akute Verschluß von Extremitätenarterien") und nach querer Venotomie lokal und orthograd mittels

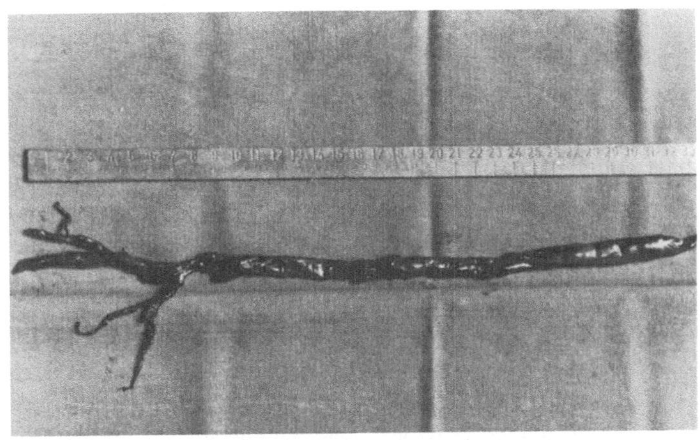

Abb. 7.3. Frischer Thrombus aus der V. femoralis und V. poplitea, tiefe Oberschenkelvenenthrombose 36 h alt

eines Silastik-Schläuchleins, über das Kochsalzlösung injiziert werden kann zu thrombektomieren (Ausspülen der Thromben in Flußrichtung oder Extraktion der Thromben durch einen an der Spitze des Schläuchleins befestigten und nach caudal durchgezogenen Fogarty-Katheter). Die Eröffnung der V. poplitea gestattet zudem ein nochmaliges Auswickeln des Unterschenkels.

c) Bei *unbefriedigender Thrombektomie* der Beckenvene(n) und der Oberschenkelvenen (unruhige Veneninnenwand, Beckenvenensporn etc.) sollte unter der Vorstellung einer Druck- und Flußerhöhung im venösen System der betroffenen Extremität die Anlage einer (meist temporären) arteriovenösen Fistel zumindest erwogen werden. Kontraindikationen (ältere Patienten und solche mit bereits latenter cardialer Dekompensation) müssen aber beachtet werden!

Die bislang geübte Methode einer temporären a. v. Fistel besteht in der Anlage eines sog. „Korbhenkelshunt“: Durchtrennen der ipsilateralen V. saphena magna ca. 5 cm vor ihrer Einmündung in die V. femoralis und Umschlagen dieses Segmentes korbhenkelartig zu einem Arterienast, mit dem dann die End-zu-Seit-Anastomose (6-0 monofiles Nahtmaterial) hergestellt wird. Da im Falle rezidivierender TVT die V. saphena magna oft das einzige größere Drainagegefäß darstellt, ist es sogar günstiger, einen Ast der Vene zur Anastomose zu verwenden. Als arterielles Spendergefäß können die Aa. femoralis superficialis, profunda femoris oder Äste von ihnen dienen (Abb. 7.4). Durch diese a. v. Fistel wird nicht nur der Fluß in Richtung Beckenvene beschleunigt, sondern auch ein gewisser Sog nach dem Prinzip der Wasserstrahlpumpe aus den Beinvenen bewirkt.

Das cardial belastende Shuntvolumen gestattet die Existenz der a. v. Fistel nur für begrenzte Zeit; hinzu kommt, daß der Effekt der a.v. Fistel nach ungefähr 2 Monaten nach Brunner (1974) ausgeschöpft sein dürfte. Dies bedeutet die Ligatur der Fistel im Rahmen einer meist technisch schwierigen Zweitoperation. Auch der primär um die Fistel geschlungene Faden als Leitgebilde für den Zweiteingriff gestaltet diesen nicht wesentlich leichter. Daher sollte die *Indikation zur Anlage einer a.v. Fistel* streng gestellt werden:

- phlebographisch inkomplette Thrombektomie und
- Spätthrombektomie.

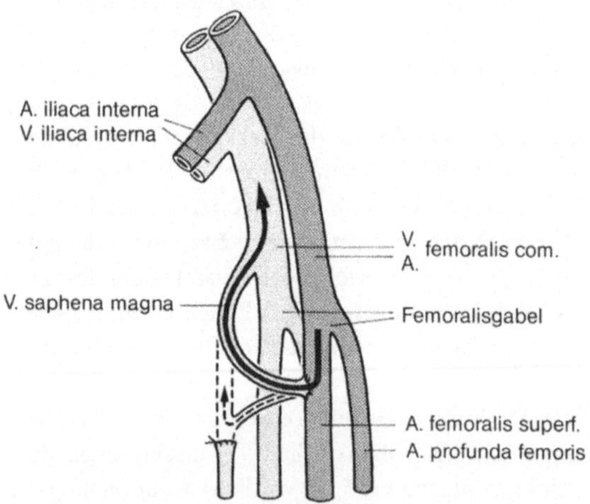

Abb. 7.4. Schematische Zeichnung des „Korbhenkelshunts" zur temporären Arterialisation über den proximalen Abschnitt der V. saphena magna oder eines Seitenastes (gestrichelter Pfeil)

Anmerkung: Um die erwähnten Nachteile des üblichen Korbhenkelshunt zu vermeiden, legt BRUNNER (1974) den a.v. Shunt in Höhe des Adduktorenkanales mit einem Muskelast an: dies hat zugleich den Vorteil, daß die distalen femoropoplitealen Abschnitte mit in die höhere Flußrate einbezogen sind.

– *Wundschluß:*

Nach Beendigung der Thrombektomie werden alle Gefäße nochmals mit Heparinkochsalzlösung (Heparinmenge notieren!) gespült. Danach erfolgt der Verschluß der Venotomie mit 5-0 oder 6-0 monofilem Nahtmaterial fortlaufend (cave Stenosierung!) oder durch Legen von Einzelknopfnähten. In Anbetracht der Anticoagulation sollte auf eine exakte Blutstillung geachtet werden. Redondrainagen, schichtweiser Wundverschluß. Anlegen eines langen Antiemboliestrumpfes der Kompressionsklasse 1 (s. u.), Hochlagerung des Beines.

9. Fasciotomie:

Sie ist nur dann indiziert, wenn im Falle der Phlegmasia coerulea dolens eine Dekompression durch Thrombektomie nicht gelingt: auf diese Weise kann die Ischämie gebessert werden.

Technik: ca. 3–4 cm lange Hautincisionen über der Anterior-Peroneus- und Gastrocnemiusloge, Aufsuchen der Fascie und Spalten „blind“ mit einer langen Schere nach cranial und caudal. Die tatsächliche Spaltung der Fascie in ganzer Länge ist von großer Bedeutung. Offene Wundbehandlung.

10. Die postoperative Behandlung beinhaltet:

– intensivmedizinische Betreuung,
– eine Anticoagulation unter Berücksichtigung der bekannten Kontraindikationen (Hypertonus, hämorrhagische Diathese, Magen-Darm-Ulcera, apoplektischer Insult etc.):
  • zunächst 20000–30000 E Heparin pro 24 h i. v. über einen Infusomaten; dabei muß die initial und intraoperativ verabreichte Menge mit berücksichtigt werden.
  • Überlappende Gabe von Cumarinabkömmlingen bis zum Erreichen eines effektiven Quick-Wertes von 15–25%; zu diesem Zeitpunkt kann die Heparininfusion ausgesetzt werden. Für die orale Anticoagulation mit Cumarinen sollte die Zuverlässigkeit

der Tabletteneinnahme und auch der regelmäßigen Quick-Wert-Kontrollen gegeben sein.

- Hochlagerung der Extremität (z. B. Braun'sche-Schiene),
- frühzeitige aktive (Dorso-Plantar-Flexion der Füße) und passive (krankengymnastische) Bewegungsübungen,
- Mobilisation in Abhängigkeit von den Wundverhältnissen, jedoch so früh als möglich (s. auch HAEGER 1969);
- tägliche Beinumfangsmessungen an den präoperativ festgelegten Punkten und die
- phlebographische Kontrolle des Operationsergebnisses vor der Entlassung.

Anmerkung: Im Einvernehmen mit dem Hausarzt sollte dem Patienten die Möglichkeit der regelmäßigen Vorstellung in der Gefäßsprechstunde angeboten werden.

7.8 Prophylaxe der TVT

Wie schon betont, stellt die tiefe Becken-Bein-Venenthrombose eine sehr ernste Erkrankung dar, da sie nicht nur die betroffene(n) Extremität(en), sondern darüber hinaus durch mögliche Embolisation auch das Leben des Patienten unmittelbar bedroht. Die Gefahr, eine TVT zu erleiden, besteht in besonderem Maße für jene Patienten, bei denen eine Prädisposition vermutet werden muß: höheres Lebensalter, latente Herzinsuffizienz, Fettleibigkeit, durchgemachte Thrombosen, Tumorerkrankung. Aus diesen Gründen ist eine *generelle Thromboseprophylaxe* für die Patienten zu fordern, die

- für längere Zeit immobilisiert sein werden,
- einem chirurgischen Eingriff unterzogen werden sollen, und
- eine Thromboseanamnese (Rezidivthrombosen, postthrombotisches Syndrom) vorweisen.

Die erforderlichen prophylaktischen Maßnahmen beinhalten physikomedizinische und medikamentöse Gesichtspunkte:

1. Physikalische Maßnahmen:

- Anlegen eines Kompressionsstrumpfes der Kompressionsklasse 1 (= *bis* 38 pond/cm^2 = 27,949 mmHg): nach MÜHE (1977) (vgl. auch SIEVERS u. STENGER 1976) sollten die Strümpfe so gearbeitet sein, daß eine kontinuierliche Druckabnahme vom Fuß in Richtung Oberschenkel statthat:

- 18±2 mmHg Fuß bis Sprunggelenk,
- 14 — Wade
- 8±2 — Oberschenkel.

In jedem Falle ist es in Anbetracht der Häufigkeit primärer Oberschenkelthrombosen (64% nach NISSL 1974) sinnvoll, bis zur Leistenbeuge reichende Strümpfe zu verwenden. Die Kompressionsstrümpfe sind der elastischen Wickelung der Beine weitaus überlegen; sie sollten auch bei den Bewegungsübungen anbehalten werden.

- Die Bewegungstherapie mit einem Bettfahrrad hat sich nach den Untersuchungen von MÜHE (1977) als optimal für die Thromboseprophylaxe herausgestellt, da hierbei folgende Faktoren als der Entwicklung der TVT entgegengerichtet wirksam zu sein scheinen: Muskelpumpe, Strömungsgefälle zum Herzen, vermehrter arterieller Einstrom als Folge der Muskelarbeit etc. Bei einer dreimaligen Benutzung täglich (jeweils ca. 5 min) postoperativ konnte in einem Krankengut von 182 Patienten eine deutliche Minderung der Thromboserate (7 gegenüber 38,5%; 125-J-Fibrinogenmethode) erzielt werden.

2. Medikamentöse Prophylaxe:

- *Heparin:* Die Anwendung von Heparin in Form der „Low-dose" Verabreichung von 3×5000 E (sc.) ist nach den Untersuchungen von VERSTRAETE (1976) hinsichtlich der Thromboseprophylaxe wirkungsvoller als die von Dextran. Vom pathophysiologischen Mechanismus her ist denkbar, daß das für die Thrombenentstehung (Stabilisierung des Mikrothrombus) bzw. das Thrombenwachstum notwendige Fibrin durch Heparin in seiner Bildung gestört wird (Heparin bindet Thrombin → Umwandlung von Fibrinogen in Fibrin nicht möglich).

  TILSNER (1977) weist jedoch darauf hin, daß die Resorption und damit die Wirksamkeit des Heparin vom Molekulargewicht und der Konzentration der Injektionslösung abhängen: für die subcutane Anwendung sollte das Molekulargewicht etwa 17000 betragen und das Heparin in einer Konzentration von 20000 E pro ml vorliegen (s. auch KAKKAR 1977). Ist die Konzentration geringer, ist die Resorption beschleunigt und damit die Gefahr gegeben, „in den Hemmbereich des Heparin auf die Gerinnung" zu kommen; Sinn der Heparinprophylaxe ist jedoch die Beseitigung einer möglichen *Gerinnungssteigerung.* Eine schnellere Resorption bedingt zudem eine kürzere Wirkungszeit. Tilsner (1977) wendet sich ferner gegen eine pauschalierte Dosierung und schlägt eine auf das Körpergewicht berechnete Dosis vor: 100–150 E/kg KG alle 12 h sc.

Die Dauer der Heparinprophylaxe soll den Zeitraum vom Operationstag bis zur vollständigen Mobilisierung (= der Patient hält sich die überwiegende Zeit außerhalb des Bettes auf) umfassen; dies entspricht im Normalfall ca. 8–10 Tage. Die Thrombinzeit als Kontrollparameter sollte im oberen *Norm*bereich liegen.

- *Dextran:* Die Wirkung von Dextran im Sinne der Verminderung der Plättchenaggregation und vor allem der Verbesserung der Fließeigenschaften des Blutes sind hinlänglich bekannt. Auf seine Anwendung bei arteriellen Verschlußprozessen wurde an anderer Stelle (s. Kap. 1 „Der akute Verschluß von Extremitätenarterien") hingewiesen. Im venösen Bereich liegt das entscheidende therapeutische Gewicht auf der signifikanten Senkung der Rate tödlicher Lungenarterienembolien (Gruber 1975, zit. bei Rahmer 1977): Senkung der tödlichen Lungenarterienembolien durch Dextran 70 auf 0,4% gegenüber 2,1% in der Kontrollgruppe).

  Der Einsatz von Dextran im Sinne der Thromboseprophylaxe ist nicht unproblematisch (s. Kakkar 1977) und sollte daher unter Beachtung der Kontraindikationen nur in bestimmten Bereichen eingesetzt werden. Nach Rahmer (1977) ist die Wirksamkeit des Dextran im Vergleich zur Heparinprophylaxe geringer; ein weiterer Nachteil ist in der erheblichen cardialen Belastung zu sehen. Die anaphylaktoiden Reaktionen auf Dextran (Häufigkeit in Narkose ca. 1,25‰) sind sicherlich eine Zeitlang überbewertet worden und bei Beachtung einiger Vorsichtsmaßregeln (Anwesenheit des Arztes während der Infusion der ersten 50 ml; Corticoide bereithalten, vorherige Promitgabe) zu vernachlässigen. Sinnvoll scheint der Einsatz im chirurgisch-orthopädischen Krankengut (sofern keine cardiale Anamnese vorliegt), da eine mögliche, durch Heparinprophylaxe doch provozierte Blutung (Thrombopathie?) postoperativ einen Wundinfekt verursachen kann, der

dann Ausgangspunkt eines längeren Leidensweges sein kann: Osteomyelitis (u. a. RAHMER 1977; VERSTRAETE 1976).
Dosierung: 500 ml Dextran vor oder während der Operation, anschließend jeden 2. oder 3. Tag noch einmal 500 ml (insgesamt noch 3mal).

- *Acetylsalicylsäure:* Die Anwendung der Acetylsalicylsäure zur wirksamen postoperativen Thromboseprophylaxe ist nach BREDDIN u. SCHARRER (1975) möglich, jedoch gemeinhin umstritten. Als Résumé ist nach ZEKERT (1977) zwar eine Verhinderung des Wachstums der Thromben, nicht jedoch eine Beeinflussung der Häufigkeit venöser Thrombosen experimentell bewiesen. Allein festzustehen scheint eine Senkung der Lungenarterienembolierate in klinischen Untersuchungen. Überzeugender ist offensichtlich die Kombination von Acetylsalicylsäure mit Dipyridamol (= Persantin) oder eben mit Heparin in der beschriebenen Low-dose Form (LOEW, BRÜCKE et al., zit. nach ZEKERT 1977).
  Es sei nochmals daran erinnert, daß man sich über eine evtl. Magenanamnese vor Ansetzen der Aggregationshemmer informieren muß; im Zweifel Gastroskopie!

7.9 Anhang: Der akute Verschluß der tiefen Armvenen

Die Armvenenthrombose ist glücklicherweise ein seltenes Ereignis, denn sie macht nach PRESCOTT u. TIKOFF (1979) nur 2% aller venösen Extremitätenthrombosen aus. Unter Berücksichtigung ihrer ursächlichen Zuordnung können neben der Kompression von außen[2] hauptsächlich zwei Formen der tiefen Armvenenthrombose (TAVT) unterschieden werden:

---

2 Maligne Tumoren der Lunge und/oder des Mediastinums, aber auch thoracale Aortenaneurysmen können infolge Kompression von außen zum „Cava-superior-Syndrom“ mit Ödem und Zyanose der oberen Körperhälfte führen (Diagnose: u. a. Phlebogramm, Cavogramm). Collateralisation zunächst über die V. azygos, nach deren Einbeziehung über oberflächliche Thoraxwandvenen (z. B. V. thoracica interna, V. thoracica lateralis etc.).

1. Akuter spontaner Achselvenenstau (= „Effort-Syndrom"):

- Vorkommen: Nach einseitigen beruflichen oder sportlichen Anstrengungen, aber auch nach völliger Ruhe (z. B. nach dem Schlafen); Verhältnis Männer: Frauen wie 3:1.
- Ursachen:
  - In erster Linie wird folgender Mechanismus vermutet: Kompression der V. subclavia/axillaris durch die Clavicula (gegen das Widerlager der ersten Rippe), die Sehne des Musculus pectoralis minor, eine Halsrippe etc. bei wiederholten gleichartigen Bewegungen des Armes, z. B. beim Tennis, beim Tragen von Lasten mit herabhängendem Arm, beim Arbeiten mit erhobenem Arm (Kfz-Schlosser z. B.), durch Schlafen mit nach oben geschlagenem Arm usw. Nach BRUNNER 1968 entwickelt sich durch die wiederkehrende Traumatisierung der Venenwand eine Intimaschwiele, in deren Gefolge sich eine Thrombose entwickeln kann (s. Cockett-Syndrom!). –

    Die Kombination der TAVT als Folge des geschilderten Mechanismus mit neurovasculären Störungen wird als Paget-von-Schroetter-Syndrom bezeichnet.
  - Ovulationshemmer?
- Klinik: Plötzliche Schwellung und livide Verfärbung des Armes, verbunden mit Spannungsgefühl, selten Spontanschmerz (jedoch Druckschmerz).

  Zur Embolisation in den Lungenkreislauf kommt es nur selten: nach BOLLINGER (1979) ca. 10%, kaum Todesfälle. Spätfolge: Ausbildung von sichtbaren Collateralvenen an der vorderen Brustwand und am Schultergürtel.
- Diagnose: Klinik, Phlebogramm (Abb. 7.5). Typisch für die TAVT auf dem Boden eines costoclaviculären Mechanismus ist die Lokalisation im herzfernen Abschnitt der V. subclavia (Übergang in die V. axillaris).
- Therapie (siehe auch Therapie der TVT):

  1. Allgemein: Hochlagerung der Extremität, Heparingabe
  2. Lysetherapie:

  - Indikation relativ (alternative Thrombektomie)
  - Cave Kontraindikationen
  - Voraussetzung ist die entsprechende personelle und apparative Ausrüstung; hinsichtlich der zeitlichen Grenzen bestehen die

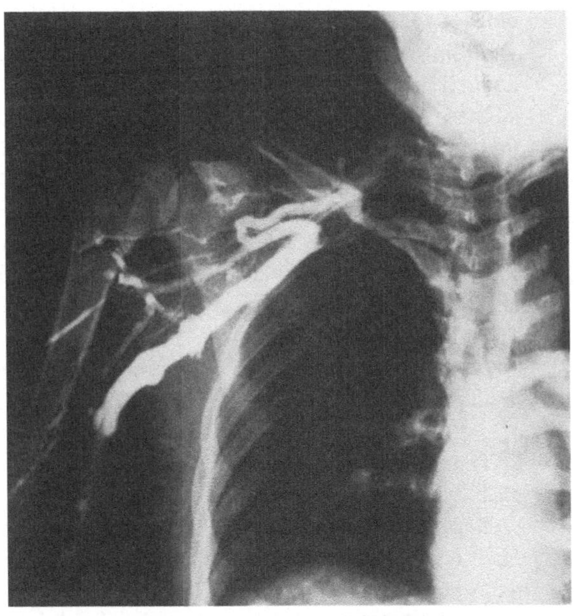

Abb. 7.5. Thrombose der V. subclavia; Phlebogramm (s. Text)

gleichen Vorstellungen wie für die TVT. Manche Autoren (Baumann 1976; Denck 1978) befürworten ausdrücklich die Lyse, da kaum mit Lungenarterienembolien zu rechnen ist und zudem aufgrund recht guter Collateralisation die Ausbildung schwerwiegender postthrombotischer Zustandsbilder selten ist.

- Technik: s. TVT

3. Chirurgie:

- Indikation relativ (alternative Lysetherapie); absolut im Falle des Vena-cava-superior Verschlusses.
- Voraussetzung ist die entsprechende personelle und apparative Ausrüstung; zeitliche Grenzen wie bei TVT (= ca. 1 bis 2 Wochen).
- Thrombektomie, evtl. kombiniert mit der Resektion der 1. Rippe, der Durchtrennung der Sehne des Musculus pectoralis minor etc. Diesem kombinierten Vorgehen sollte jedoch die

eindeutige Zuordnung zu einem Schultergürtelkompressionssyndrom vorausgehen. Da dies in der Akutphase schwierig sein kann (Hinweis durch positiven Befund auf der Gegenseite?) können die Suche nach einem solchen Kompressionssyndrom und auch dessen Therapie zeitlich von der Thrombektomie abgesetzt werden, da ein Zeitversäumnis (→ neue Thrombose) unter suffizienter Anticoagulation nicht eingegangen wird. Bemerkenswert ist die Anregung (Baumgartner u. Nachbur 1970), routinemäßig die Sehne des Musculus pectoralis minor am Processus coracoides zu durchtrennen (kleiner Eingriff).

- Technik der Thrombektomie:
- Antiemboliemaßnahme: PEEP-Beatmung oder Bauchpresse;
- Freilegung der V. brachialis im Sulcus bicipitis medialis; Schnittverlängerung in die Axilla möglich oder
- Freilegung der V. axillaris über eine infraclaviculäre Incision (s. auch axillo-femoraler Bypass) und
- Freilegung der tiefen Ellenbeugenvenen über eine S-förmige Hautincision (s. Kap. 1 „Der akute Verschluß von Extremitätenarterien"), falls das Auswickeln des Armes keine befriedigende Entleerung der tiefen und oberflächlichen Armvenen herbeiführt;
- Venotomie im Bereich eines Konfluens, Thrombektomie mittels Ballonkatheter, Instillation von Heparinkochsalzlösung, Phlebogramm;
- postoperativ weiterhin Hochlagerung, Heparingabe überlappend mit oraler Anticoagulation (cave Kontraindikationen!).

4. Konservativ: Die primär konservative Therapie mit Anticoagulantien führt nach Bollinger (1979) in weniger als 50% der Fälle zu Spätfolgen mit Schwellung, Spannungsgefühl und rascher Ermüdbarkeit des Armes.

2. Die iatrogene akute Armvenenthrombose:

- Vorkommen: Nach langdauernder, parenteraler Infusionstherapie über einen zentralvenösen Zugang; die Häufigkeit schwankt in verschiedenen Mitteilungen erheblich. Es kann davon ausgegangen werden, daß der phlebographische Nachweis sicher einen größeren Anteil partieller und kompletter Thrombosen ausweisen würde, als klinisch erkennbar.

- Mechanismus: Am liegenden Venenkatheter entwickeln sich nach AHMED und PAYNE 1976 (zit. nach BOLLINGER 1979) verschiedenartige Thromben:
  - am häufigsten (45%) bildet sich ein den Katheter einhüllender Thrombus („Ärmelthrombus"),
  - in 13% eine wandständige Thrombose und
  - in 7% ein verschließender Thrombus.
- Prognose: In den meisten Fällen treten diese Thrombosen klinisch weder in Form der occlusiven Thrombose noch durch eine Embolisation in Erscheinung. Nur in seltenen Fällen entwickelt sich eine vollständig verschließende Thrombose.
- Klinik: Klinische Erscheinungen treten nur in etwa 50% aller durch zentrale Verweilkatheter verursachten Thrombosen auf. Bei Superinfektion zeigt sich ein septisches Krankheitsbild. Bei Occlusion Schwellung, livide Verfärbung (s. o.).
- Therapie: Die occlusive Thrombose zwingt zum therapeutischen Vorgehen (s. Punkt 7.9.1) unter Beachtung der Kontraindikationen (septische Thrombose, Tumorkranke, schlechter AZ).
- Prophylaxe:
  - Generelle Thromboseprophylaxe
  - sorgfältige Pflege des Katheters (äußerste Sterilität, Spülen mit Heparinkochsalzlösung)
  - Verwendung eines Zuganges, der leicht zu wechseln ist und von dem die geringsten Komplikationen bekannt sind: die Punktion der V. jugularis interna.

7.10 Literatur

AARO, LA et al. (1966) Acute deep venous thrombosis associated with pregnancy. SGO 28/4:553–558

BAUMANN G (1976) Indikation, Technik, Ergebnisse der Thrombektomie. Chirurg 47:112–117

BAUMANN G (1978) Operative Behandlung der akuten Thrombose. In: Gefäßchir. aktuell, 1976. Hrsg.: DRESSLER S, HÄRING R, KRÜGER B, RÜCKER G. TM-Verlag Bad Oeynhausen S 198–204

BAUMGARTNER G u. NACHBUR B (1970) Spontanverlauf und chirurgische Behandlungsmöglichkeiten des akuten Achselvenenstaus („thrombose d'effort"). Helv Chir Acta 37/1:211–215

BOLLINGER A (1979) Funktionelle Angiologie. Lehrbuch und Atlas. Thieme, Stuttgart

BOURDE C (1978) Östroprogestative Pillen und Thrombosen. In: Gefäßchirurgie aktuell 1976. Hrsg.: DRESSLER S, HÄRING R, KRÜGER B, RÜCKER G. TM-Verlag Bad Oeynhausen S 205–207

BREDDIN K, SCHARRER J (1975) Wirkungsmechanismus und klinische Anwendung der Azetylsalizylsäure als Thromboseprophylaktikum. Wien Med Wochenschr 125/40:371–376

BRUNNER U. „Thrombose par effort" des Sportlers Z. Unfallmed.1, 42–46 (1968)

BROCKMAN STK, VASKO JS (1966) The pathologic physiology of phlegmasia coerulea dolens. Surgery 59/6:997–1007

BRUNNER U (1974) Die Chirurgie der akuten Femoroiliakalvenenthrombose. In: MAY R (Hrsg) Chirurgie der Bein- und Beckenvenen. Thieme, Stuttgart S 115–134

BRUNNER U, WIRTH W (1971) Spätresultate nach Thrombektomie bei Iliofemoralvenenthrombose im klinisch-radiologischen Vergleich. Schweiz Med Wochenschr 101:1327–1334

COON WW, WILLIS PW, KELLER JB (1973) Venous thromboembolism and other venous disease in the tecumseh community healtl study. Circulation 48:839–846

DENCK H (1977) Operative Therapie (Thrombektomie, Schirmfilter, Cavaligatur). Langenbecks Arch Chir 345:381–388

DENCK H (1978) Thrombolyse aus chirurgischer Sicht. Symposium: Moderne Aspekte der Fibrinolysetherapie, Berlin

EHRINGER H et al. (1979) Venöse Abflußstörungen. Enke, Stuttgart

ENCKE A (1977) Pathophysiologie der Thrombose. Langenbecks Arch Chir 345:323–329

FONTAINE R, TUCHMANN L (1963) Die venöse Thrombektomie in der Behandlung der frischen tiefen Fernthrombosen. Langenbecks Arch. Chir. 304:113–121

FOGARTY THJ, KRIPPAEHNE WW (1965) Catheter technic for venous thrombectomy. SGO 121:362–364

FOGARTY THJ et al. (1963) Surgical management of phlegmasia cerulea dolens. Arch Surg 86:256–263

GALL F, HUSFELDT JK (1977) Chirurgische Behandlung der akuten tiefen Bein- und Beckenvenenthrombose. Fortschr Med 95/32:1977–1983

GALLUS AS, HIRSH J (1976) Prevention of venous thromboembolism – Semin Thromb Hemostas 2/207:232–290

GRUBER UF (1977) Klinische Diagnostik thromboembolischer Komplikationen. Langenbecks Arch Chir 345:331–335

HAEGER K (1969) Problems of acute deep venous thrombosis I. The interpretation of signs and symptoms Angiology 20/4:219–223

HAEGER K (1969) Problems of acute deep venous thrombosis II. Mobilization and discharge of the patient. Angiology 20/5:280–286

HÄRING R, STALLKAMP B (1976) Chirurgie der akuten Bein- und Beckenvenenthrombose. Berl Ärztek. 13/11: 545–550
HILBE G, FLORA G (1972) Chirurgische Therapie der venösen Prägangrän und Gangrän. Thoraxchir Vask Chir 20/2:133–137
HONGLER TH et al (1976) Das Verhalten intraoperativ entstandener Venenthrombosen, beurteilt an Hand wiederholter Phlebographien. Klin Wochenschr 54:521–526
KAKKAR V (1972) The diagnosis of deep vein thrombosis using the 125-J-Fibrinogen-Test. Arch Surg 104:152–159
KAKKAR V (1977) The prevention of acute pulmonary embolism. Br J Hosp Med 18/1:32–40
KAKKAR V et al. (1969) Natural history of postoperative deep vein thrombosis. Lancet II:230–232
KAPPERT A (1974) Lehrbuch und Atlas der Angiologie. Huber, Bern Stuttgart Wien
KRIESSMANN A (1978) Diagnostik und konservative Therapie der akuten Becken- und tiefen Beinvenen-Thrombose. In: Gefäßchirurgie aktuell 1976. Hrsg.: DRESSLER S, HÄRING R, KRÜGER B, RÜCKER G. TM-Verlag, Bad Oeynhausen S 191–197
KRIESSMANN A, BOLLINGER A (1978) Ultraschall-Doppler-Diagnostik in der Angiologie. Thieme, Stuttgart
KUENSSBERG EV (1977) Becken- und Beinvenenthrombosen im Zusammenhang mit oraler Antikonzeption. Aktuelle Probl Angiol 33:14–26
LÜDTKE-HANDJERJ A, DEBBERT R, GREF H, STOCKMANN U, KRÜGER BJ (1981) Die operative Behandlung der Iliofemoral-Venenthrombose. Indikation, Technik, Ergebnisse, Z. Phlebol. Proctol. (im Druck).
MAY R, NISSL R (1973) Die Phlebografie der unteren Extremität. Thieme Verlag, Stuttgart S. 41
MAY R, DE WEESE JA (1974) Chirurgie der Beckenvenen, in: Chirurgie der Bein- und Beckenvenen, Hrsg. R. MAY, Thieme Verlag Stuttgart, S 167–173
MÜHE E (1977) Physikalische Möglichkeiten der Thromboseprophylaxe. Langenbecks Arch Chir 345:345–351
NACHBUR B, SENN A, WÄLTI R (1967) Ergebnisse der chirurgischen Behandlung des akuten Venenverschlusses. Helv Chir Acta 34/1:123–131
NISSL R (1974) Akute Thrombose: Röntgenologische Darstellung. In: May R (Hrsg) Chirurgie der Bein- und Beckenvenen. Thieme, Stuttgart S 105–114
PRESCOTT SM, Tikoff G (1979) Deep venous thrombosis of the upper extremity: A reappraisal. Circulation 59/2:350–355
RAHMER H (1977) Medikamentöse Thromboseprophylaxe mit Dextran. Langenbecks Arch Chir 345:365–369
RÖSCH J et al. (1976) Healing of deep venous thrombosis: venografic findings in a randomized study comparing streptokinase and heparin AJR 127:553–558
SCHMITT HE (1976) Phlebografie bei tiefer Venenthrombose. In: Zeitler E

(Hrsg) Aktuelle Probleme in der Angiologie, Bd. 34. Huber, Bern Stuttgart Wien S 20–31

SENN A, ALTHAUS U (1973) Die chirurgische Behandlung der Phlebothrombose. Chirurg 44:193–197

SENN A, NACHBUR B, ZÜRCHER R (1974) Die Phlegmasia Coerulea. Münch Med Wochenschr 116/32–33:1427–1430

SIEVERS U, STENGER E (1976) Thromboseprophylaxe, Varizen, Ödeme – Indikation für Konfektions-Kompressionsstrümpfe? Münch Med Wochenschr 36:1135–1138

STALLWORTH JM, BRADHAM GB, KLETKE RR, PRICE jr RG (1965) Phlegmasia cerulea dolens; a ten year review Ann Surg 161/5:802–809

TILSNER V (1977) Medikamentöse Thromboseprophylaxe mit Antikoagulantien. Langenbecks Arch Chir 345:353–358

VEAL JR, DUGAN TJ, JAMISON WL, BAUERSFELD RS (1951) Acute massive venous occlusion of the lower extremities. Surgery 29/3:355–364

VERSTRAETE M (1976) The prevention of postoperative deep venous thrombosis and pulmonary embolism with low dose subcutaneous heparin and dextran. SGO 143/6:981–985

WATZ R, SAVIDGE GF (1979) Rapid thrombolysis and preservation of valvular venous function in high deep vein thrombosis. Acta Med Scand 205:293–298

WENZ W, NÖLDGE G (1977) Thromboemboliepropyhlaxe und -therapie: Röntgenologische Diagnostik. Langenbecks Arch Chir 345:337–343

WIDMER LK, MADAR G, SCHMITT HE, DUCKERT F, DA SILVA MA, MÜLLER G (1974) Heparin oder Thrombolyse in der Behandlung der tiefen Beinvenenthrombose. Vasa 3/4:422–432

ZEKERT F (1977) Medikamentöse Thromboemboliepropyhlaxe mit Aggregationshemmern. Langenbecks Arch Chir 345:359–364

8 Die Lungenarterienembolie und ihre Prophylaxe

8.1 Allgemeines

Die *Anzahl* tödlicher Lungenarterienembolien (LAE) ist in den vergangenen Jahren (gegenüber den 60er Jahren) zumindest im chirurgischen Bereich deutlich rückläufig: nach SCHULTE (1979) von 0,6–0,95% (1966) auf 0,1–0,2%; SCHLOSSER (1978) geht von 0,2–0,4% gegenwärtig aus. Ungeachtet der erfreulichen Reduktion innerhalb von 10 Jahren sind die Absolutzahlen tödlicher LAE (Tabelle 8.1) deprimierend. Diese Zahlen unterstreichen erneut die Bedeutung einer generellen Thromboseprophylaxe.

Als *Ursache* der LAE sind in erster Linie thromboembolische Komplikationen, z. B. nach operativen Eingriffen (s. Kap. 7 „Die akute Becken-Bein-Venenthrombose") anzuschuldigen. Etwa 90% aller LAE sind auf tiefe Thrombosen im Bereich der unteren Extremitäten zurückzuführen (MÖRL 1979); umgekehrt verursacht die tiefe Beinvenenthrombose nach BENEKE 1970 (zit. nach GERSMEYER u. YASARGIL 1978) in 24,7% eine tödliche und in 35,1% eine nicht tödliche LAE.

Man kann in der Regel davon ausgehen, daß eine 50%ige Occlusion der Lungenstrombahn durch Emboli tödlich wirkt. *Pathophysiologisch* sind als Mechanismen eine akute Rechtsüberlastung des Herzens als Folge der plötzlichen Widerstandserhöhung sowie eine Gasaustauschstörung als Folge des Mißverhältnisses von Ventilation und Perfusion bedeutsam. Dies führt zu

– einem Anstieg des Pulmonalarteriendruckes,

Tabelle 8.1. Zahl der Todesfälle durch LAE pro Jahr (CASTELLANI 1978; KERSTEN 1978; SCHULTE 1979; WILLIAMS 1978)

Land	Zahl d. Todesfälle
Frankreich	10000
Bundesrepublik	10000–20000
Großbritannien	30000
USA	90000–140000

- einer akuten Dilatation des rechten Ventrikels mit hohem, enddiastolischem Ventrikeldruck (Rechtsherzdekompensation, Rhythmusstörungen, Kammerflimmern, Asystolie),
- einer Zunahme des funktionellen Totraumes sowie Eröffnung arteriovenöser Kurzschlüsse (Sauerstoffuntersättigung, Zunahme der $AVDO_2$).

Inwieweit noch andere Mechanismen (Gefäßintimareflex?) eine Rolle im pathophysiologischen Ablauf der LAE spielen, bedarf noch der endgültigen Klärung.

8.2 Diagnose der Lungenarterienembolie

Lediglich 10–30% aller LAE werden nach allgemeinen Schätzungen (Mörl 1979; Gersmeyer u. Yasargil 1978) vor dem Tode diagnostiziert. In kritischen Fällen kann während der für die Diagnosestellung erforderlichen Untersuchungen bereits ein partieller cardio-pulmonaler Bypass (Cooley et al. 1968) – sofern technisch möglich – angelegt werden.

8.2.1 Klinisches Bild

Das klinische Bild der LAE ist zunächst an drei in allen Schweregraden der LAE wiederkehrenden Symptomen erkennbar: Ruhedyspnoe (akut einsetzend), Brustschmerz (durch Verabreichung von Nitropräparaten nicht beeinflußbar) und Herz-Kreislauf-Reaktionen (bis zum Herzstillstand). In Anlehnung an die von Schulte (1979) modifizierte Stadieneinteilung nach Strauer, Satter, Eisenreich und van de Loo 1977 unterscheidet man entsprechend den verschiedenen Schweregraden folgende Formen:

1. Die „fulminante LAE“, die in der Regel in kürzester Zeit zum Tode führt. Morphologisches Substrat bildet zumeist die Verlegung eines der beiden Pulmonalarterienhaustämme.
   Symptome: Dyspnoe, Brustschmerz, Tachypnoe, Zyanose, Todesangst, cardiogener Schock.
2. Die „massive LAE“ durch Embolisation in einen größeren Pulmonalarterienast oder gleichzeitig in mehrere Lappenarterien.
   Symptome: Dyspnoe, Brustschmerz, Tachypnoe, Zyanose, Todesangst, cardiogener Schock.

3. Der „Lungeninfarkt“ entsteht durch plötzliche Verlegung von Segmentarterien und führt in der Regel nicht zum Tode. Symptome: Dyspnoe, Brustschmerz, Tachypnoe, Tachycardie, evtl. Temperaturerhöhung.

8.2.2 Richtungweisende Befunde

1. Das EKG:
   Die elektrocardiographische Unterscheidung von einem Hinterwandinfarkt ist oftmals schwierig; als Hinweise auf das Bestehen eines „akuten Cor pulmonale“ können gelten:

- das P pulmonale (= dextrocardiale): in I flach, in II und III sowie häufig auch in V_1 und V_2 deutlich positiv;
- der verspätete Beginn der endgültigen Negativitätsbewegung in $V_1 - V_3$ oder V_4;
- das Tieferwerden von S in I und Q in III;
- die Diskordanz der T-Welle zur ST-Strecke (ST in III gehoben, T negativ);
- ST-Strecke in II oft gesenkt;
- T in $V_1 - V_3$ terminal negativ;

> *Merke:*
> Die EKG-Veränderungen sind oft nur partiell und auch nur für kurze Zeit (Stunden bis Tage) ausgeprägt.

2. Die Blutgasanalyse (BGA):
   Unter Raumluftatmung deutliches Absinken des arteriellen PO_2 bei durch Hyperventilation erniedrigtem PCO_2 (Tabelle 8.2); deutliche Erhöhung der arteriovenösen Sauerstoffdifferenz (AVD_{O_2}) (Tabelle 8.3).
3. Herzkatheterbefunde:
   Die über einen Rechtsherzkatheter gewonnenen Druckwerte ergeben grob schematisch und vereinfachend eine Erhöhung des
   - rechten Vorhofdruckes,
   - rechtsventriculären Druckes, sofern der rechte Ventrikel noch suffizient ist und des
   - Pulmonalarteriendruckes. (Tabelle 8.3).

Tabelle 8.2. O_2- und CO_2-Partialdrucke in Relation zur Größe des Strombahnhindernisses bei LAE (nach GREENFIELD 1978; modifiziert)

Anteil der occludierten Strombahn in %	Blutgaswerte in Torr	
20–30	P_{O2}	< 80
	P_{CO2}	< 35
30–50	P_{O2}	< 65
	P_{CO2}	< 30
> 50	P_{O2}	< 50
	P_{CO2}	< 30

Tabelle 8.3. Mittlere AVD_{O2} und mittlere RA-, RVED- und PA-Druckwerte von 23 Patienten mit LAE (nach MILLER u. SUTTON 1970)

	Mittelwerte bei 23 Patienten	Normalwerte
RA-Mitteldruck (mmHg)	9,2 (±4,7)	2–5*
RVED-Druck (mmHg)	11,5 (±4,9)	2–6*
PA-Druck (syst.) (mmHg)	38,4 (±6,8)	20–25*
PA-Mitteldruck (mmHg)	26,6 (±4,7)	15–20*
AVD_{O2} (ml/100 ml)	8,1 (±1,8)	4–6**

RA = rechter Vorhof
RVED = rechtsventrikulärer enddiastolischer (Druck)
PA = Pulmonalarterie
AVD_{O2} = arteriovenöse Sauerstoffdifferenz
* = nach Siegenthaler
** = nach Berk et al.

Anmerkung:

Interessant ist, daß die akute Belastung (Drucksteigerung) vom rechten Ventrikel nur mit einer Druckerhöhung bis maximal 40 mmHg (Mitteldruck) beantwortet werden kann, während bei chronisch progredienter Drucksteigerung über lange Zeit wesentlich höhere Druckwerte (bis maximal 250 mmHg) vom rechten Ventrikel aufgebracht werden können: Im Laufe der Zeit paßt sich der rechte Ventrikel durch Hypertrophie und Hyperplasie der Muskelfasern an die geänderten Druckverhältnisse an, ohne daß sich Faserspannung und Sauerstoffbedarf pro Gewichtseinheit ändern müssen (SIEGENTHALER 1976). Nach SATTER 1977 (zit. nach

SCHULTE 1979 weisen rechtsventrikuläre Drucke von mehr als 60 mmHg auf bereits vorbestehende Veränderungen des Pulmonalkreislaufs hin.

4. Lungenszintigramm:
   Das Lungenszintigramm ist im Falle vorbestehender Veränderungen der Lungenstrombahn nur bedingt verwertbar [z. B. die chronisch obstruktive Ventilationsstörung mit sekundärer Perfusionsminderung oder die Kompression von außen (Hiluslymphknoten): Unterscheidung zwischen primärer und sekundärer Perfusionsstörung mittels Ventilationsszintigraphie mit 133-Xenon möglich]; darüberhinaus finden sich bei etwa 20% der Lungengesunden (besonders in höherem Alter) Perfusionsdefekte (EMRICH 1976). Immerhin schließt jedoch ein normales Perfusionsszintigramm der Lunge zu über 90% eine größere LAE aus. Die Treffsicherheit im Falle der frischen LAE wird mit 70–90% (EMRICH 1976) angegeben. Das Perfusionsszintigramm zeigt dann scharf begrenzte Aktivitätsausfälle, die dem Versorgungsgebiet der occludierten Pulmonalarterie entsprechen. Da sich diese (szintigraphischen) Veränderungen in etwa der Hälfte der Fälle innerhalb der ersten 2–3 Tage zurückbilden, ist es sinnvoll, ein Perfusionsszintigramm möglichst kurz nach Stellen der klinischen Verdachtsdiagnose anzufertigen: Die Konstanz eines szintigraphischen Befundes spricht umgekehrt gegen eine stattgehabte LAE, falls dies nicht bereits mittels Ventilationsszintigraphie geklärt wurde. Zur Beurteilung des Perfusionsszintigramms sollte eine Thoraxaufnahme in 2 Ebenen (unauffälliger Befund oder positives WESTERMARCK-Zeichen = vermehrte Transparenz im betroffenen Bezirk, Abb. 8.1 a) vorliegen.

> Die Bewertung des Lungenszintigrammes muß im Zusammenhang mit dem klinischen Bild und der Röntgenaufnahme des Thorax erfolgen (EMRICH 1976; LÜTGEMEIER et al. 1977).

8.2.3 Spezifischer Nachweis

Weitgehend beweisend hinsichtlich Existenz und Ausdehnung einer LAE ist der pathologische Befund einer selektiven Pulmonalisangiographie. Der *Normalbefund* zeigt eine gleichmäßige Anfärbung von

Arterien und Venen („Gefäßbaum“), wobei das Kaliber der Arterien in den caudalen Lungenpartien größer erscheint als in den cranialen Abschnitten. Demgegenüber ist der *pathologische Befund* gekennzeichnet durch

- eine Rarefizierung des „Gefäßbaumes“,
- eine regionale Perfusionsminderung, erkennbar an der gegenüber anderen Abschnitten vergleichsweise verzögerten Passage des Kontrastmittels und
- einen Abbruch der KM-Säule bzw. eine KM-Aussparung in einem (mehreren) Gefäß(en).

Die Aussagekraft der Pulmonalisangiographie gerät jedoch auch unter Zeitdruck: nach RUDOLPH 1968 (zit. nach LÜTGEMEIER et al. 1977) ist die angiographische Diagnose einer LAE nur bis zu 48 h nach dem Ereignis mit Sicherheit zu stellen (Abb. 8.1a u. b).

Anmerkung:
Die Pulmonalisangiographie und die Perfusionsszintigraphie der Lunge konkurrieren insoweit, als nach LÜTGEMEIER et al. (1977) zu 58–75% beide Verfahren übereinstimmende Ergebnisse liefern; dabei weist die Szintigraphie den Vorteil der nicht invasiven Diagnostik auf, läßt periphere Embolien besser erkennen, kann hingegen im Falle zentraler Embolisation mit nicht vollständiger Occlusion des Gefäßes überfordert sein. Unabhängig von diesen (und anderen) Vor- und Nachteilen beider Methoden scheint nach der Literatur Einigkeit darüber zu bestehen, beide Verfahren routinemäßig nicht parallel anzuwenden: Die Pulmonalisangiographie ist vor allem zur endgültigen Klärung der Diagnose und im Hinblick auf eine chirurgische Embolektomie und/oder Fibrinolyse indiziert.

8.2.4 Differentialdiagnose

In Gegenwart ähnlicher klinischer Zeichen ist u. a. an folgende, ebenfalls lebensbedrohliche Krankheitsbilder zu denken sowie deren Ausschluß anzustreben:

Abb. 8.1. a Röntgenthoraxübersichtsbild im a.-p. Strahlengang bei klinischer Verdachtsdiagnose einer LAE, positives WESTERMARCK-Zeichen; Ereignis liegt 60 min zurück. **b** Pulmonalisangiogramm des gleichen Patienten: KM-Abbruch im Bereich der linken A. pulmonalis (umflossener Thrombus in der Unterlappenarterie) ▶

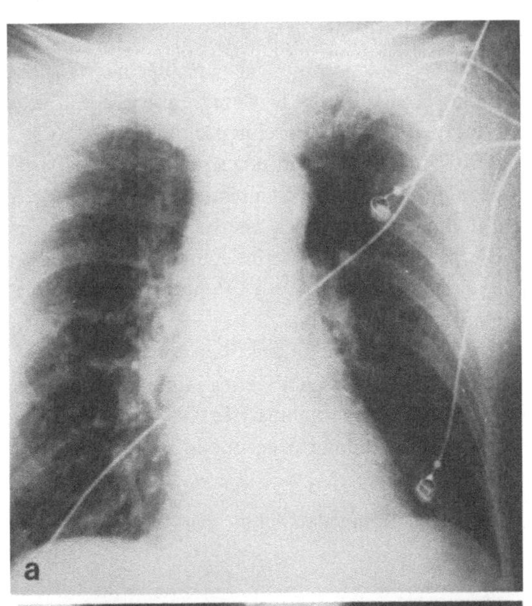
a

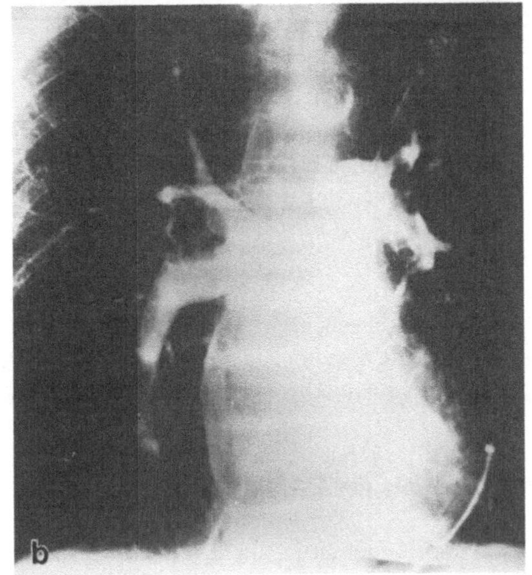
b

1. Hinterwandinfarkt: u. a.
- ZVD (rechter Vorhofdruck) primär nicht erhöht,
- EKG: P unauffällig, S_I wenig ausgeprägt, T konkordant zur ST-Verlagerung, RS-Umschlag schon in $V_{3/4}$
- Perfusionsszintigramm unauffällig,
- Fermenterhöhung, vor allem der myokardspezifischen CPK,
- Pulmonalarteriendruck erst bei Linksherzinsuffizienz erhöht,
- Blutgasanalyse meist primär unauffällig.

2. Spannungspneumothorax (Ventilpneumothorax): u. a.
- Hautemphysem,
- Perkussion: Schachtelton über der betroffenen Lunge,
- Auskultation: Aufgehobenes Atemgeräusch,
- Thoraxröntgenaufnahme: Totalkollaps der Lunge, Verschiebung des Mediastinums zur gesunden Seite.

Merke:
Durch die Röntgenaufnahme darf keine wertvolle Zeit verloren gehen!

3. Herzbeuteltamponade: u. a.
- Trauma in der Anamnese,
- Perkussion: vergrößerte Herzdämpfung,
- ZVD deutlich erhöht,
- EKG: Niedervoltage,
- Thoraxröntgenaufnahme: Herzform dreieckig.
- evtl. Probepunktion des Herzbeutels

4. Dissezierendes Aortenaneurysma: u. a. (s. Kap. 1 „Arterielle Aneurysmen").
- Plötzlicher retrosternaler Schmerz, Schocksymptome (Myokardinfarkt ausschließen!),
- Absteigende Symptomatik, entsprechend dem Versorgungsgebiet der im Dissektionsbereich abgehenden Arterien.

8.3 Therapie der LAE

Etwa zwei Drittel aller Patienten mit einer massiven LAE sterben nach Rating (zit. bei Schulte 1979) innerhalb der ersten 30 min und ein Fünftel bis zum Ablauf von 2 h. Dies zwingt zu schnellem diagnostischen und therapeutischen Handeln: Neben den vordringlichen intensivmedizinischen Maßnahmen (inklusive Reanimation) kann die notwendige Diagnostik eingeleitet werden. Anschließend muß für die spezifische Therapie zwischen der fibrinolytischen oder/und chirurgischen Behandlung entschieden werden. Generell wird heute primär der Fibrinolyse der Vorzug gegeben; die Embolektomie bleibt in der Regel den wenigen thoraxchirurgischen Zentren unter bestimmter Indikation vorbehalten (s. u.).

8.3.1 Intensiv- und Reanimationsmaßnahmen

1. Intensivmedizinische Maßnahmen:
- Sitzende Position (im Schockzustand Rückenlage); O_2-Zufuhr, Zentralvenöser Zugang, Laborparameter (besonders BGA, Fermente);
- Sedierung (z. B. Valium i. v.), Schmerzbekämpfung (Pyrazolonderivat = keine Atemdepression; evtl. Dolantin i. m.);
- Dauerkatheter legen;
- Röntgenaufnahme des Thorax;
- Digitalisierung bzw. Fortführung der Digitalistherapie; Ausgleich des Säure-Basen-Gleichgewichtes; Orciprenalin, Dobutamin (s. u.);
- Pulmonaliskatheter (PA-Druck, Streptokinasetherapie etc.).

2. Reanimationsmaßnahmen:
- Intubation und PEEP-Beatmung bei primärer oder sekundärer respiratorischer Insuffizienz;
- Externe Herzmassage, Defibrillation für den Fall des Herzstillstandes bzw. Kammerflimmerns;
- Cardiaca: Digitalis (s. o.); Orciprenalin (Alupent): Drucksenkung im kleinen Kreislauf, positiv-inotrope Wirkung, Dosis: 0,5 mg bis 5 mg langsam i. v.; Infusionslösung (20 mg auf 500 ml) mittels Infusomat, Geschwindigkeit individuell angepaßt. Evtl. Dobutamin (Senkung des PA-Druckes; 2–10 γ/kgKG/min).

  Anmerkung:

  Die Anwendung von Dopamin, Papaverin sowie von Atemanaleptica ist heute nicht mehr indiziert (Gersmeyer u. Yasargil 1978):
  - Dopamin: Absinken des PO_2, Anstieg des PCO_2, möglicherweise durch Eröffnen von a.-v. Kurzschlüssen;

- Papaverin: im Vergleich zu Orciprenalin ineffektiv;
- Atemanaleptica: eine Stimulation des Atemzentrums ist bei der LAE nicht erforderlich;

– Ausgleich des Säure-Basen-Haushaltes mit Tris-Puffer oder Na-Bicarbonat;
– Beschleunigung der Diurese.

8.3.2 Spezifische Therapie der LAE

1. Indikation: (Tabelle 8.4)
Bleiben im Verlauf der durch nicht invasive diagnostische Hinweise wahrscheinlichen LAE hämodynamische Auswirkungen aus, so kann sofort mit einer Heparintherapie (Verhinderung der appositionellen Thrombose) begonnen werden: Initial 15000–20000 E Heparin i. v., anschließend über 24 h 40000 E (Infusomat). – In diesen Fällen kann von einer weitergehenden Diagnostik (Pulmonalisangiographie) abgesehen werden.
Geht die LAE mit hämodynamischen Veränderungen einher, sind die Stabilisierung der Kreislaufverhältnisse sowie eine unverzügliche invasive Diagnostik vordringlich: Ist die Beseitigung eines schweren Schockzustandes nicht möglich, muß entweder die Sicherung der Diagnose in Operationsbereitschaft – evtl. nach der Empfehlung von Cooley (1968) unter dem Schutz eines partiellen (A. u. V. femoralis) cardio-pulmonalen Bypass – erfolgen, der sich dann die Embolektomie anschließt oder (keine thoraxchirurgische Abteilung, Patient nicht transportfähig) im Anschluß an die klärende Pulmonalisangiographie unmittelbar eine Lysetherapie eingeleitet werden (Technik s. u.).
Fehlen die technischen Möglichkeiten, wird man unter dem Eindruck der akuten Lebensbedrohung die Indikation zur Lysetherapie (nach endgültiger Diagnosestellung) weiter stellen und evtl. Blutungskomplikationen in Kauf nehmen; allerdings schließen auch unter diesen Umständen absolute Kontraindikationen (septisches Krankheitsbild, vorausgegangene große Eingriffe, akute Pankreatitis, hämorrhagische Pneumonie, cerebrale Infarktzone, Hirnmetastasen) eine Fibrinolyse aus. Nach der multizentrischen, kontrollierten Studie des amerikanischen Gesundheitsministeriums (zit. bei Van de Loo 1977) ist die Fibrinolyse der Heparintherapie unzweifelhaft überlegen; der

Tabelle 8.4. Vorgehen bei akuter LAE in Abhängigkeit vom Zustand des Patienten und den äußeren Gegebenheiten (nach VAN de LOO 1977, modifiziert)

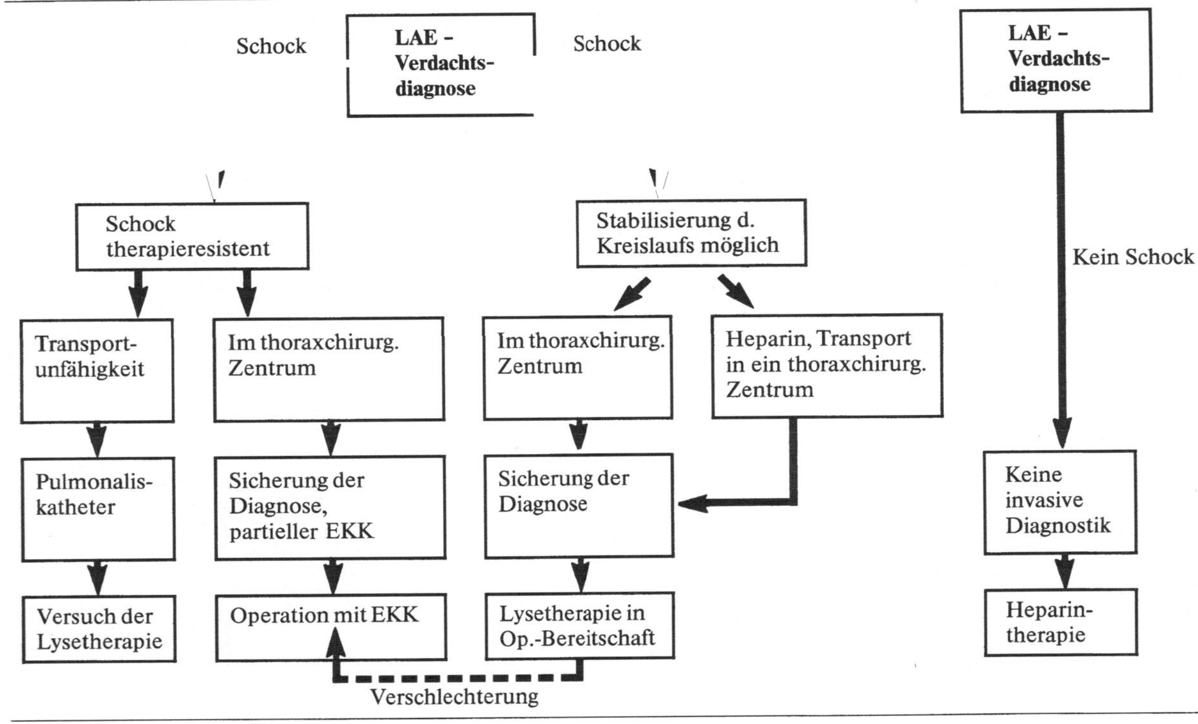

günstige Effekt bei cardio-pulmonal vorgeschädigten Patienten soll besonders deutlich sein. Eine vergleichende Untersuchung hinsichtlich des Stellenwertes der Lysetherapie gegenüber der (chirurgischen) Embolektomie steht aus. Es sei jedoch auf die von MILLER et al., 1977, vornehmlich nach hämodynamischen Gesichtspunkten zusammengestellten Ergebnisse von 68 Patienten bei operativem Vorgehen, Lysetherapie und einfacher Anticoagulation mit Heparin verwiesen: Die Versagerquote und Anzahl der Todesfälle war nach alleiniger Heparingabe wesentlich höher als nach den beiden (untereinander gleichwertigen) anderen Therapieformen; dies zeigte sich besonders an den Patienten, die primär nicht im Schockzustand waren. – Auf die Vor- und Nachteile jeder Behandlungsform im Früh- und Spätergebnis (z. B. partielle Gerinnselauflösung mit Restverschlüssen) kann hier nicht eingegangen werden: Wie bereits betont, hängt die Entscheidung, welches Verfahren zur Anwendung kommt, von einer Vielzahl von – z. T. äußeren – Faktoren ab.
Die technischen Möglichkeiten vorausgesetzt, gibt es jedoch für die chirurgische Therapie (Embolektomie) einige klar umrissene Indikationen:

- der therapieresistente Schock,
- die ausbleibende Besserung oder die Verschlechterung der Kreislaufsituation unter der Lysetherapie und
- die Kontraindikationen für eine Lysetherapie.

2. *Die Technik der Fibrinolyse:*
Sie wurde prinzipiell bereits an anderer Stelle (s. Kap. 7 „Die akute Becken-Bein-Venenthrombose") beschrieben.
Initialdosis 250000–500000 E innerhalb der ersten 20–30 min, anschließend ca. 100000 E pro 1 h (Infusomat, z. B. über den liegenden Pulmonaliskatheter). Dauer der Lyse je nach klinischen und hämodynamischen Parametern (PA-Druck, ZVD etc.), in der Regel 4–6 Tage.
Dokumentation des Therapieerfolges mittels Perfusionsszintigramm und/oder Pulmonalisangiographie.

3. *Chirurgisches Vorgehen:*
Die Technik der Embolektomie ist in den Lehrbüchern der Cardiochirurgie nachzulesen. Grundsätzlich sind derartige Eingriffe nur an hierfür technisch und personell entsprechend gerüsteten Kliniken

durchführbar. Hier seien nur einige Hinweise über den Ablauf solcher Operationen gegeben:

- Die Trendelenburg-Embolektomie (1908) sollte gegenwärtig nur noch in Fällen intraoperativ entstandener LAE und Fehlen der Möglichkeit zum EKK durchgeführt werden. Im Übrigen empfiehlt sich die Embolektomie mit Anwendung des EKK.
  Technik: (SCHWARTZ 1974): Mediane Sternotomie, Eröffnung des Pericards von der Aortenumschlagfalte bis zum Diaphragma, gemeinsames Anschlingen von Aorta und Pulmonalisstamm, Anschlingen und Drosseln der beiden Hohlvenen. Intermittierende Drosselung der A. pulmonalis nach Längsincision und während der eigentlichen Thrombektomie; evtl. zusätzliches Auspressen der Lungen nach Incision der Pleuraumschlagfalte. Nach der Embolektomie Anlegen einer Satinski-Klemme tangential, Freigabe des venösen Zuflusses (zuerst obere, dann untere Hohlvene öffnen) und fortlaufende Naht der Arteriotomie. Pericarddrainage, Blutstillung, Wundschluß. – Erforderlichenfalls Volumengabe, Herzmassage, Defibrillation.
- Die pulmonale Embolektomie mit Hilfe des EKK (COOLEY u. BEALL 1968): Der von COOLEY et al. (1968) für den Fall des therapieresistenten Schock empfohlene partielle cardio-pulmonale bypass (Kanülierung von A. u. V. femoralis in Lokalanästhesie) sorgt während der diagnostischen Maßnahmen für eine suffiziente Perfusion lebenswichtiger Organe. Nach Sicherung der Diagnose Umwandlung zum totalen Bypass (nach medianer Sternotomie). Incision der A. pulmonalis, Embolektomie (instrumentell sowie mittels Saugung), Auspressen der Lungen, Entlüftung von Pulmonalarterie und rechtem Ventrikel, Naht der Arteriotomie. Bei suffizienter cardialer Leistung Beendigung des extracorporalen Kreislaufs, Wundschluß.
  Technik der evtl. anschließenden partiellen Unterbrechung der V. cava inferior (clip etc.) s. u.
- Die Kathetersaugextraktion (GREENFIELD 1978): Dieses im eigentlichen Sinne nicht chirurgische Verfahren besteht in der Absaugung des Gerinnselmaterials aus der A. pulmonalis mittels eines über die V. femoralis unter Sicht (Bildverstärker) vorgeschobenen Katheters mit trichterförmiger Spitze, der zudem von außen steuerbar ist. (Einzelheiten s. Lit.). – Dieses Vorgehen dürfte nach

Vorliegen größerer Erfahrungen (bis 1976 wurde über 17 Embolektomien mit einer Operationssterblichkeit von 6 Patienten berichtet) für die Kliniken interessant werden, die nicht über die Einsatzmöglichkeit einer Herz-Lungen-Maschine verfügen.

8.4 Prophylaxe der Lungenarterienembolie

In Kenntnis der Tatsache, daß 90% der LAE ihren Ursprungsort in der tiefen Venenthrombose der unteren Extremität(en) haben, ist die Prophylaxe der LAE in der Verhütung der Entstehung solcher Thrombosen sowie deren frühzeitiger Beseitigung und in der Blokkierung des Embolieweges (z. B. bei rezidivierenden LAE) zu sehen. Dieses Ziel zu erreichen, müssen eine Reihe von Maßnahmen (einzeln und kombiniert) durchgeführt werden:

1. *Physikalische Maßnahmen* (Thromboseprophylaxe):
   Einzelheiten siehe Kap. 7 „Die akute Becken-Beinvenenthrombose".
2. *Medikamentöse Maßnahmen* (Thromboseprophylaxe):
   Einzelheiten siehe Kap. 7 „Die akute Becken-Beinvenenthrombose".
3. *Chirurgische Maßnahmen:*

a) *Die Thrombektomie* bei bestehender TVT möglichst innerhalb der ersten Woche mit dem Ziel der Beseitigung der Thrombenmassen (= Beseitigung der Emboliequelle) unter Erhaltung der Gefäßintima und der Venenklappen (= Verhütung des postthrombotischen Syndroms); siehe Kap. 7 „Die akute Becken-Beinvenenthrombose".

b) *Sperroperationen der V. cava inferior* (= Verlegung des Embolieweges):

– *Indikation:*

Grundsätzlich sollte die Indikation zu einer der möglichen Sperroperationen (s. u.) streng gestellt werden, da über die operative Sterblichkeit hinaus mit hämodynamischen Folgezuständen (postthrombotisches Syndrom) gerechnet werden muß. Eine klare Indikation zur Unterbrechung der unteren Hohlvene ist gegeben

- nach erfolgreicher pulmonaler Embolektomie,

- bei bestehender Kontraindikation zur Anticoagulation bei oder nach LAE,
- bei rezidivierenden LAE unter suffizienter Anticoagulation und
- bei septischer (Becken-)Venenthrombose.

– *Verfahren:* (z. Teil zit. nach SCHLOSSER 1978 und DE WEESE 1974)
  - Cavaligatur (HOMANS 1941/47; GASTON 1945; DALE 1958),
  - (Naht-)Gitterfilter (DE WEESE u. HUNGER 1965),
  - Dreiteilung der Cava durch zwei geknüpfte Fäden (SPENCER 1965),
  - Teflonclip (Lumen nicht unterteilt, MORETZ 1965),
  - Teflonclip (Lumen dreigeteilt etc., ADAMS-DE WEESE 1966),
  - „Staple plication“ (Unterteilung mit Klammern, LINDENAUER 1968),
  - Ballonocclusion (HUNTER et al. 1970/75),
  - Schirmfilter (MOBIN-UDDIN 1969).

Unter Berücksichtigung ihrer häufigen Anwendung sollen hier die beiden wohl gängigsten Methoden (Schirmfilter, Clip) stichwortartig beschrieben werden:

1. *Der Mobin-Uddin-Schirmfilter:*

– Technik der Implantation (Abb. 8.2 u. 8.3)
  Der in einer Metallkapsel zusammengefaltete Schirm (Größe 23 bzw. 28 mm, Silikonnetz mit 48 Löchern von jeweils 3 mm Durch-

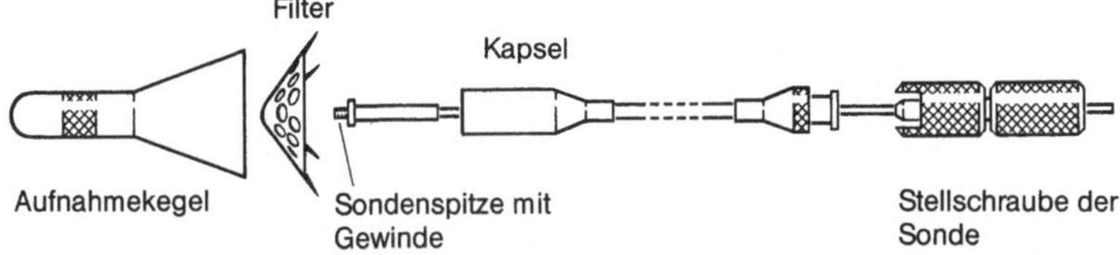

Abb. 8.2. Schema des Schirmfilters nach MOBIN-UDDIN (1979). Vorbereitung des Filters zur Implantation: 1. Aufschrauben des gewählten Filters (meist Ø 28 mm) auf das Gewinde des Mandrins und Zurückdrehen um 1/2 Umdrehung vom Anschlag. 2. Fetten des Aufnahmekegels (z. B. mit Paraffinöl) und Vorschieben des Filters bis zum Anschlag in den Aufnahmekegel. 3. Aufnahme des gefalteten Filters in die Kapsel durch Zug am Mandrin. 4. In dieser Postition muß die Stellschraube am Luer-Lok-Ansatz fixiert werden, um ein unabsichtliches Vorschieben und Entfalten des Filters zu vermeiden

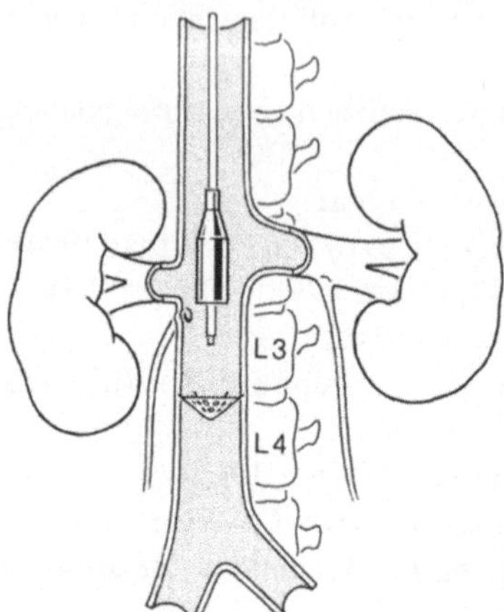

Abb. 8.3. Schema der Positionierung des Schirmfilters. Kapsel etwas zurückgezogen (nach EDWARDS)

messer, 2 mm Überstand der Spitzen der sechs Speichen) wird über die in Lokalanästhesie am Hals neben der tastbaren A. carotis freigelegte V. jugularis interna unter Sicht (Röntgenbildverstärker) mit Hilfe der Sonde in die untere Hohlvene vorgeschoben und unterhalb der Nierenvenen ausgestoßen und verankert und anschließend von der zu entfernenden Sonde abgekoppelt. Hinweise:

- Zur Lokalisation der Nierenvenen präoperativ ein Urogramm erstellen (MOBIN-UDDIN empfiehlt sogar ein Cavogramm);
- der Umgang mit Filter und Applikator sollte vor der Implantation „geübt" werden, um versehentliches Abkoppeln oder Ausstoßen des Schirmes an falscher Stelle zu vermeiden; Beschreibung beachten!;
- doppeltes Anschlingen der Vene (Luftembolie, Blutung);
- richtige Lokalisation: das distale Ende der Kapsel soll sich auf Höhe des 3. LWK (Mitte) befinden;
- nach dem Ausstoßen und Entfalten des Schirmes und vor dem Abkoppeln richtiges Verankern durch leichtes Zurückziehen an der Sonde;
- sorgfältige Blutstillung, Fortsetzen der Anticoagulation.

– Vorteile des Schirmfilters:
  - Implantation für Risikopatienten geeignet,
  - Allgemeinnarkose nicht erforderlich,

Tabelle 8.5. Komplikationsraten nach Filterimplantation (Übersicht bei Mobin-Uddin 1979 und Schlosser 1978)

	Mobin-Uddin[a] (1979) (n = 3142)	Schlosser[b] (1978) (n = 5614)
Ödem d. unteren Extremitäten[c]	5,1%	2,5%
Embolierezidive	3,0%	1,76%
davon: tödlich	0,8%	0,5%
nicht tödlich	2,2%	1,26%
Fehlplazierung des Filters	0,95%	0,8%
Lageänderung des Filters	0,9%	0,8%

[a] rückgerechnet nach den Absolutzahlen und Prozentzahlen im Handbuch der Intensivmedizin.

[b] nach Angaben von Edwards Lab. per 31. 7. 77.

[c] präoperativ unauffällige Extremitäten; Prozentsatz der Spätödeme nicht aufgeschlüsselt.

- thromboseferner Implantationsweg,
- Mortalität nur vom Grundleiden bestimmt,
- geringfügige Abnahme des HZV (5% nach Herdter et al. 1977).

– Nachteile des Schirmfilters (Tabelle 8.5):
- Beinödeme (ca. 5%): Nach den Untersuchungen von Mobin-Uddin (1978) erfolgt die Obstruktion des Filters in der Regel so langsam, daß genügend Zeit für eine ausreichende Collateralisation verbleibt. Schlosser (1978) ermittelte cavographisch bei 25 Patienten 1–2 Jahre postoperativ jeweils zu einem Drittel der Fälle eine vollständig offene, eine partiell verschlossene und eine völlig occludierte Strombahn;
- Postthrombotisches Syndrom („Claudicatio venosa") in 6% d. Fälle nach Orvald (1973)
- Rezidivembolie (3%): evtl. durch Gerinnselbildung an der Filteroberfläche;
- Fehlplazierung (0,9%): rechte Nierenvene, V. iliaca, suprarenale V. cava inferior;
- Filterwanderung (0,9%): Schirm nicht richtig verankert? Mißverhältnis zwischen Hohlvenen- und Schirmdurchmesser?

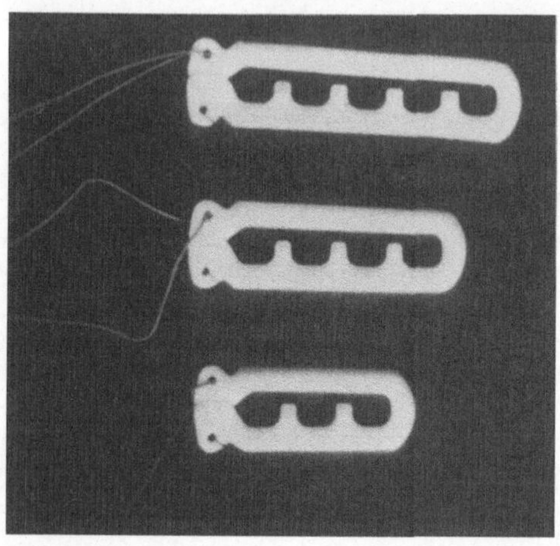

Abb. 8.4. Der Adams-De Weese-Clip: drei verschiedene Größen

- seltene Komplikationen: Luftembolie, retroperitoneale Blutung, Perforation.

2. *Der Adams-De-Weese-Clip* (Abb. 8.4):

– Technik der Implantation:
Retroperitoneales Freilegen der V. cava inferior in ihrem renalen resp. infrarenalen Abschnitt über einen rechtsseitigen Querschnitt in Höhe des Nabels; die Schnittführung kann auch vom Nabel etwas ansteigend in Richtung auf den Rippenbogen verlaufen (Abb. 8.5). Durchtrennen der Fascie, Auseinanderdrängen der Muskulatur und Abschieben des Peritonealsackes. Darstellen der unteren Hohlvene medial des Musculus psoas major, der als Leitgebilde dient. Beim Anschlingen der Hohlvene ist sorgfältig auf die Lumbalvenen zu achten, da eine Blutstillung mitunter sehr zeitaufwendig sein kann. – In der Regel läßt sich die rechte Nierenvene bei diesem Zugang nicht gut darstellen (besonders bei adipösen Patienten): Von daher ist es sinnvoll, sich an der kurz unterhalb der Nierenvene einmündenden V. ovarica resp. testicularis zur Positionierung des Clip an gehöriger Stelle (Vermeidung eines Blindsackes) zu orientieren. De Weese (1974) schlägt sogar die Durchtrennung dieser Vene vor; es gelingt jedoch meist, den

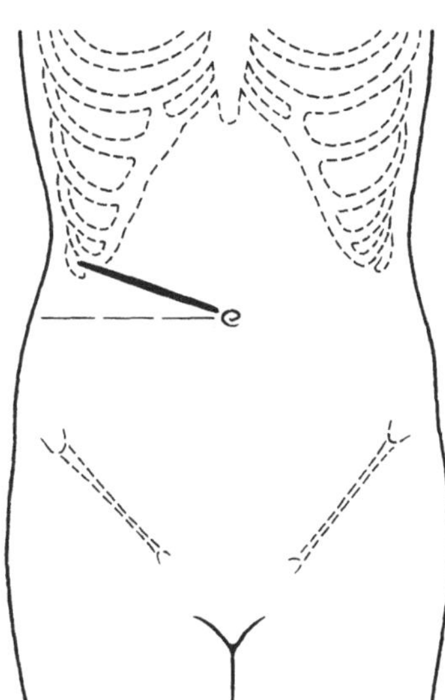

Abb. 8.5. Schnittführung zur retroperitonealen Freilegung der V. cava inferior (zwecks Clipanlage)

Clip dicht unterhalb anzulegen. Zum Anlegen des Clip selbst wird die dorsale Branche von medial nach lateral unter der an einem Zügel angehobenen Vene mit dem Overhold durchgezogen und anschließend der Faden in dem Schlitz der ventralen Branche verknüpft. Das „Scharnier“ des Clip liegt medial, der Faden lateral.

> Die Entstehung eines Blindsackes zwischen Clip und rechter Nierenvene muß unbedingt vermieden werden (Gerinnselbildung, Embolisation).

Bei richtiger Positionierung des Clip (Abb. 8.6)

- liegt er dicht unterhalb der rechten Nierenvene bzw. in Höhe oder dicht unterhalb der vena ovarica resp. testicularis und
- teilt das Lumen der unteren Hohlvene in mehrere gleich große Strombahnen ein (Abb. 8.7).

Anmerkung:

Der transperitoneale Zugang (obere mediane Laparotomie, Mobilisation des Duodenum nach Kocher) bietet zwar den Vorteil

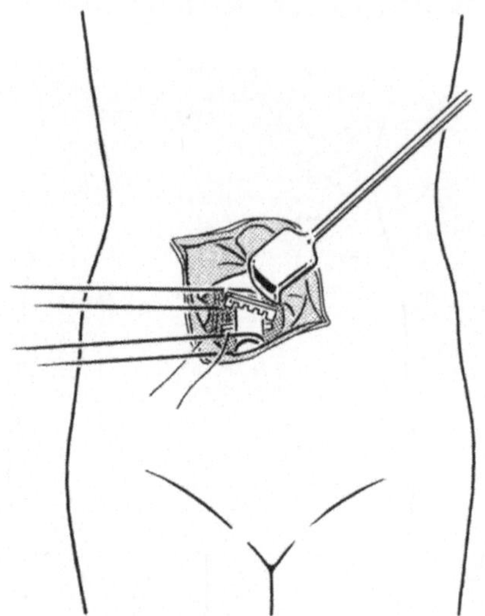

Abb. 8.6. Situation nach angelegtem ADAMS- DE WEESE-Clip, noch nicht geschlossen; Peritonealsack zurückgehalten.

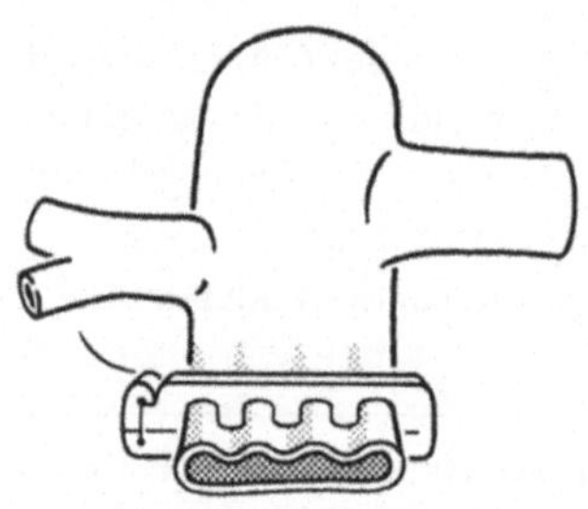

Abb. 8.7. Schematische Darstellung des angelegten Clips mit Aufteilung der Strombahn in z. B. vier Kanäle (nach DE WEESE 1974)

einer besseren Übersicht (rechte Nierenvene etc.), erhöht jedoch unzweifelhaft als echte Laparotomie gegenüber dem retroperitonealen Vorgehen das operative Risiko.

– Vorteile der Clipimplantation:
  - Geringes peroperatives Risiko (retroperitonealer Zugang); die operative Sterblichkeit wird hauptsächlich vom Grundleiden bestimmt (COUCH et al. 1975; DE WEESE 1974; POLLAK et al. 1974;
  - direkte Beurteilung des Befundes der unteren Hohlvene (Thrombose?);

- keine lokalen Komplikationen (Perforation, Wanderung) bei sachgemäßer Handhabung;
- Durchgängigkeit der Hohlvene bleibt in einem hohen Prozentsatz bei der partiellen Unterbrechung erhalten (verschiedene Clipformen, Nahtfilter etc.): 71%.

– Nachteile der Clipimplantation:
  - Notwendigkeit der Allgemeinnarkose,
  - Positionierung des Clip über den retroperitonealen Zugang bei adipösen Patienten technisch schwierig;
  - höhere Incidenz postoperativer Beinödeme, soweit die Befunde überhaupt vergleichbar sind. (Tabellen 8.6 u. 8.7).

3. Abschließende Anmerkung:
Unter Einbeziehung der Vor- und Nachteile jedes der beiden Verfahren sowie der erheblich eingeschränkten Vergleichbarkeit publizierter Ergebnisse (s. Tabellen 8.6 u. 8.7) scheint zum gegenwärtigen

Tabelle 8.6. Einzelmitteilungen über die Ergebnisse nach Implantation des gezähnten Clips

Autor	Operative Sterblichk.	Rezidivembolie	Tödliche Rezidivembolie	Hochgrad. Beinödeme[a] (Spätfolge)	Clippermeabilität
Miles u. Elsea 1971 (n = 121)	8%	4%	1%	8%	76%
Couch et al. 1975 (n = 112)	6%	2%	0	14%	–
Franco et al. 1978					
Guidicelli et al. 1978 (n = 49)	4%	4%	0	15%[b]	54%

[a] Der präoperative Befund (bestehende tiefe Thrombosen etc.) ist nicht befriedigend aufgeschlüsselt. Andererseits weist Franco darauf hin, daß das Spätfolgenrisiko für Patienten mit normalem und pathologischem tiefen Venensystem identisch sei.

[b] bezogen auf 40 nachuntersuchte Patienten (nach Franco et al. 1978).

Tabelle 8.7. Ergebnis nach Clipimplantation (n = 471)

Sammelstatistik	Kersten et al. 1978
Operative Sterblichkeit	8%
Rezidivembolie	3%
Periphere Ödeme	
präoperativ	29%
postoperativ	43%
postthrombot. Syndrom	7%

Zeitpunkt bis zum Vorliegen exakten, vergleichbaren Zahlenmaterials über beide Verfahren folgendes Vorgehen einsehbar:

- Der Patient mit hohem Risiko und wahrscheinlich kurzer Lebenserwartung eignet sich bei gegebener Indikation zur Implantation eines Schirmfilters.
- Der Patient mit geringerem Risiko (= narkosefähig) und mit längerer Lebenserwartung eignet sich bei gegebener Indikation in Anbetracht der Schirmfilterspätkomplikationen (Wanderung, Perforation) zur Clipanlage.

8.5 Literatur

Adams JT, De Weese JA (1965) Experimental and clinical evaluation of partial vein interruption in the prevention of pulmonary emboli. Surgery 57:82–102

Berk JL (Hrsg) et al. (1979) Handbuch der Intensivmedizin. Karger, Basel-München

Browse NL, Clemenson, G., Bateman NT, Gaunt JI, Croft DN Effect of Intravenous Dextran 70 and pneumatic leg compression on incidence of postoperative pulmonary embolism. Br Med J 2:1281–1284

Castellani L, Morand L, Raynaud R, Rouleau P, Molusson G, Brochier M (1978) Chirurgische Prophylaxe von Lungenembolierezidiven. In: Gefäßchirurgie aktuell 1976, Hrsg.: S. Dreßler, R. Häring, B. Krüger, G. Rücker TM-Verlag Bad Oeynhausen, S. 211–217

Cooley DA, Beall AC jr (1968) Embolectomy for acute massive pulmonary embolism. SGO 126/4:805–810

Couch NP, Baldwin SS, Crane C (1975) Mortality and morbidity rates after inferior vena caval clipping. Surgery 77/1:106–112

De Weese JA (1974) Unterbrechung der vena cava inferior bei Lungenembolien. In: May R (Hrsg) Chirurgie der Bein- und Beckenvenen, Thieme, Stuttgart, S. 185–192

Edwards Laboratories Beschreibung des Schirmfilters für die Vena cava nach Mobbin-Uddin

Emrich D (1976) Nuklearmedizinische Diagnostik und Therapie. Thieme, Stuttgart

Encke A (1977) Pathophysiologie der Thrombose. Langenbecks Archiv Chir. 345:323–329

Franco A, Morzol B, Piquard JF, Lebas JF, Larrazin R (1978) Tiefe Venenfunktion der unteren Gliedmassen nach partieller Interruption der vena cava inferior. In: Gefäßchirurgie aktuell 1976, Hrsg.: Dressler S, Häring R, Krüger B, Rücker G. TM-Verlag Bad Oeynhausen, S. 228–231

Gersmeyer EF, Yasargil EC (Hrsg) (1978) Schock und hypotone Kreislaufstörungen, Pathophysiologie-Diagnostik-Therapie. Thieme, Stuttgart

Greenfield LJ (1978) Transvenous pulmonary embolectomy. In: Najarian JS, Delaney JP (eds) Vascular Surgery. Thieme, Stuttgart, pp 545–560

Guidicelli H, Franco A, Aubert M, Lecoeur J (1978) Die präventive chirurgische Behandlung der Lungenembolie. In: Gefäßchirurgie aktuell 1976. Hrsg.: Dressler S, Häring R, Krüger B, Rücker G. TM-Verlag, Bad Oeynhausen, S. 218–222

Heinecker R (1957) EKG-Fibel. Thieme, Stuttgart

Herdter F, Waninger J, Spillner G, Schlosser V (1977) Experimentelle Untersuchung über hämodynamische Auswirkungen verschiedener Vena-cava-Sperroperationen. Chir. Forum 1977. Langenbecks Arch. Chir. S. 21–25

Kakkar V, Rafters EB (1970) Selection of patients with pulmonary embolism for thrombolytic therapy. Lancet 2/666:237–241

Kersten TH et al (1978) Vena caval interruption: The why, the how, the uncertainties. In: Najarian JS, Delaney JP (eds) Vascular Surgery, Thieme, Stuttgart, pp 525–544

Lindenauer SM (1973) Prophylactic staple plication of the inferior vena cava. Arch Surg 107/5:669–675

Lütgemeier J (Hrsg) et al. (1977) Lungendiagnostik mit Radionukliden. Fischer, Stuttgart New York

Miles RM, Elsea PW (1971) Clinical evaluation of the serrated vena caval clip. SGO 132:581–587

Miller GAH, Sutton GC, Kerr JH, Gibson RV, Honey M (1971) Comparison of streptokinase and heparin in treatment of isolated acute massive pulmonary embolism. Br Heart J 33/4:616

Miller GAH, Sutton GC (1970) Acute massive pulmonary embolism. Clinical and haemodynamic findings in 23 patients studied by cardiac catheterization and pulmonary arteriography. Br Heart J 32:518–523

Miller GAH, Hall RJC, Paneth M (1977) Pulmonary embolectomy, heparin, and streptokinase: Their place in the treatment of acute massive pulmonary embolism. Am Heart J. 93/5:568–574

MOBIN-UDDIN K (1979) Einsatz des Schirmfilters in der unteren Hohlvene. In: BERK JL, SAMPLINER JE, ARTZ JS, VINOCUR B (Hrsg) Handbuch der Intensivmedizin. Karger, Basel München, S. 495–503

MÖRL H (1979) Lungenembolien. Gelbe Hefte 19/2:83–88

MORRIS GK, MITCHELL JRA (1976) Warfarin-sodium in prevention of deep venous thrombosis and pulmonary embolism in patients with fractured neck of femur. Lancet 2:869–872

NIEMER M, NEMES C. (Hrsg) (1979) Datenbuch Intensivmedizin. Fischer, Stuttgart New York

ORVALD TO et al. (1973) Prevention of pulmonary embolus with vena cava umbrella. Ann. Thorac. Surg. 15:196–201

POLLAK EW et al. (1974) Inferior vena cava interruption: indications and results with caval ligation, clips and intracaval devices in 110 cases. J Cardiovasc Surg (Torino) 15/6:629–635

SCHLOSSER V (1978) Der Vena-Cava-Schirmfilter nach MOBIN-UDDIN. Ein chirurgischer Weg zur Verhütung rezidivierender Lungenembolien. In: Gefäßchirurgie aktuell 1976. Hrsg.: S. Dressler, R. Häring, B. Krüger, G. Rücker. TM-Verlag, Bad Oeynhausen S. 223–226

SCHLOSSER V (1978) Die Bedeutung der Venenocclusion in der operativen Lungenembolieprophylaxe. Verh Dtsch Ges Inn Med 84:366–378

SCHULTE HD (1979) Lungenarterienembolie. Dtsch Ärztebl 2:85–90

SCHWARZ H (1974) Intraoperative Lungenembolie-Trendelenburg-Embolektomie aus den Pulmonalarterien. In: May R (Hrsg) Chirurgie der Bein- und Beckenvenen. Thieme, Stuttgart, S. 135–139

SIEGENTHALER W (1970) Klinische Pathophysiologie. Thieme, Stuttgart

STURM A (1963) Grundbegriffe der Inneren Medizin. Fischer, Stuttgart

VAN de Loo JCW (1977) Konservative Therapie der venösen Thromboembolie. Langenbecks Arch Chir 345:371–380

WILLIAMS EJ, DUPONT P (1978) Die Verwendung des Mobin-Uddin-Regenerationsfilters zur Prophylaxe der Lungenembolie; In: Gefäßchirurgie aktuell 1976, Hrsg.: DRESSLER S, HÄRING R, KRÜGER B, RÜCKER G. TM-Verlag, Bad Oeynhausen, S. 227

9 Die Venenverletzung

9.1. Allgemeines

Die Venenverletzung tritt hinsichtlich ihrer Häufigkeit gegenüber dem arteriellen Trauma in den Hintergrund: dies zum großen Teil deshalb, weil die isolierte Venenverletzung selten erkannt wird; in den meisten Fällen wird sie nur im Rahmen einer Kombinationsverletzung bemerkt. Gezielte Untersuchungen, wie z. B. von RICH (1976) (Vietnamstudie, 7500 Verletzte aufgeschlüsselt, 600 Gefäßverletzungen der Popliteаregion, 110 isolierte Venenverletzungen: Verhältnis 6:1) liegen kaum vor. Dem traumatisch bedingten Venenschaden wurde erst in den letzten Jahren durch das Bemühen um die Rekonstruktion der zerstörten Gefäßstrecke Aufmerksamkeit geschenkt (s. u.). Insofern sollte der unfallchirurgisch Tätige auch an die Möglichkeit einer isolierten Venenverletzung denken, und der Gefäßchirurg mit den Prinzipien (und Grenzen!) in der Versorgung eines Venenschadens vertraut sein. Klinisch im Hinblick auf eine evtl. Rekonstruktion relevant sind dabei die Abschnitte des Venensystems proximal der Unterarm- resp. Unterschenkelregion.

9.2 Pathophysiologie – Klinik

9.2.1 Ursache und Folgen der Venenverletzung

Rein formal gelten auch für den akuten, traumatisch bedingten Venenschaden die gleichen Kriterien bei der Einteilung nach Schweregraden der Verletzung (Grad I–III) wie für die Arterienläsionen. Nach dem Verletzungsmechanismus ist auch hier nach *direktem* (scharfem oder stumpfem) und indirektem Trauma zu unterscheiden; analog ist nach einem direkten, scharfen Trauma in erster Linie mit einer Blutung, nach einem direkten stumpfen Trauma ebenso wie nach *indirekter* Gewalteinwirkung vor allem mit einer sekundären Thrombose zu rechnen. Die Dramatik einer traumatisch bedingten arteriellen Blutung (Verblutungstod) wird praktisch nur im Falle der *venösen Blutung* in eine präformierte Höhle (z. B. Hohlvenenverletzung, Mortalität 40–70%; trotz umfangreicher Erfahrung berichten

Graham et al. (1978) immer noch von einer Sterblichkeit von im Mittel 40% bei 294 Patienten) zu erwarten sein: In der Regel sistiert die Blutung peripherer Lokalisation durch Eigentamponade und/oder den Gewebedruck. Die *sekundäre Thrombose* als Folge eines Intimaschadens (z. B. nach Quetschung) wird hämodynamisch im Sinne der Rückstrombehinderung um so wirksamer sein, je näher der Schaden (= sekundärer Stop) in Richtung auf die untere Hohlvene lokalisiert ist (s. Kap. 7 „Die akute Becken-Beinvenenthrombose“).
Der Verschluß einer tiefen Vene im Anschluß an ein Trauma kann oftmals aufgrund guter Collateralisation klinisch schwer erkennbar sein, da die Kompensation in Horizontallage zur Vermeidung etwa eines Ödemes ausreicht: Daher sollte die Prüfung (Strömungszyanose, Ödem) möglichst in vertikaler Position erfolgen; die Gefahr der Verkennung einer tiefen Venenthrombose als Folge einer Verletzung wird geringer. Hier sei nochmals an die hohe Incidenz des postthrombotischen Syndroms (50–70%) nach unbehandelter oder unzureichend behandelter tiefer Venenthrombose erinnert. Darüberhinaus hat die Häufung im Auftreten der TVT etwa nach Unter- und Oberschenkelfrakturen gelehrt, den geringsten Zweifel durch eine Phlebographie ausräumen zu lassen.
Eine Sonderstellung nimmt die durch medizinische Eingriffe diagnostischer oder therapeutischer Art verursachte, also iatrogene, Venenverletzung ein:

1. Folgen diagnostischer Maßnahmen: u. a.
- Nachblutung aus Punktionsstellen,
- Thrombose nach wiederholten Punktionen,
- Perforationen durch Sonden, Katheter etc.
- Embolisation von Fremdkörpern.

2. Folgen therapeutischer Maßnahmen: u. a.
- Einriß, partielle oder komplette Durchtrennung einer Vene während eines operativen Eingriffs,
- Venenligatur, z. B.
  - Massenligatur nach unvorhergesehener Blutung,
  - Ligatur der Iliacalvene bei der Bassini-Naht,
  - Strangulation der Gefäße in der Leistenbeuge durch einen nicht indizierten „Kompressionsverband“ nach Hernienoperation (Achtertour!),
- Perforation, Embolisation des Schirmfilters (selten).

9.2.2 Diagnose der Venenverletzung

Die Diagnose einer Venenverletzung ergibt sich aus

1. *der Anamnese:*
- direkte oder indirekte Gewalteinwirkung (Schnitt, Schuß, Quetschung, Fraktur, Luxation etc.),
- iatrogen gesetzter Schaden (Durchtrennung, Ligatur, Einriß, Perforation);

2. *dem Befund:*
- Kombinationsverletzung: pulsierende und nicht pulsierende Blutung? Farbe des Blutes? Begleitverletzung von Nerven? (s. Kap. 4 „Verletzungen der Arterien");
- Venöse Blutung aus peripheren Venen:
  - sichtbare Blutung (dunkel, nicht pulsierend),
  - Hämatom mit oder ohne Größenzunahme,
  - Zeichen des Volumenmangels (durch größere Blutverluste nach außen oder in ein Hämatom vor Beginn der Behandlung);
- Verdacht auf venöse Blutung aus großen Körpervenen: Gebiet der oberen oder unteren Hohlvene; nach Turpin et al. (1977) muß bei abdominellen Traumen in 2% (Schußverletzungen) resp. 0,3% (Stichverletzungen) mit einer gleichzeitigen Cavaverletzung gerechnet werden;
  - hämorrhagischer Schock,
  - Palpations-Perkussions-Befund (möglichst gleicher Untersucher),
  - Laborparameter (Hb, Hkt, Gerinnungsfaktoren, Elektrolyte, Creatinin, BGA),
  - Thoraxröntgenaufnahme (Verbreiterung des Mediastinums, Hämatothorax etc.),
  - Peritoneallavage;
- Zeichen der venösen Thrombose: Schwellung, livide Verfärbung, prall gefüllte Oberflächenvenen; Untersuchung nach Möglichkeit auch in vertikaler Position; „hautnahe" Überwachung in den nächsten Stunden und Tagen (rechtzeitige Therapie einer tiefen Venenthrombose); im Zweifel Phlebographie;
- Erstellung eines Phlebogrammes bei Unsicherheit über das Bestehen einer Venenverletzung.

Der Gedanke an die Möglichkeit einer traumatisch bedingten Venenläsion und ihre Folgen ist der sicherste Weg zu ihrer *rechtzeitigen* Diagnose.

9.3 Therapie

9.3.1 Allgemeine Maßnahmen

Eine venöse *Blutung nach außen* kommt durch geringe Kompression (Niederdrucksystem!) in Form eines Verbandes zum Stehen. In jedem Falle sollte jedoch das „blinde" Anlegen quetschender Instrumente oder die Benutzung von Tourniquets unterbleiben, da dies lediglich zu größerem Schaden führt: zusätzliche Gefäß-Nerven-Läsion, Steigerung der venösen Blutung durch vollständige Blockade des venösen Abstromes bei erhaltenem Zufluß. Bis zur endgültigen Wundversorgung ist die Hochlagerung der betreffenden Extremität(en) und – wenn möglich – das Anlegen eines Kompressionsstrumpfes sinnvoll (Beschleunigung des Rückstromes).
Ist nach Anamnese und Befund (u. a. hämorrhagischer Schock) anzunehmen, daß möglicherweise die Verletzung einer großen Körpervene zu einer *Blutung nach innen* (Thorax, Abdomen) geführt hat, stehen die Bekämpfung des Volumenmangels sowie der Ausgleich im Säure-Basen-Haushalt unbedingt im Vordergrund des therapeutischen Bemühens. Hinsichtlich der Volumengabe weist Wood 1966 (zit. nach Vollmar 1974) darauf hin, daß die Infusion zur Vermeidung einer Verstärkung der Blutung dem Verletzungsgebiet entgegengesetzt anzulegen ist: bei Verletzungen im Gebiet der oberen Hohlvene über Venen der unteren Extremität und umgekehrt. Führt die suffiziente Infusionstherapie (etc.) nicht zur entscheidenden Besserung der Kreislaufsituation, sollte mit einer Probethorakotomie resp.-laparotomie nicht lange gezögert werden. Parallel zu den intensivmedizinischen Bemühungen können weitere, den Patienten nicht belastende, diagnostische Hinweise (s. o., Thoraxröntgenaufnahme, Peritoneallavage etc.) gesammelt werden.

9.3.2 Operatives Vorgehen

1. *Prinzipielle Hinweise:*

- Periphere Venen distal der Ellenbogen- bzw. Kniegelenksebene können ligiert werden. Es ist jedoch zu beachten, daß die Ligatur möglichst in der Nähe einer Verzweigung angelegt wird, um im ausgeschalteten Venenabschnitt die Entstehung eines Blindsackes (Thrombosierung, Emboliequelle) zu vermeiden.
- Venen proximal vom Ellenbogen- bzw. Kniegelenk (Stammvenen) sollten nach Möglichkeit rekonstruiert werden.
- Die operative Technik entspricht grundsätzlich der der Versorgung von Arterienverletzungen: Direkte Naht (cave Lumeneinengung!), Venenstreifentransplantat zur Vermeidung einer Lumeneinengung, End-zu-End-Anastomose (evtl. angeschrägt), Veneninterposition bei zu großem Defekt.

  Bedeutsam ist – wie im Falle der TVT – nicht nur die Rekonstruktion der Strombahn, sondern darüberhinaus die Erhaltung funktionsfähiger Venenklappen sowie einer intakten Veneninnenwand: Nur die frühzeitige Intervention kommt dieser Zielsetzung entgegen. Liegt die Verletzung bereits längere Zeit zurück, kann davon ausgegangen werden, daß zum einen eine ascendierende und/oder descendierende Thrombose entstanden ist, zum anderen die Intima möglicherweise schon angegriffen ist (ab 6. Tag etwa Beginn der Thrombenorganisation an den Klappen).

  Zum Unterschied von der chirurgischen Versorgung arterieller Verletzungen sollte(n)

  - die betroffene(n) Vene(n) nicht über eine größere Distanz zirkulär freigelegt werden, da das perivenöse Bindegewebe die Venenwand „aufspannt"; anderenfalls ist die Gefahr des Venenkollapses mit sekundärer Thrombose gegeben;
  - nach Möglichkeit kein Kunststoff verwendet werden, da die Rate der Frühthrombosen nach Kunststoffimplantationen bislang noch sehr hoch ist.
- Die Anlage einer temporären arteriovenösen Fistel zum Schutz der wiederhergestellten Vene ist mitunter problematisch (Sekundäroperation technisch aufwendig etc., s. Kap. 7 „Die akute Becken-Bein-Venenthrombose").
- Postoperativ empfiehlt sich

- die Anticoagulation mit Heparin (ca. 20000–30000 E pro 24 h über einen Infusomaten), sofern keine absolute Kontraindikation (frischer Erweichungsherd im Gehirn, Magenulcus etc.) besteht; anschließend überlappender Übergang zur oralen Anticoagulation mit Cumarinpräparaten, sofern die Verläßlichkeit des Patienten gewährleistet ist;
- die Hochlagerung der Extremität mit angelegtem Kompressionsstrumpf und
- das frühe, aktive und passive Bewegungstraining (mit angelegtem Kompressionsstrumpf).

2. *Vorgehen bei peripherer Venenverletzung:*

a) Die chirurgischen *Zugangswege* ergeben sich aus der Art und Größe der Verletzung oder entsprechen der üblichen Schnittführung zur Freilegung der korrespondierenden Arterien (vergleiche Kap. 1 „Der akute Verschluß von Extremitätenarterien").

b) Die *Ligatur* hat, wie schon betont, nur eine sehr begrenzte Indikation: Venen distal der Ellenbogen- bzw. Kniegelenksebene. Werden Stammvenen (= Venen proximal vom Unterarm bzw. Unterschenkel) unterbunden, muß in einem hohen Prozentsatz mit bleibenden Ödemen oder mit Ödemneigung gerechnet werden: RICH et al. (1976) z. B. konnten an 110 Patienten mit isolierter Verletzung der V. poplitea (66,4% Einriß, 33,6% Transsektion) zeigen, daß die Ligatur der Vene in signifikant höherem Prozentsatz zu einer bleibenden Schwellneigung des betroffenen Beines führt (50,9%) als dies nach Rekonstruktion der verletzten Vene (13,2%) zu beobachten war (Patientenkollektiv jeweils gleich groß).

   Die unabsichtliche Ligatur eines Gefäßes (Arterie oder Vene) muß zunächst gelöst werden; dann schließen sich die Längsincision zwecks Inspektion der Intima sowie nötigenfalls die ortho- und retrograde Thrombektomie an. Der Verschluß der Venotomie (Arteriotomie) erfolgt je nach Gefäßkaliber durch direkte Naht oder Einnähen eines Venenstreifentransplantates.

c) *Rekonstruktionsverfahren*

– Direkte Naht: Fortlaufend oder, einer Empfehlung von BRUNNER (1974) folgend, mit enggestellten Einzelknopfnähten (Vermeidung einer möglichen nahtbedingten Stenosierung); Nahtmaterial 5–0 oder 6–0 monofil (Prolene, Mirafil).

- Erweiterungsplastik: Einnähen eines Venenstreifentransplantates für den Fall einer zu erwartenden Lumeneinengung (Substanzverlust); Technik siehe Kap. 1 „Der akute Verschluß von Extremitätenarterien".
- End-zu-End-Anastomose: Wiedervereinigung der Venenstümpfe nach vollständiger Transsektion des Gefäßes; unter der Voraussetzung einer erheblichen Venenläsion in der Nähe einer Einmündung (z. B. Femoralisgabel) scheint die End-zu-Seit-Anastomose (Abb. 9.1) des peripheren Stumpfes mit der einmündenden Vene nach Abtragen des proximalen Stumpfes der verletzten Vene hämodynamisch günstig zu sein (Brunner 1968).
- Interponat: Überbrückung eines langstreckigen Venendefektes nach Quetschung oder dergleichen; bislang sind befriedigende (Spät-)Ergebnisse nur bei Verwendung autologer Vene als Interponat bekannt (z. B. Rich et al. 1977: Vena-saphena-Interposition nach Transsektion der V. poplitea; bleibende Ödeme in 11,8%, Langzeitergebnis); die Thromboserate bei Verwendung von Kunststoffen ist leider noch sehr hoch (ca. 60%).

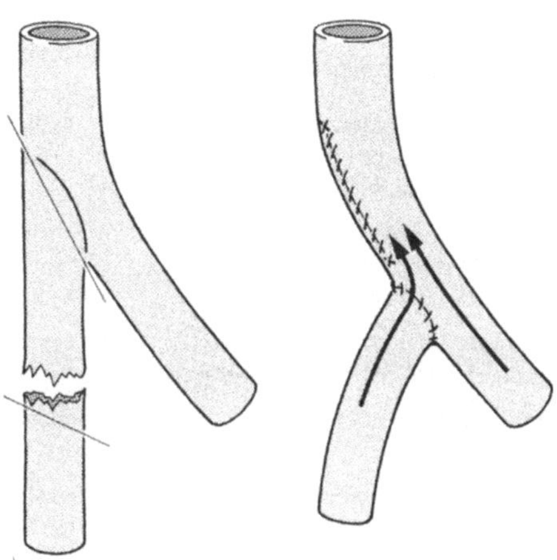

Abb. 9.1. Schematische Darstellung der End-zu-Seit-Anastomose nach Transsektion der Vene in der Nähe einer Venenaufzweigung

Hinweis:
Kombinationsverletzungen von Arterie und Vene machen immer zuerst die Rekonstruktion der venösen Ausstrombahn erforderlich: Vermeidung von Ödemen durch den wiederhergestellten arteriellen Einstrom bei noch blockiertem Abstrom des Blutes.

3. *Vorgehen bei Verletzung großer Körpervenen* (Thorax, Abdomen)
a) *Volumen*substitution im Rahmen der allgemeinen Maßnahmen (s. Punkt 9.3.1).
b) Aus der Erfolglosigkeit der Schockbehandlung (und Weiterbestehen des Volumenmangels) leitet sich die dringliche Indikation zur *Probethorakotomie* bzw. zur *Probelaparotomie* ab. Die Zugangswege (Vena-cava-superior-Region und Vena-cava-inferior-Region) entsprechen denen der korrespondierenden Arterien (Tabelle 9.1).

Tabelle 9.1. Chirurgische Zugangswege zur Darstellung großer Körpervenen

Zugangsweg	Dargestellte Vene(n)
Supraclaviculäre Incision li/re	V. jugularis interna li/re („Venenwinkel")
Infraclaviculäre Incision li/re oder	V. axillaris li/re
Incision i. d. Axilla mit Verlängerung zum Sulcus bicipitis medialis	V. axillaris (distal) V. brachialis
Supraclaviculäre Incision li/re + obere mediane Sternotomie (+ Thorakotomie im 3. ICR)	Vv. brachiocephalicae (V. cava superior)
Thorakotomie im 4. oder 5. ICR antero-lateral re	V. cava inferior (supradiaphragmal)
Mediane Sternotomie	Pericardialer Anteil der V. cava
Mediane Sternotomie + obere mediane Laparotomie	Intrahepatischer Anteil V. cava inferior
Mediane Laparotomie	V. cava inferior (infrahepatisch und infrarenal)

Anmerkung:
Der retroperitoneale Zugang für die Freilegung der V. cava inferior in ihrem subrenalen Abschnitt ist in Anbetracht der eingeschränkten Übersichtlichkeit nicht angezeigt, zumal regelmäßig schwere, oft tödliche Begleitverletzungen (Graham et al. 1978) mit versorgt werden müssen.
Bei Konstanz des retroperitonealen Hämatomes (Blutung sistiert) Beendigung des Eingriffes als Probelaparotomie (Madding et al. 1977).

c) Die vorläufige *Blutstillung,* digital oder durch Kompression mit aufgelegten Gazepäckchen (kein brüskes Hantieren, Venenwand sehr zerreißlich = Vergrößerung der primären Läsion) ist die wichtigste Maßnahme nach Eröffnen der Thorax- bzw. Abdominalhöhle zur Stabilisierung des Kreislaufs bei gleichzeitiger Volumengabe. – Die Hämatomausräumung im Sinne einer definitiven Blutungskontrolle sollte in jedem Falle bis zum Anschlingen der verletzten Gefäße (proximal und distal der Läsion) wegen der Gefahr einer abundanten Blutung unterlassen werden.
d) Die Art der endgültigen Versorgung (Rekonstruktion oder Ligatur) richtet sich nach dem Allgemeinzustand des Patienten, der Schwere der Begleitverletzungen (z. B. Leberverletzung), der Größe und Lokalisation der Gefäßverletzung selbst (Cavaverletzung intrahepatisch?, infrarenal?), den örtlichen Gegebenheiten der Klinik etc.

– Grundsätzlich sollte immer eine *Rekonstruktion* angestrebt werden (evtl. erfahrene Kollegen zu Rate ziehen!). Die operationstechnischen Möglichkeiten sind die gleichen wie bei der Versorgung peripherer Venenverletzungen (direkte Naht, Venenflicken etc.). Es sei jedoch betont, daß derart schwere, mit einer hohen primären Sterblichkeit belastete Verletzungen auch in der Hand eines hierin erfahrenen Teams (Arbeitsgruppe Graham/de Bakey) noch eine hohe Mortalität (z. B. 40% bei Cava-inferior-Verletzungen (Graham et al. 1978) aufweisen: dies zwingt zu optimalen Bedingungen! – Für technische Details zur Versorgung von Verletzungen großer Körpervenen wird auf die einschlägige Literatur verwiesen (Glinz 1978; Graham et al. 1978; Madding et al. 1977; Turpin et al. 1977 etc.). Hier seien nur einige prinzipielle Hinweise gegeben:

- Die Verletzung der V. cava in ihrem intraperikardialen Anteil führt in der Regel in kurzer Zeit zum Tode; im Falle kleinerer Läsionen Zeichen der Herztamponade und/oder des Hämatothorax (Verbindung zur Pleurahöhle). Erforderlichenfalls mediane Sternotomie, Pericardiocentese, Naht des Lecks nach Anlegen einer Satinski-Klemme oder Einlegen eines inneren Shunt vom rechten Herzohr in die V. cava superior.
- Die Verletzung der V. cava inferior in ihrem intrahepatischen Anteil weist ebenfalls eine hohe primäre Mortalität auf, da sie in der Regel mit größeren Parenchymschäden kombiniert ist. Zugang durch Verbindung von medianer Laparotomie und medianer Sternotomie mit Incision des Diaphragma; Einlegen eines inneren Shunt vom rechten Herzohr bis unterhalb der Nierenvenen (seitliche Öffnungen, u. a. zur Drainage des Nierenvenenblutes); Occlusion der V. cava inferior oberhalb des Zwerchfells und oberhalb der Nierenvenen sowie Abklemmen der Pfortader; Versorgung der Läsionen, evtl. mit Leberteilresektion.
- Die Verletzung der V. cava inferior infrahepatisch, suprarenal muß sorgfältig von Pfortaderverletzungen oder solchen der A. hepatica abgegrenzt werden; Zugang über eine mediane Laparotomie, Mobilisation von Duodenum, Pankreaskopf und rechter Kolonflexur (evtl.); digitale Kompression des Lecks und der Lumbalvenen bis zum Anschlingen der Hohlvene und evtl. der Nierenvenen. Die Läsion an der Vorderwand sollte (nötigenfalls mittels Erweiterung) zur Inspektion der Hinterwand benutzt werden; Läsionen der Hinterwand werden durch Naht von innen versorgt; danach Naht der Vorderwand; durch die direkte Naht kann das Lumen ohne hämodynamische Folgen bis auf die Hälfte eingeengt werden (Vollmar 1974).
- Infrarenale Verletzung der V. cava inferior: Zugang über eine mediane Laparotomie, Mobilisation des Duodenum und des Pankreaskopfes sowie der rechten Colonflexur; digitale Kompression, Anschlingen der Gefäße, Versorgung des Lecks. Bei schlechtem Allgemeinzustand oder erheblichen technischen Schwierigkeiten Unterbindung der Hohlvene subrenal.

– Vor der *Ligatur* einer großen Körpervene sollten folgende Überlegungen hinsichtlich der Überlebensfähigkeit der betroffenen Organe angestellt werden:

- Die Unterbindung einer V. jugularis interna ist problemlos; grundsätzlich kann davon ausgegangen werden, daß Ligaturen im Bereich der oberen Hohlvene aufgrund des geringeren hydrostatischen Druckes (vertikale Position) und besserer Collateralisation folgenärmer überstanden werden, als dies für den Bereich der V. cava inferior zutrifft (Vollmar 1974).
- Die Ligatur einzelner Visceralvenen (z. B. V. lienalis, V. renalis) führt in der Regel nicht zu Organschäden, da die Blockade des Abstromes durch Collateralen (z. B. Kapselvenen) gut kompensiert wird.
- Die Unterbindung der Pfortader ist mit dem Leben nicht vereinbar.
- Die Unterbindung der V. cava inferior infrarenal kann in seltenen Fällen akut zu einem tödlichen Schockzustand (1% bei 600 Patienten, De Weese 1974) führen; im weiteren Verlauf entwickeln sich nach der Cavaligatur mitunter monströse Collateralen, deren Kaliber sogar die Passage von z. T. tödlichen Lungenemboli ermöglicht: 3,2% Rezidivembolien (1% tödlich) auf 600 Patienten (De Weese 1974). Als Spätfolge ist in einem hohen Prozentsatz (50–70%) mit der Ausbildung eines postthrombotischen Syndrom zu rechnen (s. Kap. 7 „Die akute Becken-Bein-Venenthrombose“).

9.4 Literatur

Brunner U (1968) Probleme des akuten Venenschadens. Zentralbl Phlebol 7/1:33–40

Brunner U (1974) Chirurgie der akuten Femoroiliacalvenenthrombose. In: May R (Hrsg) Chirurgie der Bein- und Beckenvenen. Thieme, Stuttgart, S 115–134

De Weese JA (1974) Unterbrechung der Vena cava inferior bei Lungenembolien. In: May R (Hrsg) Chirurgie der Bein- und Beckenvenen. Thieme, Stuttgart, S 185–192

Glinz W (1978) Thoraxverletzungen. Springer, Berlin Heidelberg New York

Graham JM et al. (1978) Traumatic injuries of the inferior vena cava. Arch Surg 113/4:413–418

Madding GF et al. (1977) Hepatic und vena caval injuries. Surg Clin North Am 57/2:275–289

Rich NM et al. (1976) The effect of acute popliteal venous interruption. Ann Surg 183/4:365–368

Rich NM et al. (1977) Autogenous venous interposition grafts in repair of major venous injuries. J Trauma 17/7:512–520

Turpin J et al. (1977) Injuries to the inferior vena cava and their management. Am J Surg 134/29:25–32

Vollmar J (1974) Venenverletzungen. In: May R (Hrsg) Chirurgie der Bein- und Beckenvenen. Thieme, Stuttgart, S 199–210

10 Die Mesenterialvenenthrombose

10.1 Allgemeines

Die Mesenterialvenenthrombose (MVT) ist durch DONALDSON und STOUT seit 1935 (s. auch INAHARA 1971; MITY u. PURISIMA 1977; u. a.) als eigenständiges Krankheitsbild bekannt. – Prognose und Mortalität sind zwar nicht ganz so pessimistisch zu beurteilen wie beim korrespondierenden arteriellen Verschluß; dennoch bleibt die Sterblichkeit mit bis zu 60–70% erschreckend hoch. Da einerseits eine längere Latenzzeit bis zum Organuntergang (Infarzierung) besteht, andererseits aber die MVT präoperativ oft nicht (es sei denn durch eine Arteriographie) oder nur unsicher von einem arteriellen Verschluß abgegrenzt werden kann, gelten die gleichen Prinzipien hinsichtlich des raschen diagnostischen und therapeutischen Handelns wie für den Mesenterialinfarkt (siehe diesen).

10.1.1 Häufigkeit der MVT

- INAHARA (1971) :15–55%
- JACKSON 1963 (zit. bei VOLLMAR 1975; SENN u. BURI 1972): 33% (5% kombinierter arteriovenöser Verschluß).
- UYS et al. (1977): 15–45%

Überschlagsmäßig kann davon ausgegangen werden, daß etwa ein Drittel der Fälle von mesenterialer Durchblutungsstörung rein venös bedingt ist.

10.1.2 Ursachen der MVT

In der Regel läßt sich eine Ursache für die Entstehung einer MVT ermitteln: *sekundäre Mesenteriavenenthrombose;* all jene Fälle, in denen dies nicht möglich ist, müssen der *primären* (= idiopathischen) MVT (BURI 1974) zugerechnet werden.
Die *sekundäre* MVT kann sich immer dann entwickeln, wenn es bei genereller Thromboseneigung (z. B. nach Traumen, Operationen, Veränderungen der Blutrheologie etc.) oder/und lokalen Veränderungen (Entzündungen, Kompression) zu einer Strömungsverlangsa-

mung – bis hin zur Stase – im Bereich des Pfortadersystemes, also auch seiner Zuflüsse, kommt:

- noch primärem arteriellem Verschluß im Mesenterialkreislauf,
- nach oder während entzündlicher, abdomineller Erkrankungen (Pankreatitis, Peritonitis, Enteritis, Appendizitis, Adnexitis etc.),
- durch intra- oder retroperitoneale Tumoren, Leberzirrhose,
- nach Toxinresorption (Sepsis), Einnahme oraler Antikonzeptiva (Civetta u. Kolodny 1970), Infusion von Vasopressin in die A. mesenterica superior (Renert et al. 1972).

10.2 Diagnose der MVT

Der diagnostische Weg zur Verdachtsdiagnose einer MVT (Anamnese, klinisches Bild, Laboruntersuchungen, Röntgenaufnahmen etc.) mit seinen Ergebnissen unterscheidet sich in nichts von dem der Verdachtsdiagnose „Mesenterialinfarkt". Unter Vernachlässigung der wenigen Fälle, in denen präoperativ angiographisch (cave Zeitverlust bei fehlender personeller und technischer Ausrüstung!) eine Sicherung der Diagnose möglich ist, wird in der Regel erst intraoperativ (Probelaparotomie) entschieden werden können, ob eine venöse Abflußstörung (Darminfarzierung) bei freiem Zustrom oder eine arterielle Blockade (Infarkt) im Mesenterialkreislauf vorliegt; freilich ungeklärt bleiben Befunde, die im arteriellen und venösen Schenkel Thromben aufweisen: hier kann es sich um eine sekundäre MVT bei primär arteriellem Verschluß handeln.

Als mögliche Hinweise auf das Bestehen einer MVT können gelten:

1. Anamnestische Auffälligkeiten, wie z. B.

- abdominelle Vorerkrankungen (Entzündungen, Tumore etc.),
- septische Krankheitsverläufe, u. a. (s. o.).

2. Klinische Auffälligkeiten, wie

- das langsame (nicht plötzliche) Einsetzen der abdominellen Symptomatik (kolikartige Schmerzen wechselnder Lokalisation, Diskrepanz von objektivem Befund zu subjektivem Beschwerdebild),
- die längere Dauer der Symptomatik (3–7 Tage),
- die cardial „leere" Anamnese hinsichtlich Rhythmusstörungen, Myocardinfarkt etc.

3. *Röntgenologische Auffälligkeiten,* sofern nicht nur eine Leeraufnahme des Abdomen[1] erstellt wurde: Die Angiographie (z. B. die Seldinger-Aorto- und Mesentericographie) gibt die venöse Abflußstörung zu erkennen durch
- den Spasmus der A. mesenterica superior,
- den Reflux von Kontrastmittel in die Aorta,
- das partielle Fehlen der venösen Phase und
- die Anfärbung der verdickten Darmwand (INAHARA 1971; MATHEWS u. WHITE 1971).

Merke:
Die präoperative Klärung der Diagnose(n) „Mesenterialinfarkt" oder MVT mit hämorrhagischer Infarzierung des Darmes ist für das therapeutische Konzept *ohne* jede Bedeutung. Der rechtzeitige Zeitpunkt für die Probelaparotomie (Überlebenszeit beim Mesenterialinfarkt kürzer!) darf nicht durch theoretisch motivierte diagnostische Schritte hinausgeschoben werden.

10.3 Prognose der MVT

Die Prognose einer MVT ist im Vergleich zu der des Mesenterialinfarktes etwas günstiger:

1. Der nicht zentrale Mesenterialvenenverschluß führt nach JOHNSON und BAGGENSTOSS 1949 (zit. nach VOLLMAR 1975) nur in 55% der Fälle (Collateralisation? Spontanlyse?) zu einer Darminfarzierung; auf der arteriellen Seite ruft der Verschluß einer Arterie gleicher Größenordnung zu 90% einen Mesenterialinfarkt hervor.
2. Die Überlebenszeit wird von den gleichen Autoren für den Venenverschluß mit 6,8 Tagen, für den arteriellen Verschluß hingegen mit 2,6 Tagen angegeben.
3. Die Sterblichkeit schwankt zwar in Abhängigkeit von den Arbeitsgruppen zwischen 30% und 70%, liegt aber deutlich unter der des Mesenterialinfarktes.

---

1 CLEMETT u. CHANG (1975) messen allein der Leer-Aufnahme Bedeutung bei („starre dickwandige Darmschlingen").

Die Rezidivquote nach dem ersten Ereignis und überstandener Darmresektion ist mit etwa 30% anzusetzen (JONA et al. 1974), sodaß die Langzeitanticoagulation unumgänglich erscheint.

10.4 Therapie

Die Indikation zur Operation ist in jedem Falle gegeben:
- im Verdachtsfalle im Sinne einer Probelaparotomie zur endgültigen Klärung der Diagnose,
- bei angiographisch gesicherter Diagnose im Sinne einer gezielten Laparotomie zur Thrombektomie und/oder Darmresektion.

1. Die Thrombektomie[2]

Mit Hilfe des Ballonkatheters ist die Thrombektomie Methode der Wahl zur Beseitigung der venösen Thromben im Frühstadium. Die Technik der Gefäßfreilegung entspricht der der korrespondierenden Arterie(n).

2. Die Darmresektion

Sie ist für den Fall irreversibel geschädigter Darmanteile, evtl. in Kombination mit einer Thrombektomie, angezeigt.

3. Postoperative Behandlung

Die postoperative Nachsorge (s. auch Kap. 5 „Der akute Verschluß des Truncus coeliacus und/oder der Mesenterialarterien“) besteht u. a. in
- der Überwachung auf einer Intensivstation,
- der rechtzeitigen Entscheidung zu einer „Second-look-Operation“, und
- der Behandlung mit Anticoagulantien (Heparin, anschließend Cumarinpräparate).

---

2 Erste erfolgreiche Thrombektomie durch MERGENTHALER u. HARRIS 1968.

10.5 Literatur

BURI P (1974) Die familiäre Mesenterialvenenthrombose. Helv Chir Acta 41:85–87

CIVETTA JM, KOLODNY M (1970) Mesenteric venous thrombosis associated with oral contraceptives. Gastroenterology 58/5:713–716

CLEMETT AR, CHANG J (1975) The radiologic diagnosis of spontaneous mesenteric venous thrombosis. Am J Gastroenterol 63/3:209–215

INAHARA T (1971) Acute superior mesenteric venous thrombosis: treatment by thrombectomy. Ann Surg 174/6:956–961

JONA J et al. (1974) Recurrent primary mesenteric venous thrombosis. JAMA 227/9:1033–1035

MATHEWS JE, WHITE R (1971) Primary mesenteric venous occlusive disease. Am J Surg 122/5:579–583

MERGENTHALER FW, HARRIS MN (1968) Superior mesenteric vein thrombosis complicating pancreaticoduodenectomy. Ann Surg 167:106–111

MITTY WF jr, PURISIMA CO (1977) Agnogenic venous mesenteric thrombosis. J Am Geriatr Soc 25/11:514–520

RENERT WA et al. (1972) Mesenteric venous thrombosis and small bowell infarction following infusion of vasopressin into the superior mesenteric artery. Radiology 102/2:299–302

SENN A, BURI P (1972) Pathogenese und Klinik der Verschlußkrankheit von Eingeweideschlagadern. Verh Dtsch Ges Inn Med 78:567–574

UYS CJ et al. (CHAIRMAN) (1977) Clinicopathological conference: mesenteric venous occlusion. S Afr Med J 51/16:545–548

VOLLMAR J (1975) Rekonstruktive Chirurgie der Arterien. Thieme, Stuttgart

C. Anhang

11 Hinweise zur Aufklärungspflicht des Arztes

Nach wie vor ist die gültige Rechtssprechung der Meinung, daß jedweder ärztliche Eingriff in die Integrität des Körpers eines Patienten den Tatbestand der Körperverletzung erfüllt; ein solcher Eingriff wird nur dann nicht im Sinne einer strafbaren Handlung geahndet, wenn er sowohl lege artis als auch mit der ausdrücklichen Einwilligung des Patienten nach dessen ausführlicher Aufklärung vorgenommen wurde. Sinn dieser gesetzlichen Regelung ist wohl u. a. die Betonung des Persönlichkeitsrechtes eines jeden Menschen, über das Schicksal seines Körpers allein zu entscheiden.

Prinzipiell hat die *forensische Bedeutung der Aufklärung* zugenommen, denn ein Patient kann nicht nur wegen eines evtl. Behandlungsfehlers, sondern auch aus unvollständiger oder gar unterlassener Aufklärung auf Schadenersatz klagen. Dies gilt in besonderem Maße für *Wahleingriffe,* die eine ausführliche Beschreibung der geplanten Operationen mit all ihren Risiken zur Voraussetzung haben: Im Urteil des OLG Stuttgart vom 16. 1. 1973 wird u. a. die Unterrichtung des Patienten darüber vorgeschrieben, „... daß die Möglichkeit von – wenn auch entfernt liegenden – erheblichen oder lebensgefährlichen Komplikation besteht, falls solche Folgen in den einschlägigen Unterlagen beschrieben sind. Dabei kommt es nicht auf die prozentuale Häufigkeit an. Will der Patient Einzelheiten wissen, so sind sie in der gebotenen Weise darzulegen ...“. Die geforderte detaillierte Aufklärung des Patienten, die auf dessen Wunsch erweitert werden muß, bezieht sich nicht nur auf therapeutische, sondern auch auf diagnostische Eingriffe, die mit bekannten, z. T. lebensbedrohlichen Komplikationen (z. B. Aortenbogenangiographie mit selektiver Darstellung der Carotiden) behaftet sind.

Der *Umfang der Aufklärung* ist sowohl an der Notwendigkeit der Operation als auch an den sich daraus möglicherweise ergebenden Komplikationen (Häufigkeit und Schwere) zu messen: Eine Orientierungshilfe für das rechte Maß der Aufklärung ist dem Arzt mit dem Urteil des BGH von 1962 (zit. bei LAUFS 1978) an die Hand gegeben worden: Es muß auf die Größe der mit dem Eingriff möglicherweise drohenden Gefahr sowie auf die Wahrscheinlichkeit ihres Eintretens und auf die Relation von Operationsrisiko zur Schadensgröße durch Unterlassen der Operation hingewiesen werden. Diese Einschätzung erlaubt aber eine individuelle Anpassung des Umfanges der Aufklärung an die jeweilig gegebene Situation: Ist der operative Eingriff dringend notwendig – *Noteingriff* –, um z. B. einen lebensbedrohlichen Zustand abzuwenden, kann und darf die detaillierte Aufklärung unterbleiben. Es gilt somit der „Grundsatz, daß das Maß der Genauigkeit, mit der aufgeklärt werden muß, im umgekehrten Verhältnis zu dem Maß der Dringlichkeit steht, mit der die Operation indiziert ist" (BOCKELMANN, zit. nach LAUFS, 1978). Der Noteingriff schafft durch die Verminderung des Gewichtes der Aufklärung bzw. die Einschränkung ihrer Notwendigkeit zwar für den Arzt einen juristischen Freiraum gegenüber etwaigen strafrechtlichen und/oder zivilrechtlichen Ansprüchen, entbindet ihn jedoch nicht der Verpflichtung, zur Organ- resp. Lebensrettung *den Eingriff mit dem geringsten Risiko* für den Patienten durchzuführen: Durch die notfallmäßige Operation (z. B. Thrombektomie bei akutem Extremitätenarterienverschluß) soll lediglich der Zustand wieder hergestellt werden, der vor Eintreten der akuten Notsituation bestanden hatte (in obigem Beispiel: obliterierende Arteriosklerose in der jetzt akut thrombotisch verschlossenen Gefäßetage); der weitergehende Eingriff unterliegt der Aufklärungspflicht des Wahleingriffes.

Ähnliches gilt hinsichtlich der für jede Elektivoperation selbstverständlichen *Einwilligung des Patienten* nach dessen Aufklärung: Die Notsituation (= Gefahr für Leib und Leben des Patienten, z. B. bewußtloses Unfallopfer) gestattet dem Arzt, den Eingriff ohne Einwilligung (etwa der Angehörigen) im Sinne der „Geschäftsführung ohne Auftrag" durchzuführen. Steht hingegen noch genügend Zeit zur Verfügung, muß der gesetzliche Vertreter befragt oder ein Pfleger bestellt werden. Die Verweigerung der Operationseinwilligung von Seiten der Eltern für das unmündige Kind (z. B. aus Glaubensgründen) erfordert die Anrufung des Vormundschaftsgerichtes (nach § 1666 BGB) oder – in Zeitnot – die unverzügliche Durchführung des Eingriffes in Eigenverantwortung des Chirurgen.

11.1 Literatur

NN (1973) Umfang der Aufklärungspflicht des Arztes vor einer Operation. Arztrecht 6:89–91

Laufs A (1974) Die Verletzung der ärztlichen Aufklärungspflicht und ihre deliktische Rechtsfolge. Neue Jur Wochenschr 27/45:2025–2030

Laufs A (1978) Die Entwicklung des Arztrechtes im Jahre 1977/78. Neue Jur Wochenschr 31/24:1177–1181

Laufs A (1978) NJW-Schriften 29, 2. Aufl. Beck, München

Laufs A (1979) Die Entwicklung des Arztrechtes im Jahre 1978/79. Neue Jur Wochenschr. 32/24:1230–1235

Roth-Stielow K (1973) Erläuterungen zum Urteil des OLG Stuttgart vom 16. 1. 1973. Neue Jur Wochenschr 26/13:560–562

Schewe G (1971) Risiko und Aufklärungspflicht – Beweisprobleme und Begutachtungsfragen im Straf- und Zivilrecht. Beitr Gerichtl Med 28:10–15

12 Sachverzeichnis

Hefte zur Unfallheilkunde

Beihefte zur Zeitschrift "Unfallheilkunde/Traumatology"
Herausgeber: J. Rehn,
L. Schweiberer

Heft 136
F. E. Müller
Die Infektion der Brandwunde
1979. 18 Abbildungen, 12 Tabellen.
IX, 57 Seiten
DM 32,–
ISBN 3-540-09354-0

Heft 143
Antibiotica-Prophylaxe in der Traumatologie
Von D. Stolle, P. Naumann,
K. Kremer, D. A. Loose
1980. 1 Abbildung, 7 Tabellen.
IX, 55 Seiten
DM 23,–
ISBN 3-540-09851-8

Heft 146
J. Rehn, H. P. Harrfeldt
Behandlungsfehler und Haftpflichtschäden in der Unfallchirurgie
1980. V, 40 Seiten
DM 15,–
ISBN 3-540-09896-8

Heft 149
Verletzungen der Wirbelsäule
13. Reisensburger Workshop
zu Ehren von H. Willenegger
14.–16. Februar 1980
Herausgeber: C. Burri, A. Rüter
Unter Mitarbeit zahlreicher
Fachwissenschaftler
1980. 1 Porträt, 168 Abbildungen,
38 Tabellen. XIII, 270 Seiten
DM 64,–
ISBN 3-540-10202-7

Interne Notfallmedizin

Programmierter Leitfaden für Praxis und Klinik
Herausgeber: G. Junge-Hülsing
Mit einem Geleitwort von
A. Schretzenmayr
Unter Mitarbeit zahlreicher
Fachwissenschaftler
2., völlig überarbeitete Auflage.
1977. 572 Seiten
DM 42,–
ISBN 3-540-08394-4

H. R. Mittelbach, S. Nusselt
Die verletzte Hand
Ein Vademecum für Praxis
und Klinik
4., neubearbeitete Auflage. 1979.
215 Abbildungen in 354 Einzeldarstellungen von J. Mittelbach
XVII, 277 Seiten
DM 34,–
ISBN 3-540-09474-1

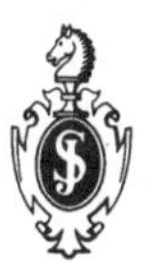

Springer-Verlag Berlin Heidelberg New York

Der Chirurg

Zeitschrift
für alle Gebiete der operativen Medizin
Organ des
Berufsverbandes der Deutschen Chirurgen e.V.

Der CHIRURG verfolgt das Ziel, auf allen Gebieten der operativen Medizin gesicherte Ergebnisse wissenschaftlicher Forschung und chirurgischer sowie allgemeinmedizinischer Erfahrungen für die tägliche Praxis übersichtlich und klar darzustellen. Neueste Operations- und andere Behandlungsverfahren, technische Neuheiten und vorläufige wissenschaftliche (auch experimentelle) Versuchsergebnisse werden nur dann publiziert, wenn sie fundiert sind und für die klinische Praxis nennenswerte Anregungen bieten. Jedes CHIRURG-Heft gliedert sich in einen A-Teil, und B-Teil. Im A-Teil werden aktuelle „Leitthemen" von erfahrenen Autoren (nach Auswahl und auf Anforderung der Schriftleitung) in Übersichtsbeiträgen dargestellt. Wichtige Themenkreise werden dabei in Abständen von mehreren Jahren wiederholt, um den neuesten Stand zu bieten. Auch Randthemen – z. B. Statistik und Dokumentation, chirurgische Forschung, Stoffwechselstörungen, physikalische Therapie etc. – werden je nach zeitlicher Aktualität abgehandelt. Im B-Teil werden Originalbeiträge unter den Rubriken „Klinik und Forschung", „Operationstechnik", „Anaesthesie und Wiederbelebung", „Aus der Praxis", „Technische Neuheiten" publiziert.
Rezensionen von Büchern aus allen Gebieten der Chirurgie und ihrer Teil- bzw. Nachbargebiete unterrichten den Leser über deren Informationswert.
Die Summation der drei Teile bietet im Ablauf von jeweils etwa 5 Jahren ein „Kompendium der Chirurgie" mit den jeweils neuesten Erkenntnissen.

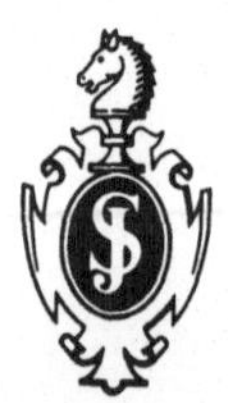

Springer-Verlag
Berlin
Heidelberg
New York